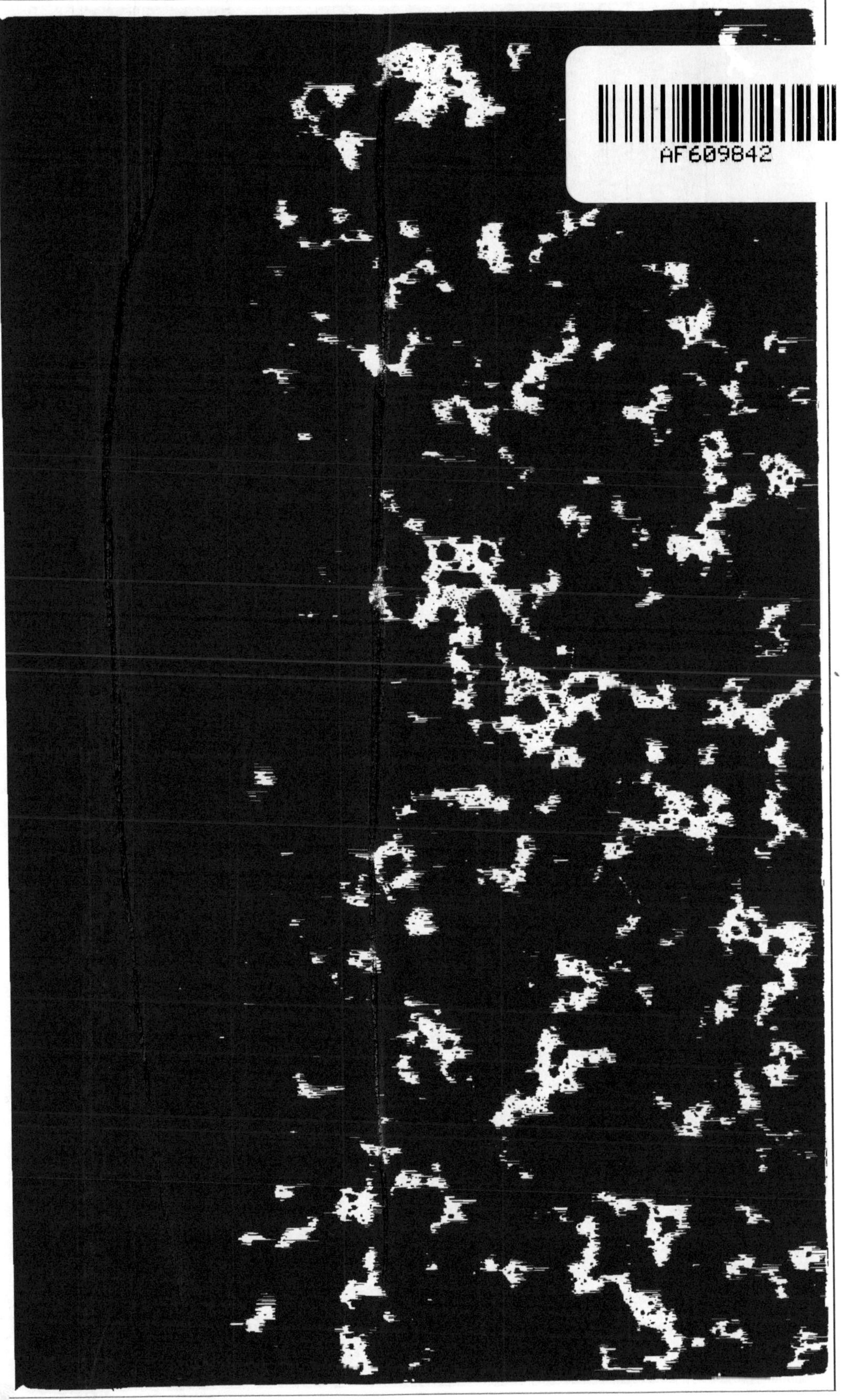

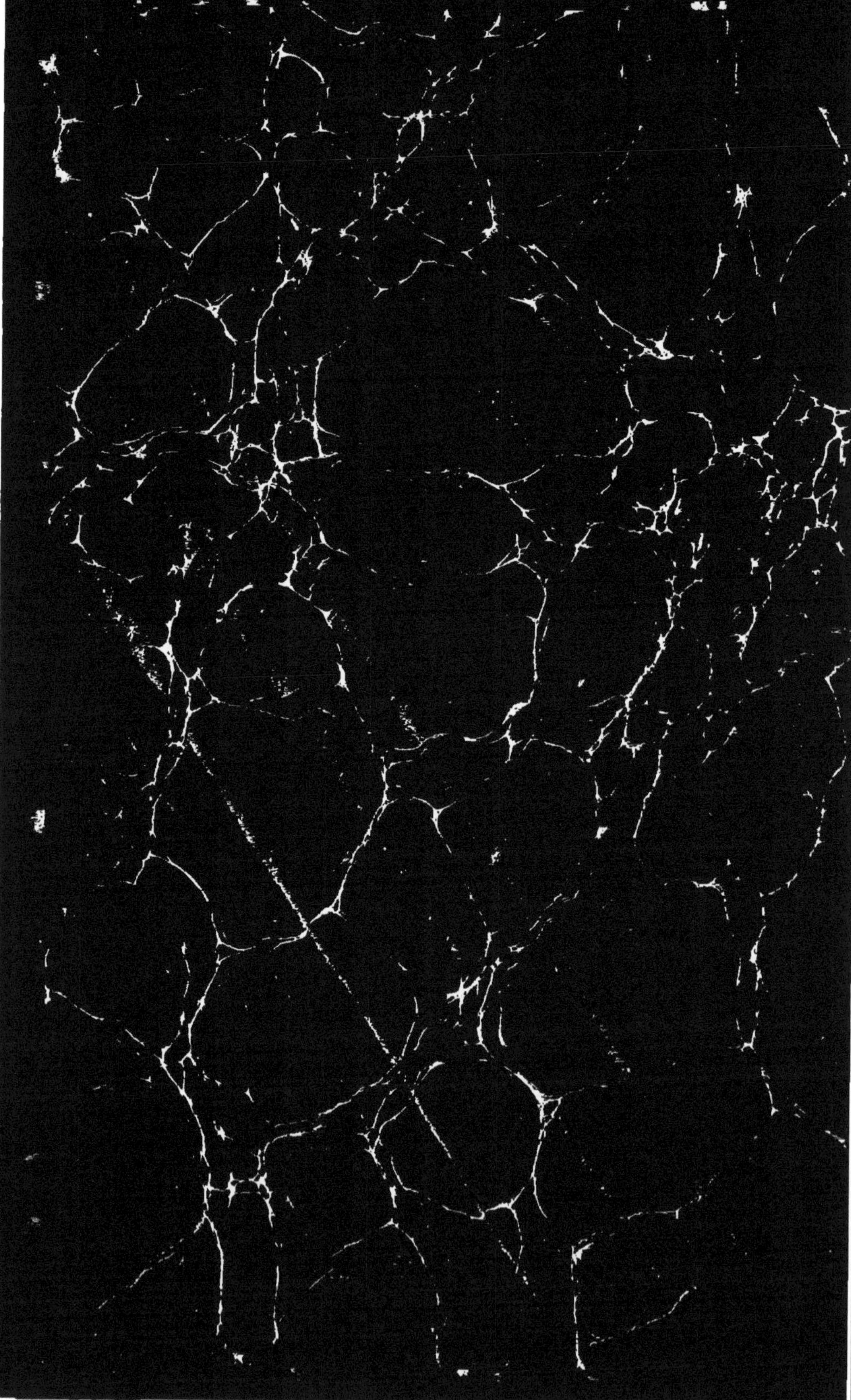

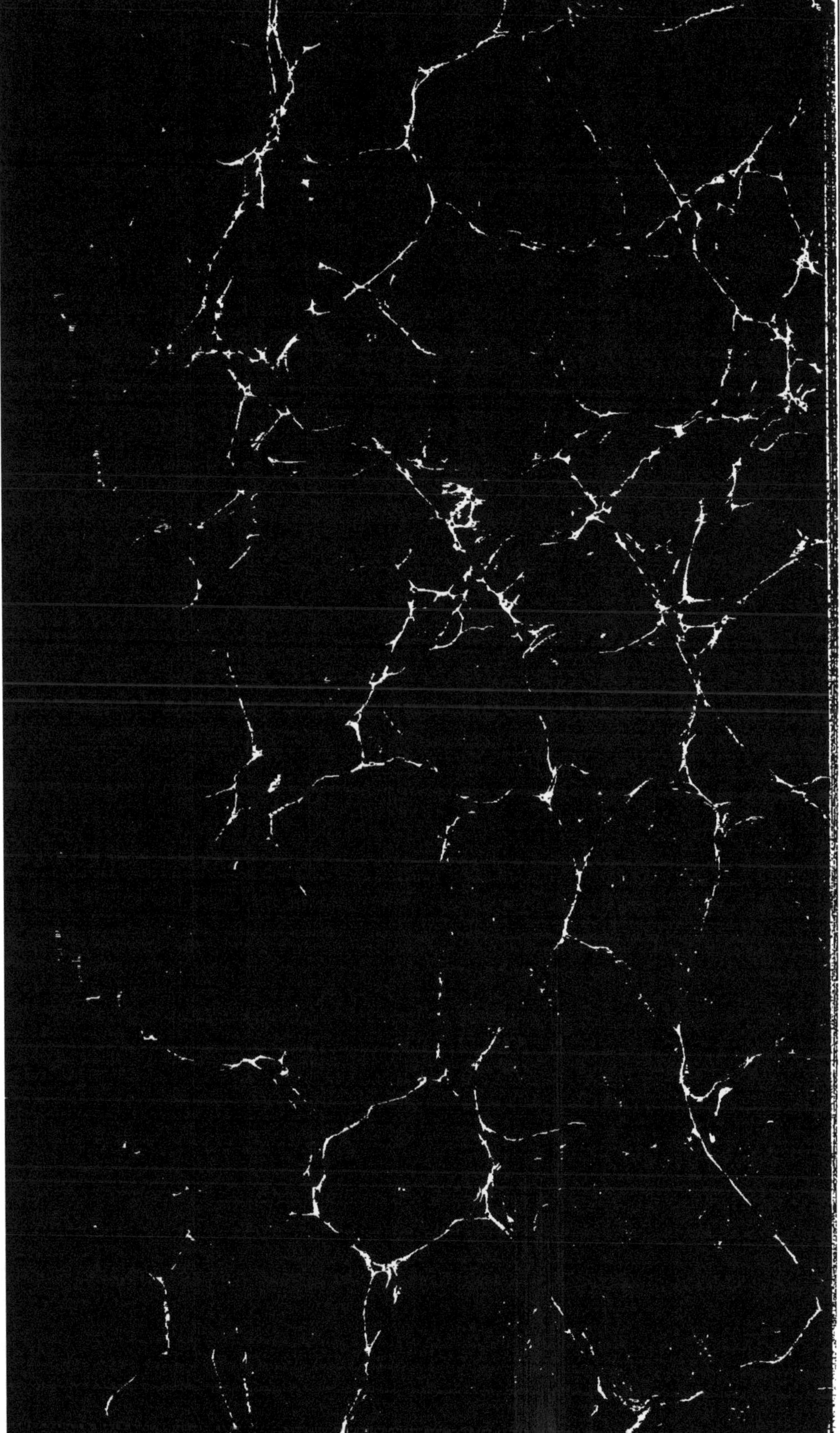

DANGER ET ABSURDITÉ
DE LA
DOCTRINE PHYSIOLOGIQUE
DU DOCTEUR BROUSSAIS.

DE L'IMPRIMERIE DE CHASSAIGNON,
rue Gît-le-Cœur, N°. 7.

DANGER ET ABSURDITÉ

DE LA

DOCTRINE PHYSIOLOGIQUE

DU DOCTEUR BROUSSAIS,

ET

OBSERVATIONS SUR LE TYPHUS DE 1814,

LA MALADIE QUI A RÉGNÉ A L'ÉCOLE DE S.-CYR EN 1821,

ET LES FIÈVRES ADYNAMIQUES EN GÉNÉRAL;

PAR L. A. LESAGE,

Docteur en médecine, ancien Membre correspondant des Sociétés de la Faculté de Médecine et d'Emulation médicale de Paris, et du Comité central de Vaccine de Rouen; Propriétaire et Directeur d'une Maison de santé à Versailles.

Audaces fortuna juvat, timidosque repellit.

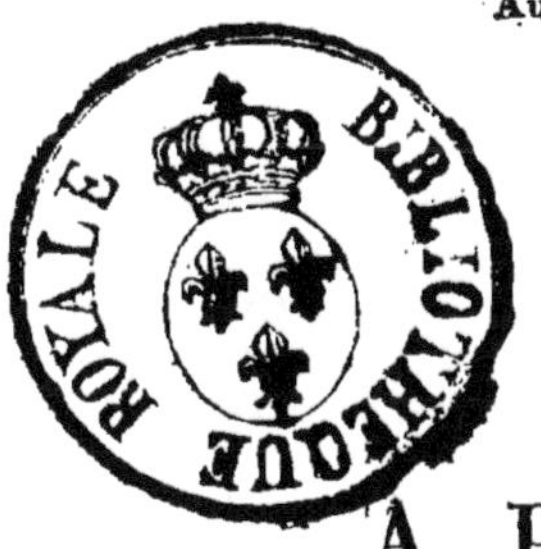

À PARIS,

CHEZ GABON et Cie, Libraires, rue de l'Ecole de Médecine, nº 10;

ET A MONTELLIER, même Maison de commerce.

1823.

M. Broussais, armé de sangsues pour détruire ses éternelles irritations; et M. Le Roy combattant avec ses purgatifs et ses vomi-purgatifs les humeurs peccantes qui, selon lui, sont toujours la cause de toutes les maladies : tels sont ces deux antagonistes. Chacun, dans son parti, jouit d'une réputation égale; ainsi tel ne veut être traité qu'avec les sangsues, tandis qu'un autre ne connoît pour remède à tous ses maux que la médecine Le Roy.

M. Broussais se distingue de son adversaire par ses écrits virulents, tandis que celui-ci, qui auroit la raison en sa faveur si son système n'étoit pas outré et exclusif, l'emporte sur ce médecin par le gain considérable que lui procure le débit de son purgatif.

Tout le monde connoît les effets pernicieux produits par l'abus de ce remède, et cependant on en fait un usage prodigieux. Tous les médecins reconnoissent l'absurdité du système de M. Broussais, et nombre d'entre eux, mus par des motifs d'intérêt, prônent sa soi-disant doctrine. Dans un tel conflit d'opinion, cette théorie se propage, fait tous les jours des prosélytes parmi les jeunes médecins; et, non moins meurtrière que la médecine Le Roy, on ne pourra en calculer les funestes conséquences que lorsqu'une foule de victimes aura succombé à son application.

Je vais tâcher de hâter cet ardif retour; je vais essayer de dévoiler l'erreur. Si mes réflexions peuvent sauver quelques unes de ces victimes, j'aurai rempli le but que je me suis proposé, celui d'être utile à mes semblables.

Je ne puis me dissimuler les difficultés qui se présentent sous mes pas. Lorsqu'on se prépare à froisser des opinions, des intérêts même, on doit s'attendre à en rencontrer de bien grandes; mais plus on a d'obstacles à franchir, plus on doit redoubler de zèle et de désintéressement ; et lorsqu'il s'agit de combattre l'erreur, rien ne doit arrêter.

La doctrine de M. Broussais, mise en avant par l'ambition, soutenue avec acharnement par des partisans qui croient courir à la célébrité en marchant sur ses traces, semble, par une marche gigantesque, vouloir anéantir toutes nos connoissances, fruit de l'observation de plusieurs siècles.

Cette nouvelle école veut se réserver exclusivement l'empire de la science; elle veut désormais avoir toute influence, toute supériorité sur la classe nombreuse de ses antagonistes; elle se croit assez sûre de son triomphe, et pense n'avoir besoin que d'audace pour renverser la saine doctrine. Cette assurance me paroît bien prématurée : quelque prépondérance qu'elle croie avoir acquise, quels que soient le nombre et le mérite de ses défenseurs, je ne désespère pas. Elle pourra lutter contre les opinions reçues, balancer les intérêts de la science, compter sur le succès, entraîner même un grand nombre d'hommes sans expérience; mais la lutte est trop inégale : les idées se rectifieront, et son impuissance sera mise au jour. Le besoin, l'habitude de raisonner, de juger, feront rentrer les opinions dans les voies naturelles. Car ce n'est ni au milieu, ni dans la chaleur des disputes scolastiques que l'on aperçoit l'erreur; mais bien par la comparaison que l'on fait ensuite des controverses, qu'un jugement sévère et impartial la redresse, et en fait justice.

L'observation est la base solide sur laquelle reposent les fondements de la médecine : *ars medica est tota in observationibus*, dit Baglivi. C'est un principe reconnu de tous les médecins; vouloir s'en écarter, c'est vouloir errer. Cela est si vrai, que chaque parti invoque ordinairement cet axiome. Les fauteurs de la nouvelle doctrine, tout en traitant les autres médecins, fidèles à ces principes d'empiriques et de routiniers; tout en cherchant à les couvrir du ridicule par les noms les plus abjects, ne peuvent s'empêcher de dire que l'observation seule doit fournir les éléments à l'aide desquels on éclaircit un objet en litige. Mais comment peuvent-ils admettre l'autorité de l'observation, quand, après avoir reconnu malgré eux sa nécessité, ils la récusent ensuite, en disant que rapporter en médecine les témoignages d'une foule d'écrivains, ce n'est pas perfectionner la science, mais faire un emploi souvent vicieux, et presque toujours inutile, des matières dont se compose son domaine (1)? D'où peut provenir un langage si différent dans la même bouche, si ce n'est du peu de solidité et de vraisemblance de leur système?

En effet ils veulent bien admettre l'observation, tant qu'elle sera citée par leurs partisans, et qu'elle tendra à corroborer leur opinion; mais du moment où elle sera fournie par leurs adversaires, quelque distingués qu'ils soient par leur savoir et leur mérite, elle n'a aucune valeur à leurs yeux : elle devient inutile, et recule, disent-ils, le perfectionnement de la science. C'est ainsi que l'on se joue des hommes, c'est par de telles divagations que l'on parvient à se faire un nom; mais une célébrité acquise à un tel prix ne peut être durable : aussi la doctrine physiologique, reposant entièrement sur des principes faux,

(1) *Journal des Sciences Méd.*, 27e cahier, septemb. 1820, pag. 240.

soutenue par de faux arguments, quels que soient ses défenseurs, doit avoir une courte existence.

Déjà son étoile pâlit; et, bientôt replongée dans l'obscurité d'où elle n'auroit jamais dû sortir, elle disparoîtra pour jamais. Il est temps d'arrêter ce fléau : car l'effroi se répand dans les campagnes à l'aspect des médecins armés de sangsues, qui versent le sang jusqu'à la dernière goutte; le nombre des victimes s'accroît, un cri lugubre se fait entendre partout, et demande vengeance.

La maladie qui a régné à l'Ecole militaire de Saint-Cyr et dans les environs, à la fin de 1821 et au commencement de 1822, en est un triste exemple. L'*insuccès* ne fait pas ouvrir les yeux, et la plupart des malades ont succombé à ce traitement meurtrier; ceux qui en ont réchappé ont eu peine à recouvrer des forces que les émissions sanguines outrées leur ont fait perdre pour long-temps. Quelles tristes réflexions ne sommes-nous pas portés à faire! Pourquoi la triste humanité sert-elle de voile à l'ambition ? Jusques à quand abusera-t-on de la crédulité des uns et de la bonne foi des autres ? (*Quousquè tandem abuteris patientiá nostrá ?*) Jusques à quand enfin abusera-t-on de la patience des hommes qui, par une prudente mais trop longue réserve, gardent le silence ? Par une conduite aussi inconsidérée, ne devroient-ils pas craindre, ces nouveaux sectateurs, d'attirer plus vite sur leur dangereux système l'anathème qui doit le renverser ?

Dans la comparaison que je viens de faire entre la médecine Le Roy et la méthode de M. Broussais, je n'ai d'autre but que de faire voir les inconvénients qui peuvent résulter de l'emploi intempestif de ces deux méthodes ; je n'ai en aucune manière la volonté de mettre ces deux personnes en contact : et dans le cours de cet ouvrage tout ce que je dis n'a rapport qu'à la doctrine de M. Broussais, sans avoir aucune intention de personnalité envers qui que ce soit.

INTRODUCTION.

Un système aussi erroné dans sa théorie que meurtrier dans sa pratique, décoré par le docteur Broussais du titre pompeux de *doctrine physiologique*, fixe en ce moment l'attention des médecins françois. Renverser la doctrine d'observation suivie depuis Hippocrate jusqu'à nos jours; nier les efforts salutaires de la nature dans la terminaison critique des maladies; substituer, à une expectation sage et prudente, une marche toute contraire; à un traitement raisonné, fondé sur la nature et le caractère des maladies, un traitement perturbateur, intempestif, plus propre à aggraver ou dénaturer le mal qu'à l'arrêter dans son principe : en un mot méconnoître les symptômes que l'expérience et l'observation ont confirmés comme devant guider le praticien dans son diagnostic, tel est le but de cette fameuse doctrine.

M. Broussais fonde son raisonnement sur l'irritation locale ou excès de vie, dit-il, d'un tissu organique particulier. Il cite, pour corroborer son opinion, des ouvertures cadavériques pratiquées par lui ou ses disciples; il apporte à l'appui, plusieurs notions physiologiques qu'il a puisées dans Bichat, et forme de tout cela une prétendue doctrine qu'il a soumise au public dans un ouvrage dont il a donné une deuxième édition en 1821, intitulé *Examen des différentes doctrines nosologiques*, et où l'on trouve ses principes réunis dans un certain nombre de propositions.

La base de sa théorie est vicieuse, en ce que cet auteur emploie le mot irritation pour désigner une inflammation, tandis que ces deux substantifs désignent deux modes morbides essentiellement différents. En effet l'irritation varie selon sa nature, la cause qui la produit, le tissu ou l'organe où elle s'est fixée; elle est bien loin de représenter dans tous les cas l'inflammation, et elle peut exister seule sans cette complication.

Quoique l'inflammation suppose dans son début un principe d'irritation, on ne peut la caractériser sous le simple nom d'irritation : encore moins lorsque la phlegmasie est dans son apogée, où elle offre des symptômes *sui generis* qu'on ne peut méconnoître.

Le même vice existe encore, lorsqu'en admettant le principe inflammatoire comme constant dans toutes les affections morbides, il en fixe le siége invariablement dans la membrane muqueuse de l'estomac : ce qui est une erreur d'autant plus grossière, que l'expérience de tous les temps a confirmé qu'il existe une foule de maladies sans signes inflammatoires, et dont les atteintes se font sentir sur d'autres organes que l'estomac.

Il se trompe encore lorsqu'il avance que cette inflammation, dont le siége est fixé sur cet organe, est locale; qu'elle est cause, tandis que, lorsqu'elle existe réellement, elle n'est qu'un effet : car une inflammation ne peut survenir sans cause première. Le traitement qui découle de sa théorie entraîne après lui des inconvénients si graves, que des praticiens sensés et prudents ne se détermineront jamais à l'employer, sans une certitude acquise de la phlegmasie. En effet l'irritation et l'inflammation, ainsi que je l'ai déjà dit, offrant deux modes différents, le même traitement ne peut avoir lieu pour tous les deux. M. Broussais méconnoît cette différence, emploie en conséquence indifféremment les sangsues en quantité, et l'eau gommée : voilà à quoi se réduit sa thérapeutique. Cinquante, soixante sangsues sont peu pour ce médecin; et lorsque le nombre n'est pas porté à deux ou trois cents, le traitement est imparfait.

Je suis bien éloigné de rejéter les sangsues ni la saignée; je regarde au contraire leur emploi comme un moyen puissamment curatif dans une foule de circonstances. Les médecins de tous les temps ont employé la saignée avec succès : Hippocrate et la plupart de ses disciples l'ont prônée. Chrysippe, Erasistrate, se déclarèrent contre elle; il en fut de même d'Asclépiade, qui la proscrivit, ainsi que tous les évacuants. Néanmoins son emploi a constamment prévalu; ainsi Celse, Cœlius Aurélianus, Arétée de Cappadoce, Galien surtout, ses disciples Paul d'Egine, Alexandre de Tralles, Avicène, en furent les plus grands partisans. Les écoles de Salerne, de Montpellier, de Paris, adoptèrent à son égard les principes d'Hippocrate et de Galien. Les médecins chimistes, Vanhelmont à leur tête, la proscrivirent.

Botal, médecin du seizième siècle, dans l'écart d'une imagination exaltée, dominé par l'envie exclusive de faire prévaloir un système, résolut de détruire l'opinion des médecins chimistes qui négligeoient la saignée, et employoient de préférence les purgatifs et les évacuants. Dans ce but, Botal fixa le siége des humeurs morbifiques dans le sang : et en cela il n'avoit pas tort. Ayant vu et observé les funestes influences des inflammations en Italie, il songea à rendre à la saignée l'importance qu'elle devoit avoir dans le traitement de ces affections, et bientôt l'étendit à tous les cas.

En conséquence Botal partit de ce principe: le sang est ou trop abondant, ou il est altéré; dans le premier cas il faut en diminuer la masse, et dans le deuxième on ne peut le qu'en en ôtant une grande partie.

Cette théorie régénérer, adoptée par les uns, combattue par les autres, donna naissance aux querelles scolastiques ; les diverses opinions se montrèrent, et malgré les efforts de Grangier et de la Faculté de Paris, le système de Botal prévalut. On vit ensuite les Willis, les Riolan, les Guy Patin, soutenir l'honneur de la saignée, et l'employer à outrance. Botat, partant de ce qu'Avicène avoit dit que le corps humain contenoit vingt-sept liv. de sang, conclut qu'on pouvoit en retirer dix-sept. Dans cette hypothèse il recommandoit aux vieillards de se faire saigner quatre, six fois par an, et saignoit aussi bien les enfants ; et jusque dans les catarrhes pulmonaires on pouvoit, selon lui, tirer une livre de sang à un vieillard, et répéter la saignée six heures après. Cependant il ne prétendoit pas toujours guérir ses malades. (*Bibliographie médic.*) Son système fut poussé si loin, que des médecins en furent eux-mêmes victimes. Hecquet, médecin de Paris, fut de ce nombre : mais bientôt les nombreux accidents qui en résultèrent dessillèrent les yeux; on s'aperçut, mais trop tard, que le nombre des victimes de cette thérapeutique étoit considérable; on revint à un traitement plus modéré.

De nos jours, Selle, Franch, Portal, Cullen, Bosquillon, l'employèrent fréquemment. M. Pinel s'en sert fort peu, et la réserve avec raison pour des cas précis et particuliers, où elle lui paroît indispensable. M. Guai, médecin de la Faculté de Montpellier, a cherché à en faire voir les abus; mais, défendant mal à propos la saignée dans toutes les maladies, et professant un système exclusif, il n'a pu se faire entendre (*Traité de la Saignée*, Paris, 1808)

C'est dans cet état de choses que paroît M. Broussais. Au premier aspect son système paroît bien simple, et son traitement peu compliqué. Différent de celui de Botal, il fait consister la cause des maladies dans l'inflammation locale des membranes muqueuses de l'estomac, et des intestins qu'il dénomme gastro-entérites. Combattez cette inflammation, vous dit-il, et vous guérirez tous vos malades. Voilà un paradoxe bien attrayant sans doute, mais qui n'est soutenu ni par le raisonnement ni par l'expérience : aussi M. Broussais, qui ne l'ignore pas, rejette-t-il ces moyens comme incompétents. Les propositions qu'il avance, comme principes fondamentaux de sa théorie, n'étant appuyées sur aucunes de ces bases, sont fausses. C'est ce que je me propose d'examiner dans le cours de cet ouvrage.

« N'exagérons donc pas les théories médi-
« cales, dit Bichat ; voyons la nature dans les
« maladies comme elle est dans l'état de santé,
« où les solides élaborent les fluides, en même
« temps et par là même qu'ils sont excités par
« eux : c'est un commerce réciproque d'ac-
« tion, où tout se succède, s'enchaîne et se
« lie. Nos abstractions n'existent presque ja-
« mais dans la nature ; nous adoptons ordi-
« nairement un certain nombre de principes
« généraux en médecine, et nous nous habi-
« tuons à déduire de ces principes, comme
« des conséquences nécessaires, toutes les
« complications des maladies. Il y a dans les
« phénomènes physiques une régularité, une
« uniformité qui ne se trahit jamais ; dans la
« morale même, il est un certain nombre de
« principes avoués de tous les hommes, qui

« les dirigent, et qui règlent leurs actions. « De là l'uniformité constante dans notre ma« nière d'enseigner les phénomènes moraux « et physiques; de là l'habitude de partir tou« jours des mêmes principes, en raisonnant « sur eux. Nous avons transporté cette habi« tude dans l'étude de l'économie vivante, « sans considérer qu'elle varie sans cesse ses « phénomènes; que, dans la même circon« stance, ils ne sont presque jamais les mêmes; « qu'ils s'exaltent ordinairement sans cesse, « et prennent mille modifications diverses. « La nature semble à tout instant bizarre, ca« pricieuse, inconséquente dans leur produc« tion, parce que l'essence des lois qui pré« sident à ces phénomènes n'est pas la même « que celle des lois physiques. » (*Anatom. gén.*, tom. IV, p. 591.)

Les anciens médecins, qui étoient de bons observateurs, avoient reconnu par analogie que nos maladies étoient causées par nos humeurs. Ils avoient remarqué avec raison que le sang, sécréteur de ces humeurs pouvoit être altéré dans ses principes; ils avoient jugé que l'humeur qui prédominoit dans l'homme lui donnoit une teinte particulière, une habitude générale qui ne ressembloit en rien à celle imprimée par une autre humeur, et avoient en conséquence adopté les différentes nuances prédominantes, sous les dénominations de tempéraments bilieux, pituiteux, sanguin, lymphatique et nerveux : et en prenant cette prédominance des tempéraments pour base, ils trouvèrent toutes les causes des maladies dans une modification délétère apportée par le sang, qui, dénaturant les principes de ces humeurs, les vicioit, les diminuoit, ou les rendoit trop abondantes. En faisant remarquer la teinte sombre que répand sur notre façon l'embarras des organes gastriques, Bichat s'exprime ainsi : « Ils connoissoient, mieux que « nos modernes mécaniciens, les lois de l'é- « conomie, les anciens qui croyoient que les « sombres affections s'évacuoient par les pur- « gatifs, avec les mauvaises humeurs. En dé- « barrassant les premières voies, ils en fai- « soient disparoître la cause de ces affections. » (*Recherches sur la vie et la mort*, pag. 71.)

Déjà j'entends M. Broussais et ses partisans, qui doivent à Bichat ce qu'il peut y avoir de bon dans leur système, l'accuser d'humorisme, d'ontologie, et de faire des entités morbides factices. Mais, diront-ils, cela n'est pas étonnant : Bichat n'avoit pu encore être éclairé par la médecine physiologique; quelques années plus tard, aidé de cette doctrine, source de toute lumière, ce médecin auroit parlé bien différemment. C'est ainsi que M. Broussais en agit avec ses adversaires, qui sont assez aveugles pour ne pas voir ses gastro-entérites avec les yeux de la foi, et qui ont la grandissime maladresse de vouloir guérir des fièvres bilieuses avec l'émétique, des fièvres inflammatoires sans saignées ni sangsues, des fièvres adynamiques avec le kina ou le sulfure de kinine, selon l'aveu de ses partisans et l'emploi qu'il sait très bien lui-même en faire, lorsque ses gastro-entérites lui sont infidèles, et qu'au grand détriment de ses malades il s'aperçoit qu'il s'est trompé. (*Voyez* Observations sur la guérison des irritations des fièvres intermittentes par le sulfure de kinine, par le docteur Lassaire, *Journal gén. des Sciences méd.*, déc. 1821, pag. 30 et suiv.)

Le sang contient donc le principe des sécrétions, excrétions et exhalations dans l'état de santé ; c'est lui qui imprime aux différents organes et tissus propres à remplir les fonctions sécrétives les propriétés vitales qui leur sont nécessaires pour élaborer et séparer les humeurs de sa masse, et les déposer dans les endroits où ils doivent servir à d'autres fonctions, ou bien les rejeter au dehors comme superflues. C'est ainsi que la salive, la bile, le suc pancréatique, le mucus intestinal, servent, en se mêlant à nos aliments, à former le chyme, et les mettent en état de subir une élaboration vitale qui en convertit une partie en chyle, lequel concourt à la formation du sang rouge, et se répand dans tout le système vasculaire sanguin ; l'autre partie, se mêlant aux matières fécales, est expulsée au dehors comme inutile : telles sont les urines, les sueurs, les larmes et autres. Mais si le sang a reçu du chyle des modifications dans ses qualités, qu'il soit chargé par ce fait même de principes morbides, les humeurs sont dénaturées: alors le fluide ne possédant plus au même degré les qualités requises pour transmettre aux organes les propriétés vitales dont ils ont besoin, leurs fonctions sont dérangées, et il devient cause de maladies. C'est ainsi qu'une bile âcre, dégénérée, occasionne une irritation dans l'estomac, qui se manifeste par des symptômes gastriques, et dont on est délivré par un émétique qui non-seulement agit comme évacuant, mais encore comme imprimant aux organes malades une secousse salutaire qui force le sang à se débarrasser des principes altérés qui le gênent, et rétablit les fonctions de l'estomac.

Il est constant (et c'est ce qu'on ne peut nier de bonne foi) que les humeurs, soit qu'elles soient trop abondantes, ou qu'elles aient séjourné long-temps dans l'estomac ou les intestins, y contractent un caractère âcre, acide ou autre, qui gêne et même peut vicier l'assimilation, porter des principes morbides dans le sang et dans toute l'économie, et y occasionner des ravages qui peuvent affecter plusieurs et même tous nos systèmes. C'est ce qui a lieu dans la plupart des fièvres, que M. Broussais fait consister, sans distinction de symptômes ni de phénomènes propres à chacune, dans une irritation locale de la muqueuse de l'estomac et des intestins, et qu'il désigne sous le nom général de gastro-entérite. Il ne faut certainement pas un jugement bien profond pour sentir l'erreur dans laquelle tombe ce médecin. Tout le monde sait, et M. Broussais en convient quelquefois, que dans ces fièvres les malades qui en sont morts n'ont presque jamais offert de traces d'inflammation, ni de lésions propres aux viscères abdominaux.

M. Broussais, dans ces circonstances, prétend que ceux qui ont fait les ouvertures n'ont pas vu, ou plutôt ont méconnu les traces inflammatoires. Il est fort aisé à M. Broussais de se tirer ainsi d'affaire; mais cela est-il croyable? Au reste, on voit ce professeur n'être pas d'accord avec lui-même. Dans certains endroits

vous l'entendez dire « que les causes des ma-
« ladies résident exclusivement dans l'irrita-
« tion des membranes muqueuses des intestins
« et de l'estomac ; » et ailleurs il s'exprime
d'une manière différente, et dit : « Je n'ai pas
« prétendu que ce phénomène (l'irritation)
« soit toujours la cause des maladies, puisqu'il
« y a des maladies où il manque absolument. »
Plus bas, ne se ressouvenant plus de cette
phrase, il répète avec emphase : « Je vous dis,
« et ne puis trop vous le dire : Toutes les causes
« des maladies sont dues à l'irritation. » Et, par
une de ces contradictions qui lui sont si fami-
lières, il excepte encore le scorbut de cette
règle générale ; et, en en formant une entité
morbide à part, il dit : « Cette maladie est oc-
« casionnée par un défaut d'assimilation dans
« la nutrition ; » et, malgré sa dissimulation, il
laisse apercevoir son arrière-pensée. C'est qu'il
sent bien que, s'il existe une maladie sans avoir
l'inflammation pour cause, il n'y a aucune
raison pour qu'il n'en existe pas d'autres. Cependant, tout en n'admettant pas l'irritation
comme cause essentielle du scorbut, pour
parer son inconséquence et paroître fidèle à
son système, il ne peut renoncer à faire jouer
un certain rôle à l'inflammation dans cette
maladie, et il admet dans certains cas cette

complication, dont l'affection des gencives est, selon lui, un exemple. Ainsi, voilà M. Broussais qui admet dans une maladie par foiblesse une complication qu'il a caractérisée excès de vie. Et si le scorbut est une maladie par foiblesse, et qu'il comporte des symptômes phlegmatiques, il y a donc des inflammations atoniques. Voilà M. Broussais devenu aussi brownien, aussi ontologiste que ceux qu'il accuse d'être dans ces principes : sa définition de l'irritation, telle qu'il la conçoit, est donc fausse ; il faudra nécessairement qu'il en admette de deux espèces, car il ne peut y avoir excès de vie dans une maladie causée par la foiblesse et le peu d'énergie des propriétés vitales.

Si l'on veut juger des contradictions nombreuses dans lesquelles cet auteur tombe sans cesse, que l'on se rappelle ce passage de ses *Phlegmasies chroniques*, où il s'exprime ainsi : « J'ai trop souvent, dit-il, rencontré cette « membrane, la muqueuse des intestins, en « bon état à la suite des typhus les plus malins ; « j'en ai vu un trop grand nombre s'améliorer « par l'emploi des stimulants les plus énergi- « ques, pour partager l'opinion des médecins « sur la cause de la fièvre ataxique. » (*Hist. des Phlegm. chron.*) Que penser de M. Broussais, après cette sortie contre un confrère qui ne faisoit qu'avancer ce que lui-même enseigne à présent? Il vouloit alors fronder l'opinion des autres pour faire voir qu'il en avoit une à lui. Il est plaisant de l'entendre citer des faits confirmés, dit-il, par son expérience, et les rétracter ensuite à volonté lorsqu'il veut enseigner des préceptes contraires, afin de devenir chef de secte, en dépit du ridicule dont il se couvre. Mais, prévoyant bien ce que l'on peut lui objecter, et s'attendant à être accusé d'inconséquence, il fait sa confession, s'accuse d'erreur, avoue honteusement qu'il n'a inséré cette phrase dans cet ouvrage que par la peur qu'il avoit de la critique. En homme timoré, contre sa conscience, il laisse échapper à sa plume cette terrible phrase qu'on lui remettra sans cesse devant les yeux, et dont les vérités qu'elle contient trouveront des défenseurs plus solides et plus constants que lui. Si ce médecin étoit alors timide en disant la vérité, il faut avouer qu'à présent il a bien de la témérité en défendant l'erreur. Il me semble qu'il auroit mieux fait de ne pas avancer une opinion dont il auroit à rougir dans un temps plus éloigné, et dont il connoissoit parfaitement la fausseté. Où trouvera-t-on de la bonne foi? Certes, ce n'est pas dans cette circonstance que M. Broussais en fait preuve. Pauvres ma-

lades ! avec de tels principes qu'allez-vous devenir ? Maintenant que ce docteur, par son apostasie, est dans l'erreur ; que cette erreur convient à ses projets, qu'il en fait la base de son système, rien ne lui coûte : il éloigne sa conscience timorée, et, selon sa noble habitude, il vous dit sérieusement : « Il est géné-
« reux de s'accuser soi-même de ses erreurs ;
« ce que j'ai avancé d'abord est faux, mais ce
« que je dis à présent est vrai ; le fait est que j'é-
« tois dans l'erreur. » Et il ajoute : *Experientia fallax*, disoit Hippocrate, jusqu'à nos jours. J'ajoute *judicium difficile* ; car le jugement de M. Broussais est bien en défaut ; et certes, avec un pareil jugement, l'expérience qui le guide doit être bien trompeuse. Voilà donc, pour me servir de sa propre expression, l'homme nouveau, régénéré. Quelle régénération ! (*Examen*, pag. 667, tom. II.)

Le docteur Broussais, sentant bien son côté foible, tout en reconnoissant ses erreurs, s'arme cependant d'audace (*audaces fortuna juvat*), et nous dit bien gravement : « Si l'on
« veut nous reprocher que notre doctrine est
« entachée du même vice que je reproche
« aux autres (c'est-à-dire d'invraisemblance
« et d'erreur), sous prétexte qu'elle repose
« uniquement sur l'irritation, tandis qu'il y a

« des maladies où ce phénomène est en défaut,
« je répondrai que l'on ne m'a pas compris. »
(C'est assez croyable : car souvent le docteur ne se comprend pas lui-même.) « J'ai soutenu
« que la plupart des maladies dépendent de
« l'irritation; mais je n'ai pas prétendu qu'elles
« en fussent toutes le résultat. L'asphyxie
« complète est une abirritation ; et d'ailleurs
« notre doctrine n'est pas intitulée doctrine
« de l'irritation, mais bien doctrine physio-
« logique : ainsi elle repose nécessairement
« sur toutes les modifications que peut éprou-
« ver la vie, et pas uniquement sur son exal-
« tation, quoique celle-ci soit incomparable-
« ment plus fréquente. »

Il est facile de concevoir le raisonnement de M. Broussais, qui, voulant se ménager une ressource pour l'avenir, ne s'arrête pas à une position fixe. Il n'appartient qu'aux hommes dont les principes et le langage ont toujours été d'accord, de parler sans réticence et sans déguisement. Je poursuis ; et remarquez bien ce que dit ce médecin : « Il est impossible de
« se défendre d'un sentiment de dégoût pour
« un ordre nosologique qui, après avoir of-
« fert au premier coup d'œil toutes les mala-
« dies éparpillées dans des classes différentes,
« vous les présente rassemblées dans celles des

« hémorrhagies, sans que l'on prenne la peine « de vous en donner la raison. Les maladies « en effet sont des êtres différents les uns des « autres, puisqu'on les a séparés les uns des « autres par des classes, des ordres et des « genres. Eh! comment se fait-il que ces êtres « différents se confondent, se mêlent, se rem- « placent, comme s'ils étoient de même na- « ture? Comment surtout le sang se change- « t-il en pierre? Est-ce lui qui produit les en- « gorgements lymphatiques, ou bien en est-il « l'effet? » (Le sang l'effet des engorgements lymphatiques!) « Si ni l'un ni l'autre n'a lieu, « quelle est la chose intermédiaire? Dois-je « dire encore : C'est l'inflammation? »

L'inflammation ou l'irritation, tel est le refrain chéri : voilà la cause de toutes les maladies. Quelle logique, quels raisonnements! C'est pourtant sur de telles bases que ce médecin prétend élever un édifice solide. Cependant on sera convaincu que M. Broussais n'est pas lavé du reproche qu'on peut lui faire d'entacher sa doctrine du brownisme : c'est pourquoi il cherche à détourner cette assertion, mais bien maladroitement. Il nous fait voir qu'il est souvent bien difficile de ne pas participer aux défauts que l'on reproche aux autres, en étant obligé de soustraire l'asphyxie et le scorbut à l'influence de son irritation qui lui plaît tant que, selon lui, l'apoplexie, la paralysie, sont le résultat de la plus grande excitation du cerveau. Cependant il ne veut pas que son système soit désigné sous le nom de doctrine d'irritation. D'où vient cette réticence? Ceci semble un aveu tacite de l'erreur où il est : car à coup sûr son système, mis en pratique, comporte au superlatif tout ce qui peut troubler les fonctions organiques.

Est-il possible de lire une tirade moins intelligible que celle que je viens de citer? M. Broussais y prodigue les pourquoi, les comment; demande des causes, comment le sang se change en pierres, et (ce qui est bien plus remarquable) si le sang est l'effet des engorgements lymphatiques. Quelles questions! Interrogez-le vous-même à votre tour : il vous répondra en faisant retentir à vos oreilles ces mots terribles qui lui sont si familiers : *irritation, gastro-entérite*. Demandez-lui qui cause l'irritation? C'est la gastro-entérite. Qui produit cette dernière? C'est l'irritation. Voilà deux causes et deux effets ensemble. Qu'il nous dise pourquoi et comment cela se fait? Il se gardera bien de vous en instruire, et de vous dire que cette cause réside dans le sang et les humeurs qui en sont formées; mais il lui semblera bien plus simple de répondre à vos questions en mettant en avant l'irritation, la sus-inflammation, l'abinflammation, qui ne sont, nous dit-il, que des dénaturations ou phénomènes d'irritation. Au moins si la science médicale ne gagne rien à la théorie dite physiologique, j'espère que notre dictionnaire va s'enrichir de mots brillants. (*Voyez* le mot *Dénaturation,* dans l'analyse de quelques doctrines médicales faite par J. V. Broussais) : ce médecin, selon son habitude, y conserve le ton de convenance, de modestie qui lui sied si bien ; il y traite de sots ceux qui n'approuvent pas son excellente doctrine. Rapportons sa propre phrase. « Au reste, s'écrie-t-il dans « son enthousiasme fanatique, si M. Fœdera « n'a pas compris l'*Examen*, je le renvoie à « une nouvelle lecture ; s'il l'a compris, « je n'ai rien à lui dire : je ne veux pas l'hu- « milier. » (*Journ. gén. des Sciences méd.*, décemb. 1821, p. 30 et suiv.)

Il est donc constant que M. Broussais base son système sur une irritation locale, dont il place le siége dans les tissus muqueux des organes splanchniques : or le mot irritation tend à désigner un effet qui a lieu dans un état primitif de maladie; par conséquent il ne peut être du ressort de la physiologie, ni l'attribut d'un organe quelconque en l'état de santé.

Bichat, que M. Broussais aime à citer en sa faveur, et qui est autant élevé au-dessus de lui que l'aigle est au-dessus du moineau; Bichat, dis-je, lui a ouvert une carrière dont il n'a pas su profiter. Ce célèbre médecin, en pénétrant dans les profondeurs du mécanisme de nos fonctions, a démontré que nos systèmes étoient régis par des propriétés vitales particulières; que chacune des deux vies qu'il a si ingénieusement admises préside aux fonctions des différents organes qui sont sous leur dépendance; que ces organes sont composés des différents tissus dont la structure, la composition intime, les fonctions, les usages, sont totalement différents. Or comment les parties de notre organisation pourroient-elles, étant si différentes, n'être susceptibles que d'un seul mode morbifique? Cela n'est pas vraisemblable.

Le canal digestif, les viscères splanchniques jouissent des propriétés vitales nécessaires pour exécuter, chacun en ce qui le concerne, le grand œuvre de l'assimilation et de la nutrition. Ces organes sont composés de divers tissus de notre économie; ils remplissent plusieurs fonctions, sécrètent diverses humeurs qui diffèrent essentiellement entre elles; ils en reçoivent des organes à parenchyme de nature particulière, lesquels se réunissent aux aliments, contribuent à leur élaboration, à la formation du chyme, et du chyle qui devient la base du fluide vital par excellence, du sang; je dis fluide vital par excellence, parce que c'est le sang qui fournit ensuite à chacun des organes les principes nutritifs, et qui leur communique les propriétés vitales qui leur conviennent, met en jeu les fonctions sécrétives, après leur avoir fourni les matériaux nécessaires aux sécrétions. C'est ainsi que les médecins physiologistes, reconnoissant ces différences essentielles, ont distingué les membranes séreuses d'avec les muqueuses, les viscères sécréteurs d'avec ceux qui ne le sont pas.

La physiologie nous montre, par la marche que suit la nature dans l'état de santé, celle que l'on doit tenir en pathologie. Une partie des humeurs sécrétées sert à favoriser l'assimilation; une autre est absorbée pour servir à d'autres fonctions; et le superflu est rejeté, ainsi que nous l'avons déjà dit, comme nuisible.

Cette marche naturelle vient-elle à être interrompue? les fonctions assimilatrices sont dérangées: le sang, ne recevant pas intacts les matériaux propres à son essence, subit une modification morbide, et ne peut plus imprimer ni aux organes ni aux tissus les propriétés vitales dont ils ont besoin pour opérer les sécrétions. Les fonctions en général se trouvent ou ralenties ou dénaturées; les matières des sécrétions s'altèrent, prennent des caractères qui leur sont étrangers, deviennent âcres, acides, douces, enfin dégénèrent dans leurs qualités primitives ou essentielles: de là dérivent une foule de maladies où la bile, la pituite, la lymphe, le sang, joueront un rôle plus ou moins important, selon la nature des modifications qu'ils auront reçues. C'est ainsi que les absorbants, dans le cours de leurs fonctions, pourront s'emparer de principes morbides, les porter dans le torrent de la circulation; et ces principes n'étant qu'en partie rejetés, soit par les excréteurs ou les exhalants, produiront des ravages différents sur les divers tissus de notre économie. Ces principes n'étant pas de même nature, et n'affectant pas toujours les mêmes parties, ne peuvent être considérés comme étant toujours les mêmes, ni dans leurs effets ni dans leurs causes. Ceci est appuyé de l'autorité de Bichat, qui s'exprime ainsi : « Nous avons assez de faits, dit « cet auteur, pour assurer que les fluides, et « surtout le sang, peuvent être malades; que

« diverses substances hétérogènes se mêlant à
« lui, peuvent agir d'une manière funeste sur
« les solides. En effet toute matière âcre, irri-
« tante, sans être mortelle, précipite l'action
« du cœur, et donne une véritable fièvre si
« on l'injecte dans les veines. Dans tous les
« cas, il faut bien toujours que les solides
« agissent; car tous les phénomènes maladifs
« supposent presque toujours leur altération.
« Mais le principe de ces altérations est dans
« les fluides : ils sont les excitants, et les so-
« lides les organes excités. Or s'il n'y a pas
« d'excitants, l'excitation est nulle, et les so-
« lides restent calmes. En effet il est des cas
« où toute l'économie semble simultanément
« affectée, et dans les solides et dans les flui-
« des : telles sont les fièvres adynamiques, où,
« en même temps qu'une prostration générale
« s'empare des premiers, les deuxièmes sem-
« blent véritablement se décomposer. » (Bichat, *Système gland., Anat. gén.*, tom. IV.)

Certainement cet ontologisme (car ce langage ne peut être appelé autrement, d'après la manière de voir de M. Broussais) est cent fois plus clair que celui de la doctrine physiologique.

Les partisans de M. Broussais, en saisissant avec empressement son système, voient déjà dans sa thérapeutique des moyens de guérir des maladies incurables jusqu'alors; ainsi la phthisie pulmonaire, les squirrhes, les cancers, les dartres, et une foule d'autres maladies, sont actuellement regardées par eux comme de simples irritations locales, qui se guérissent facilement. Jusqu'ici, disent-ils, les observations sont en faveur de cette théorie. Mais on leur répondra que ces observations proviennent de leur fait, et qu'il n'est pas permis d'y croire : car il est prouvé que les phthisiques, à qui on a tiré du sang, tombent promptement dans le marasme, et que leur maladie fait d'autant plus de progrès, que les émissions sanguines ont été plus rapprochées. Si les cancers sont toujours des maladies locales, et ne dépendent pas d'un vice général, pourquoi reviennent-ils si souvent lorsqu'on les croit guéris, non seulement sur la partie originairement malade et que l'on a opérée, mais souvent sur toute autre partie glanduleuse? De même, si les évacuations sanguines sont le remède des hémorragies, pourquoi ces affections ne se guérissent-elles pas d'elles-mêmes, puisqu'elles comportent leur remède avec elles? Il est constant que le plus souvent les hémorragies ont lieu chez des femmes déjà atteintes du cancer utérin, ou qui du moins y sont prédisposées; et, bien loin de les guérir, ces évacuations contre nature les épuisent, augmentent leurs souffrances, et hâtent leur mort.

Pourquoi, si ces maladies sont dues à une irritation semblable à celle qui a lieu dans toute autre maladie, les modifications que fait subir cette irritation aux parties lésées ne sont-elles pas toujours les mêmes, et les ravages qu'elle opère ne sont-ils pas de même nature, pas plus que les symptômes, et autres effets qui diffèrent essentiellement les uns des autres? Il seroit aussi à desirer que M. Broussais pût déterminer la cause de la différence de la gale, de ses effets, de ceux de la siphilis, des dartres, de la goutte, de la phthisie pulmonaire, et enfin des différentes fièvres. Pourquoi donc enfin, si les maladies dépendent toutes d'une gastro-entérite, offrent-elles des phénomènes si différents? pourquoi leur marche est-elle si opposée l'une à l'autre? C'est qu'elles ne dépendent pas d'une même cause, et que les phénomènes qu'elles présentent sont en rapport avec la nature des diverses modifications morbides survenues dans les propriétés vitales. Dans les tissus que ces maladies affectent, ces modifications sont portées par le sang, qui, lui-même modifié, devient l'agent modificateur général.

On ne peut donc, sans s'écarter du bon sens, admettre, comme cause unique de chacune de ces affections, le même principe d'irritation ; et par conséquent il seroit absurde d'employer pour toutes le même traitement. Il en est de même de certaines inflammations apparentes de la conjonctive, que j'ai vues souvent s'aggraver par l'emploi des émissions sanguines, et qui disparoissoient sous celui des émétiques et des évacuants; ou des collyres astringents que l'on néglige beaucoup trop, au grand préjudice des malades que l'on exténue par les sangsues.

Que l'on vante les progrès que l'anatomie pathologique a faits de nos jours, j'y consens; mais que l'on n'en fasse pas une fausse application. Sans doute cette partie de la science offre de grands avantages pour parvenir à la connoissance du siége, et des effets produits par les maladies ; mais jamais elle ne fera découvrir évidemment les causes, qui la plupart du temps resteront obscures et cachées aux yeux de l'anatomiste, parce que la nature morte ne peut nous faire connoître le jeu de la nature vivante. Au surplus, les Morgagny, les Bonnet, les Willis, les Senac, les Lieutaud, les Vieussens, ont multiplié les ouvertures cadavériques; plus récemment les Corvisart, les Pinel, les Le Roux, les Desault, les Bichat; et la plupart des médecins renommés emploient journellement ce moyen. Les accusera-t-on de négligence dans leurs recherches? N'ont-ils pas en vue l'humanité? n'ont-ils pas le même intérêt à découvrir les secrets de la science que les novateurs modernes? Pourquoi donc, en s'efforçant de préconiser et de porter aux nues M. Broussais, détracteur de tout nom célèbre, chercher à ternir l'éclat dont a brillé leur étoile? Et certes qui a rendu plus de services à l'humanité que ces généreux citoyens qui ont été victimes prématurées de leur zèle et de leur dévouement à la science? C'est ainsi que les Bichat, les Bayle, les Chaumeton, les Le Gallois, les Schwilgué, les Mazet, et une foule d'autres, ont payé de leur vie l'aptitude qu'ils ont apportée dans les recherches des sciences médicales.

Méfions-nous donc des novateurs, surtout quand ils sont intéressés à faire valoir un système. Ils auront certainement l'air d'apporter la plus scrupuleuse attention aux ouvertures qu'ils feront; ils s'attacheront à des minuties, et négligeront les choses essentielles, pour tout rapporter à leur manière de voir; et dans la réduction de leurs observations ils porteront ce ton d'assurance qui en impose à la multitude moins clairvoyante ; ils styleront avec art leurs élèves, leur fascineront les yeux, et leur feront voir des phénomènes qui n'existent pas. Avec un peu d'expérience on reconnoîtra ce manége, en se ressouvenant surtout que l'admiration d'un élève pour son maître est souvent portée jusqu'au fanatisme. Gardons-nous donc de croire à une exactitude plus sévère de ces nouveaux médecins soi-disant physiologistes ; méfions-nous au contraire de leur dire : et, avant de l'adopter, cherchons avec impartialité les moyens de vérifier leurs observations. Si l'expérience générale confirme la vérité de leur théorie, rendons-leur un témoignage authentique, et cherchons, en proclamant la vérité, à prouver notre amour pour le bien de nos semblables. Mais avant il faudra bien du temps, des réflexions, et une série imposante de faits fournie par des hommes désintéressés et impartiaux.

La médecine est l'art de rendre la santé aux malades : c'est la définition la plus simple, la plus concise que l'on puisse donner de cette science. La thérapeutique de M. Broussais est, à mon avis, l'art de multiplier les maladies ; et c'est dans le but de le prouver que j'ai entrepris cet ouvrage.

Les partisans de ce médecin disent que sa

pratique n'est pas exclusive, parce qu'ils rougissent pour leur maître du ridicule dont il se couvre, en voulant appliquer le même remède à toutes les maladies (1). Cependant M. Broussais ne voit qu'irritation, et que les sangsues à y appliquer; il ajoute au besoin des toniques et des révulsifs. Mais ceci n'est qu'un faux-fuyant pour couvrir les fautes que feront les observateurs de sa méthode : car alors il sera en droit de rejeter leurs revers sur leur incurie; il aura soin de dire qu'ils n'ont pas saisi sa doctrine, ou que leur tact peu exercé ne leur a pas permis de voir qu'il falloit des toniques ou des révulsifs, au lieu des moyens débilitants qu'ils auront employés.

Le système de M. Broussais est insoutenable et dans son essence et dans ses principes; c'est dans ses propres contradictions, dans celles de ses sectateurs, que j'en trouve la preuve la

(1) Consulter à ce sujet un mémoire sur cette question : *Déterminer l'influence de l'anatomie pathologique sur les progrès de la médecine en général, et en particulier sur le diagnostic et le traitement des maladies internes ; par* L. DEVEZE. *Journal général des Sc. méd.*, janv. 1823.

plus convaincante : et c'est ce qui jusqu'à présent m'a fait traiter si au long ce sujet. En réfutant dans la suite de cet ouvrage divers articles qui concernent l'immortel ouvrage de M. Pinel, je n'ai jamais eu l'intention de me constituer son défenseur : ce savant est assez fort de lui-même pour ne pas craindre les sarcasmes de son adversaire. Mais j'ai été révolté du ton tranchant et indécent de l'auteur de l'*Examen;* je n'ai pu voir de sang froid un médecin, manquant à la reconnoissance, sortir des bornes du respect qu'il doit à ses maîtres et à lui-même, les traiter impitoyablement, sans égard pour leurs talents ni leur âge, et fouler aux pieds toute retenue, en attaquant indistinctement tous les médecins morts ou vivants qui jouissent ou ont joui de quelque réputation, pour les ranger dans une classe qu'il appelle ontologistes : ce qui avec lui est synonyme de sots. Cette attaque incendiaire tombe d'elle-même : elle ne peut porter atteinte à la réputation de ces hommes justement célèbres. J'engage M. Broussais à puiser dans leurs écrits des principes plus modérés, et des leçons de modestie et de civilité dont il a le plus grand besoin : les ouvrages du père de la médecine, ceux du savant Morgagny, lui en fourniront les meilleurs modèles. Peut-être va-t-on me reprocher d'employer vis-à-vis de M. Broussais ce que je blâme dans sa conduite à l'égard des autres. Je répondrai : Je ne dois aucun égard particulier à M. Broussais. Son égal en médecine, voulant réfuter son ouvrage que je trouve rempli de principes erronés et contradictoires, j'ai dû, pour remplir mon but, suivre la même marche que lui, et employer comme lui une plume de fer.

Une pratique heureuse, de plus de vingt années, m'a mis à même de voir un grand nombre de malades atteints de fièvre adynamique; j'ai recueilli une foule d'observations à ce sujet; et, malgré la différence d'opinion qui existe entre M. Broussais et moi, je ne crains pas d'affirmer que sa théorie de ces sortes de fièvres est aussi contradictoire avec l'expérience de tous les siècles, qu'elle choque le raisonnement et le bon sens; et que ces affections, loin d'être locales, comme il le prétend, sont le résultat d'une affection générale portée par les fluides sur les solides. M. Broussais me reprochera peut-être la petite quantité d'ouvertures cadavériques que je présente contre la masse énorme de celles qu'il nous offre. Mais si j'ai guéri mes malades, cela vaut mieux sans doute que d'avoir participé par un mauvais traitement à une mort qui m'auroit donné l'occasion de faire des autopsies. Je sais que M. Broussais me fera l'application d'une phrase de son ouvrage, et dira que les malades ont eu à surmonter non seulement le mal, mais encore les remèdes. D'accord; mais que l'erreur où j'ai été m'a été agréable! Je l'engage très fort à l'adopter, sauf à lui à renoncer à la manie de vouloir faire sans cesse des ouvertures. J'ai le bon droit de mon côté; je suis tellement fort, les faits parlent tellement en ma faveur, que si j'étois dans la même passe que M. Broussais, je le mettrois au défi; je demanderois que les deux méthodes soient mises en pratique, en présence de commissaires de l'une ou l'autre opinion; que les faits soient soigneusement observés, recueillis, constatés : et bientôt on seroit convaincu que sa doctrine n'est fondée sur aucun raisonnement solide.

Le typhus de 1814, qui est le sujet de ce mémoire, a été répandu dans toute l'Europe. C'est parce qu'un grand nombre de praticiens a eu l'occasion d'en observer et la marche et le traitement aussi bien que moi, que je soumets mes observations à leur jugement. Le traitement que j'ai employé a été couronné du plus heureux succès : et cependant il n'a aucun rapport avec celui que M. Broussais prescrit.

Je n'avois d'abord eu l'intention que de rédiger un certain nombre d'observations sur cette maladie, que je considère comme étant souvent contagieuse; mais ayant lu l'*Examen*, je me suis reconnu dans la classe des médecins humoristes, ontologistes, créés par M. Broussais. J'ai trouvé une telle opposition entre ses principes et les miens, que j'ai cru devoir faire l'analyse critique d'une partie de son livre et des propositions qu'il contient; en me restreignant à ce qui concerne les fièvres typhoïdes, et à ses propositions thérapeutiques seulement.

Je n'ignore pas qu'en plaidant la cause des humeurs, je donne prise à la critique; mais peu m'importe. Cette opinion est bien plus réellement fondée sur les phénomènes physiologiques, que les explications purement imaginaires créées par M. Broussais. Elle a été celle d'Hippocrate, et de tous les médecins célèbres de tous les temps. Si quelquefois on en a abusé; si elle a été souvent rejetée, reprise ou méconnue, elle n'en dirige pas moins constamment les médecins dans le traitement des maladies. Les sécrétions, les exhalations, toutes les fonctions vitales déposent en sa faveur ; on sera toujours obligé d'y revenir : car, comme il faut une cause en tout, il faudra bien en assigner une réelle aux phénomènes qui constituent les maladies, même à l'irritation locale de M. Broussais, qui ne peut exister sans irritants, lesquels ne peuvent être que les humeurs dégénérées, ou trop abondantes.

J'ai suivi assiduement divers hôpitaux ; j'ai pratiqué nombre d'ouvertures de sujets morts de différentes fièvres; j'ai trouvé rarement des traces d'inflammation, et je n'ai jamais reconnu de gastriste ni de gastro-entérites essentielles ; et M. Broussais n'en trouve si souvent que parce qu'il les a forgées d'avance dans son imagination. C'est ainsi que la plus petite injection, la plus petite rougeur, se grossissent à ses yeux, et deviennent des inflammations violentes. Je termine ici cette introduction, et je vais entrer en matière.

Je partage cet ouvrage en quatre parties. Dans la première, j'entrerai dans des considérations générales ; dans la deuxième, je considérerai, sous le rapport critique, plusieurs points de doctrine de M. Broussais. Dans la troisième, j'examine les propositions thérapeutiques de ce médecin; et la quatrième sera terminée par des observations, prises de ma pratique particulière, sur le typhus de 1814, et sur la fièvre adynamique en général.

DANGER ET ABSURDITÉ
DE LA
DOCTRINE PHYSIOLOGIQUE
DU DOCTEUR BROUSSAIS.

PREMIÈRE PARTIE.

CONSIDÉRATIONS GÉNÉRALES.

SOUVENT on se déclare contre la vérité sans la connoître : c'est une erreur involontaire dont on revient facilement lorsqu'on est doué d'un jugement solide et impartial ; mais plus souvent aussi on saisit une opinion qui jusqu'alors a été abandonnée, et, lui donnant un air de nouveauté, on l'adopte, non parce qu'elle paroît la meilleure, mais séduit par l'espoir du mérite de l'invention et de devenir chef de secte. C'est qu'en effet la nouveauté souvent apparente d'un système a presque toujours été suffisante pour en assurer le succès : cette marche contre nature peut très bien en imposer quelque temps, mais le raisonnement en fait bientôt justice. Toutes nos connoissances viennent de nos sens, pourvu qu'on les fasse dériver des idées claires, précises et distinctes qu'ils renferment ; mais les jugements qui les accompagnent ne peuvent être utiles qu'autant qu'une pratique bien réfléchie en a corrigé les défauts. En s'appuyant sur des faits qu'une longue expérience a constatés, on suit la marche la plus naturelle, la plus simple, celle de l'observation qui nous a été indiquée par les médecins les plus célèbres. Je ne me départirai pas de ce principe dans le cours de cet ouvrage ; je n'avancerai que des faits consacrés par cette judicieuse expérience, que des raisonnements appuyés par des théories reçues et avouées de tous.

Bichat, dont j'invoque souvent l'autorité, est parmi les auteurs celui qui me paroît avoir le mieux saisi l'ensemble des phénomènes de l'économie, sous le double rapport physiologique et thérapeutique. Dans ce tribut d'éloges, je ne fais que lui rendre un témoignage de justice que les médecins les plus renommés lui accordent, mais dont quelques uns s'efforcent en vain de ternir l'éclat. M. Broussais est lui-même un de ses admirateurs : ainsi une autorité dont il s'étaie souvent ne pourra lui être suspecte.

Notre existence est soumise à des lois vitales qui la régissent ; leur exécution intégrale suppose l'action parfaite et simultanée de toutes nos fonctions. Cette action dépend de la distribution, faite également par le sang, des propriétés vitales nécessaires à chaque organe, appareil ou tissu qui compose les divers systèmes de notre économie; c'est de ce *consensus* parfait que résulte l'état de santé. Si cet ordre est interverti par des causes quelconques, l'équilibre se trouve rompu, et il en résultera des phénomènes morbides qui constitueront l'état de maladie. Cet état variera selon la cause de l'affection morbide, selon le système, l'organe ou le tissu où cette cause fixera son siége. Les causes seront subordonnées à la nature des modifications que le sang aura reçues dans ses principes constituants; alors l'inspection des ravages qu'il occasionnera fera facilement reconnoître quel ennemi on aura à combattre.

Il est donc illusoire de vouloir restreindre toutes les causes de maladies à une seule, et il est encore plus ridicule de vouloir ériger en cause ce qui n'est qu'un effet; car l'irritation quelconque qui survient, soit générale ou locale, n'est qu'un effet. Comme le dit très bien Bichat dans un passage que j'ai déjà cité, les phénomènes maladifs supposent presque toujours l'altération des solides dont le principe réside dans les fluides, qui sont les excitants des solides excités; et là où il n'y a pas d'excitants, l'excitation est nulle. Dans ce principe, l'irritation de M. Broussais ne peut être envisagée sous le point de vue qu'il propose; car elle n'est que le produit de cette réaction des fluides sur les solides, et n'est qu'un effet: d'un autre côté, elle ne peut être la plupart du temps locale, puisque nos fonctions étant liées les unes aux autres, elles se trouvent troublées simultanément; et il résulte de ce trouble des altérations dans les diverses fonctions sécrétives, assimilatrices et excrétives. Il est donc bien démontré que ces altérations, dans ces circonstances, ne peuvent être simplement locales. Bien plus, en supposant que l'irritation soit l'effet d'un corps étranger, comme d'un poison, d'un aliment corrompu, ou de l'impression subite d'un air infecté de miasmes délétères introduits dans l'estomac, cette irritation agit d'abord localement sur l'organe; mais, en influençant les fonctions assimilatrices, et portant un désordre dans toutes les autres fonctions de l'économie, elle cesse bientôt d'être locale, pour produire des phénomènes généraux; c'est alors la réaction des solides sur les fluides. Ceci ne peut s'appliquer qu'à des effets subits et extérieurs; car une irritation qui survient à la suite d'une absorption délétère, d'une répercussion quelconque à l'intérieur, suppose déjà une modification première portée dans la circulation, dont cette irritation n'est qu'une suite nécessaire. Les divers phénomènes produits par les diverses irritations étant différents de ceux qu'offre à notre inspection ce que l'on appelle inflammation, on doit faire une grande différence entre ces deux modes morbides;

et cette manie de vouloir tout réunir sous le nom commun d'irritation et d'inflammation fera commettre des erreurs très graves : aussi a-t-on créé une foule d'entérites, de gastro-entérites chroniques, qui n'existent que dans le cerveau du novateur médical.

J'ai déjà dit que l'économie vivante est soumise à des lois vitales, et que ces lois sont mises en action par le sang, agent principal de la vie; c'est par lui que nos fonctions s'exécutent, c'est lui qui imprime à tous nos systèmes les propriétés sans lesquelles ils ne pourroient coopérer au grand acte de notre vie. Riche en principes de tout genre, il les distribue à tous nos organes, les rend propres aux sécrétions et à toutes les fonctions assimilatrices, etc. C'est encore le sang qui fournit au cerveau et à ses dépendances les principes nutritifs, et qui lui donne l'impulsion nécessaire à la sécrétion du fluide nerveux : ainsi tous nos organes, toutes nos fonctions sont sous l'influence directe du sang; toutes les autres influences ne sont que secondaires; et si le fluide est modifié d'une manière quelconque, il porte l'effet de cette modification sur les solides, et y détermine des phénomènes propres à la nature de ces modifications. Le sang noir joue un rôle important dans les divers phénomènes des fonctions des viscères abdominaux, et dans les affections morbides de ces viscères.

Le squelette est la cage osseuse qui renferme tous

les organes : une enveloppe générale extérieure l'environne de toutes parts. Sous cette enveloppe, des mailles celluleuses, propres à recevoir divers fluides, le tissu adypeux des exhalants, des absorbants, viennent s'épanouir sur toute la surface cutanée; des glandes lymphatiques sont disposées pour l'élimination de la lymphe.

Examinant isolément chacun des organes contenus dans les cavités osseuses, nous les verrons tous composés non seulement des différents solides dont nous venons de parler, mais encore de tissus différens destinés par leur nature à remplir des fonctions diverses, et à jouer un rôle particulier dans l'économie. Le cerveau, renfermé dans une boîte solide, recouvert de membranes séreuses qui exhalent une humeur pour lubrifier leurs surfaces contiguës, des absorbants pour empêcher l'accumulation de ce fluide; le cerveau, dis-je, masse pulpeuse où le système capillaire si prononcé prouve l'influence du sang sur cet organe, est le centre d'un travail nutritif et sécréteur tout particulier, qui le rend propre à influencer et à régir une partie de nos fonctions au moyen du fluide nerveux, résultat de ce travail sécréteur.

L'intérieur du nez renferme un os spongieux, remarquable par une surface criblée, qui par ses trous laisse une sortie aux nerfs olfactifs, et d'une structure propre à favoriser la communication de l'encéphale avec les fosses nasales. Cet os, de même que cette cavité, est recouvert d'une membrane muqueuse dense, serrée, qui tient fortement aux parois des os, et sécrète une humeur particulière blanche, diaphane, gluante, susceptible de s'épaissir et de changer de couleur, d'identité dans ses diverses affections morbides. Cette membrane, se continuant, va former la membrane du pharynx et recouvrir le larynx, pénètre dans l'œsophage, l'estomac et les intestins, dont elle forme la membrane interne, et se confond dans ce cours avec l'ouverture des lymphatiques. Elle forme avant tout un autre prolongement, la membrane palatine, celle qui recouvre le voile du palais, la luette, enveloppe les amygdales, pénètre dans les oreilles par la trompe d'Eustache, va recouvrir le larynx, la glotte, l'épiglotte, les cartilages tyroïdes et cricoïdes, s'enfonce dans la trachée-artère, les bronches jusqu'à leurs extrémités capillaires, etc.; ce qui établit une correspondance générale et directe de tous les organes internes avec l'enveloppe générale externe. Cette esquisse anatomique pourra paroître superflue; mais elle me paroît nécessaire pour le développement des considérations suivantes.

Il suffit de considérer la membrane dont je viens de parler, non comme une membrane muqueuse unique, tapissant toutes les parties que je viens de désigner, mais comme formant autant de portions distinctes, douées de qualités particulières, selon les parties qu'elle recouvre et les fonctions qu'elles doivent remplir sous l'influence des différents nerfs qut s'y rendent : ainsi la portion qui revêt les fosses nasales, l'os etmoïde, celle qui recouvre la lame criblée, diffèrent dans leur texture comme elles diffèrent dans leur sécrétion. Cette membrane, outre sa propriété sécrétive, jouit encore d'une sensibilité organique propre à percevoir les odeurs, qui lui est transmise par l'épanouissement des nerfs olfactifs, et que n'ont pas les parties qui couvrent la luette et le voile du palais, différentes entre elles-mêmes sous le rapport de la perception, du goût, de celle de la langue, qui jouit au premier degré de la propriété de savourer les mets délicieux. La conjonctive, par la même raison, diffère de la membrane du tympan. Il en est de même de celle de la trachée-artère comparée à celle de l'œsophage ; de celle de l'estomac avec celle du duodenum ; et dans tout le canal intestinal chaque partie possède, sous le rapport des sécrétions et des fonctions qu'elle remplit, des propriétés vitales particulières. Les membranes qui tapissent la vessie, l'urètre, le vagin, l'intérieur de la matrice, ne ressemblent, ni par leur nature, ni par l'espèce de sensibilité organique, ni par leur usage, à aucune de celles que je viens de citer. Chacune de ces portions membraneuses doit être considérée isolément en physiologie, sous des rapports différents qui les rendent propres à une fonction plutôt qu'à toute autre : de manière qu'elles reçoivent du sang des principes particuliers qui leur impriment des propriétés vitales différentes, et qui constituent, pour ainsi dire, une vie propre à chacune d'elles. Sous ce rapport, les unes perçoivent le son, la lumière; les autres sont les organes où se font sentir le goût, l'odorat. Celles-ci reçoivent l'impression de l'air et le transmettent à l'organe pulmonaire, tandis que celles qui sont dans le canal splanchnique concourent à la nutrition, l'assimilation et l'excrétion des humeurs, qui, par leur séjour dans la masse du sang, peuvent devenir nuisibles et principes de maladie.

Les membranes séreuses qui tapissent les viscères glanduleux à parenchyme, dans les grandes cavités qui revêtent l'extérieur du canal intestinal, jouissent de propriétés particulières exhalantes, et diffèrent peu ou nullement dans leurs fonctions: elles sont destinées, partout où elles existent, à exhaler l'humeur séreuse qui entretient la souplesse des organes en lubrifiant ces cavités, etc. Ces membranes participent beaucoup de la texture du tissu cellulaire; et celles qui séparent les différents corps glanduleux, formant le parenchyme pulmonaire, en tiennent plus qu'aucune autre. Cela est sensible dans l'insufflation des poumons des animaux, où les mailles de cette membrane sont bien évidentes; elles communiquent dans cet organe avec les capillaires bronchiques et sanguins. Mais si les diverses membranes sont douées de propriétés vitales particulières, il en est de même de tous nos organes en général, et du système glanduleux en particulier : il est évident que plusieurs glandes sécrètent des humeurs propres à être rejetées au dehors, tandis au contraire que certaines sont destinées à élaborer une partie de la lymphe, pour la reporter, par la circulation lympathique, dans la circulation vasculaire à sang noir, et de là dans celle à sang rouge. Ainsi la salive, l'urine d'une part, la bile et le suc pancréatique de l'autre, attestent ce fait. Les fluides excrémentitiels peuvent être résorbés et reportés dans la circulation, et produire dans l'économie des ravages funestes dont les effets sont connus; c'est ainsi que dans la rétention d'urine la résorption de ce fluide produit une fièvre accompagnée d'une sueur visqueuse, d'une odeur forte, urinale, et forme ensuite des dépôts par l'épanchement de ce fluide dans diverses parties; c'est encore ainsi, et quoi qu'on en puisse dire, que la non formation du lait et la suppression des lochies produisent la fièvre puerpérale, dont le transport sur le péritoine y occasionne une irritation des plus dangereuses. C'est en vain que l'on veut regarder cette inflammation comme une simple irritation : sa cause est, comme je viens de le dire, le dérangement de la sécrétion du lait. Cela est prouvé par l'odeur de petit-lait qu'exhalent les sueurs et les excréments que l'on rend dans cette maladie. En vain, pour affirmer le contraire, nous objectera-t-on que les épanchements qui ont lieu n'offrent pas à l'analyse chimique les substances qui composent le lait ; je répondrai que les épanchements démontrent bien évidemment par leur quantité qu'ils sont le produit d'une sécrétion qui devoit avoir lieu, laquelle s'est trouvée tellement modifiée dans ses principes vitaux, qu'elle n'a pu être assimilée parfaitement pour constituer le lait proprement dit ; qu'alors cette humeur imparfaite, ne pouvant se porter aux seins, a dû nécessairement chercher une autre issue, et s'est reportée, par le moyen des exhalants, sur les viscères abdominaux, où elle a occasionné l'inflammation péritonéale et viscérale.

Je n'ignore pas que cette opinion est contraire à celle de beaucoup de médecins de nos jours ; mais, pour la détruire, il faudroit ne pas assigner aux maladies des causes chimériques. D'ailleurs elle est d'accord avec cet axiome cité plus haut : les solides sont toujours lésés dans les maladies. Mais comme une lésion ne peut avoir lieu sans cause, elle est le produit des fluides modifiés qui réagissent sur les solides. Pour en revenir à la résorption des fluides excrémentitiels, Bichat a injecté ces différents fluides par la veine jugulaire de plusieurs chiens, et les résultats qu'il a obtenus et observés lui ont fait dire « que les fluides sécrétés, quoique destinés à être rejetés au dehors « dans l'état naturel, peuvent rentrer dans le « torrent de la circulation sans causer la mort de

« l'animal, qui en ressent seulement un trouble « plus ou moins grand, suivant la nature du fluide « injecté. »

D'après cela, il est constant que la bile peut circuler avec le sang dans certaines fièvres bilieuses, après avoir été absorbée dans ses canaux. Il ne doute pas que dans la résorption purulente le pus ne circule en nature dans le système sanguin. « Nous exagérons tout, dit-il. Sans doute les « solides, auxquels les forces vitales sont surtout « inhérentes, se trouvent spécialement affectés « dans les maladies; mais pourquoi les fluides ne « le seroient-ils pas aussi? pourquoi n'y cher-« cherions-nous pas des causes de maladies comme « dans les solides? Il est des cas où ceux-ci sont « primitivement affectés, où les fluides ne le sont « que consécutivement. Ainsi dans le cancer, les « affections du foie, de la rate, dans la plupart « des lésions organiques, les diverses nuances jau-« nâtres, grisâtres, brunâtres, qui se répandent « sur la face, sont un indice des altérations con-« sécutives que les fluides ont éprouvées dans la « couleur et dans leur nature. Il est hors de doute « que diverses substances peuvent s'introduire « avec le chyle dans le sang, et être la cause de « diverses maladies. » (Bichat, *Système gland.*, tome IV, page 590.)

D'après cet avancé, le chyle mal élaboré, chargé de principes délétères, peut les reporter dans le sang. Ce fluide, ainsi imprégné de diverses substances morbifiques, devient un agent irritant susceptible d'augmenter ou de ralentir les mouvements du cœur, selon la nature des mauvais principes dont il est chargé, et de déterminer ensuite des phénomènes particuliers de maladie. C'est alors la réaction des fluides sur les solides. Mais aussi les glandes lymphatiques peuvent être engorgées, obstruées, squirrheuses même, sans que les absorbants qui entrent dans leur composition éprouvent entièrement d'interruption dans leurs fonctions. L'absorption a toujours lieu, mais imparfaitement. Ainsi dans le carreau, où toutes les glandes du mésentère sont engorgées, l'assimilation est imparfaite, parce que les glandes ne jouissent pas de la contractilité organique nécessaire pour imprimer à la lymphe le caractère essentiel à la formation du chyle, qui, n'étant pas suffisamment élaboré, ne porte pas au sang ses principes intacts. Alors l'harmonie nécessaire à l'entretien des propriétés vitales est rompue : ce fluide est dénaturé, et devient consécutivement la cause de phénomènes morbides analogues aux diverses modifications que le chyle a éprouvées. Ces modifications ont des caractères tels, qu'elles opèrent des phénomènes particuliers qui constituent les divers virus dont l'existence n'est que trop démontrée par les ravages qu'ils opèrent, et qui sont propres à leur nature. Ces virus peuvent se communiquer par la voie de l'absorption au sang, qui réagit sur les solides, à qui il ne peut plus communiquer la somme de propriétés vitales qui leur est nécessaire : alors surviennent des dérangements dans l'assimilation, la nutrition, les sécrétions, qui produisent, sur les divers systèmes où ces virus se portent, des effets dont les caractères différents les font facilement distinguer les uns des autres. Que ceux qui nient la réalité des virus nous expliquent l'existence de la variole, sa destruction par la vaccine; et dans cette opération qui pourra méconnoître le mécanisme de l'absorption, ses effets dans l'engorgement qui survient à la suite de cette inoculation ? Qui ne verra non un effet sympathique, mais bien celui du virus qui se porte sur la masse de la circulation lymphatique, et communique son impression aux glandes, lesquelles le transmettent au sang ? Cette transmission est marquée par le mouvement fébrile qui se manifeste du septième au huitième jour, et quelquefois plus tard.

J'ai plusieurs exemples de vaccination dont les piqûres avoient avorté jusqu'à cinq ou six fois, qui se sont développées un mois et même six semaines après l'opération.

C'est en vain que M. Broussais veut réduire les virus à de simples abstractions imaginaires : les ravages qu'occasionneront toujours la siphilis, les cancers, la variole, les scrofules, attesteront sans cesse aux plus incrédules leur funeste présence, et se joueront de tous les raisonnements qui tendent à les faire considérer comme de simples irritations que l'on peut détruire par l'application de quelques sangsues. Bichat vient à l'appui de ce que j'avance, en disant : « Je suis loin de présenter « certain gonflement glanduleux comme étant « toujours le résultat d'une influence sympathique « exercée sur la glande. Certainement le transport « des matières absorbées joue le principal rôle, « comme cela arrive dans les piqûres avec des « instruments imprégnés, etc.; mais quelquefois « aussi la simpathie en est cause. Quand, par la « vive douleur que cause un panaris, une écaille « de bois engagée sous l'ongle, une simple meur- « trissure du doigt, les glandes axillaires s'engor- « gent; quand les mêmes glandes se gonflent par « l'effet d'un vésicatoire, certes il ne peut y avoir « de matières portées sur les glandes : c'est un « effet sympathique. »

Quoique je sois réduit à reconnoître avec Bichat les effets sympathiques dans nombre de circonstances, je ne regarde pas les phénomènes qui se passent dans le cancer, la phthisie ou autre affection morbide sans cause extérieure, comme le résultat de cet effet. Certainement un panaris sans cause apparente, auquel il en succède plusieurs, avec des clous, des furoncles, ou divers dépôts qui occasionnent des rengorgements glanduleux éloignés du siége des affections primitives, ne peut être considéré que comme le résultat d'un effet général dépendant de la dépravation des fluides. Dans les vésicatoires même, les engorgement qui surviennent ne sont pas sympathiques, car on emploie ce remède souvent comme révulsif d'engorgements préexistants. Et lorsqu'il n'y a pas d'engorgements primitifs, ceux qui surviennent sont l'effet du venin des cantharides, qui est absorbé et porté dans la masse circulatoire, ainsi que l'attestent les difficultés d'uriner qui surviennent dans ces circonstances. De même les maladies organiques des viscères, les engorgements glanduleux, abdominaux et autres, dépendent souvent de la perversion des fluides et du sang; alors la nutrition est imparfaite, les sécrétions sont dénaturées, et la réaction des fluides sur les solides produit les mêmes effets que celle que nous avons vue plus haut causée par les solides sur les fluides.

Je crois avoir démontré que l'affection morbide particulière de chaque tissu a son mode particulier et des résultats différents. Il n'est pas étonnant que l'on ne retrouve pas toujours les engorgements glanduleux à la suite des maladies du cœur et des diverses hydropisies. Cependant il n'est pas rare d'en rencontrer des exemples; et je viens d'ouvrir chez moi un jeune homme mort à la suite d'anévrisme au cœur, qui avoit un engorgement général des glandes. Il est donc bien essentiel de distinguer ceux des engorgements qui ne sont que sympathiques; car le plus souvent ils disparoissent avec l'affection qui les a occasionnés. Il n'en est pas de même de ceux qu'on observe dans le carreau, la phthisie, le scrofule, qui dépendent presque toujours de l'affection générale des fluides, et sont alors l'effet de la réaction de ces derniers sur les solides. Il faut aussi convenir qu'il est des effets qui paroissent d'abord sympathiques, mais qui, par les désordres qu'ils occasionnent dans les diverses fonctions de notre économie, dénaturent les fluides, et produisent des phénomènes morbides particuliers qui peuvent devenir généraux : c'est la réaction des solides sur les fluides. Au reste, le mot sympathie, que s'approprie M. Broussais pour appuyer ses hypothèses, « est un mot vague, « dit Bichat, une abstraction peut-être imagi- « naire, qui sert à prouver notre ignorance sur « les rapports des différents organes entre eux. » (Bichat, *Anatom. gén.*, tom. III, pag. 284.)

Cependant, faute de pouvoir donner des explications plus satisfaisantes, nous sommes réduits à croire aux affections sympathiques. Mais ces faits sont très difficiles à éclaircir, et il a paru très commode à M. Broussais de se créer sur cette faculté, plus que douteuse ou incertaine, des entités morbides factices, selon son expression favorite, à qui il veut imprimer un degré de certitude qu'il ne pourra jamais démontrer avec évidence. J'ai reconnu plus haut l'influence primitive des solides sur les fluides : ainsi un coup, une contusion, une plaie, l'impression d'un corps froid, chaud; l'application des cantharides, l'inoculation d'un virus, et mille autres agents, peuvent opérer cet effet, en portant d'abord sur les corps une modification, qui, interrompant leurs propriétés vitales, pervertit leurs fonctions, et détermine des engorgements, des stases inflammatoires qui arrêtent ou gênent les sécrétions, les absorptions; altèrent insensiblement la masse des fluides, et finissent par causer des dérangements dans les fonctions générales, et donner naissance à des phénomènes que l'on a pris pour sympathiques. C'est toujours dans le système capillaire en général que ces efforts s'exécutent; et lorsque ces modifications ont lieu dans les humeurs exhalantes, c'est sur la surface cutanée qu'elles se font sentir, ou sur les surfaces séreuses ou muqueuses, ou dans les capillaires des glandes et des organes.

Ces engorgements et ces tumeurs inflammatoires se terminent par résolution, lorsque les absorbants trouvent dans les liquides qui stagnent une certaine affinité dans leurs propriétés vitales; par métastase, quand ils se reportent vers un autre endroit par la circulation sanguine, où ils forment des depôts purulents. Bichat en cite des exemples, et j'en ai observé moi-même plusieurs; c'est ce que l'on a pris souvent pour le résultat d'une plébite. Mais pour peu que l'on connoisse la structure des veines, le peu de vaisseaux de tout genre propres à leur membrane, on verra qu'il est impossible qu'elles aient un caractère inflammatoire assez prononcé pour produire des épanchements purulents considérables, pareils à ceux qui peuvent survenir dans les autres systèmes, fournis de vaisseaux abondamment. Mais ces derniers temps seront cités comme l'époque où l'on rapporte tout indistinctement aux phlegmasies. Si les vaisseaux du système vasculaire sanguin devoient jouir d'une force assez grande pour être sujets aux inflammations, ce seroit certainement ceux du système vasculaire à sang rouge ; car l'on sait que le tissu artériel s'enflamme difficilement, et qu'il ne jouit pas de la contractilité organique sensible dont on veut le gratifier, ainsi que Bichat l'a démontré par ses expériences : ce que prouve encore l'ossification de tout le système artériel chez certains vieillards, qui n'empêche pas le battementdes artères de se faire sentir.

Le rôle des exhalants, des absorbants dans les deux états de santé et de maladie est des plus importants. Les uns fournissent au sang une partie de ses principes constitutifs ; c'est aussi par eux que les principes délétères lui sont transmis, et de cette infection du sang dérivent tous les principes de nos maladies : les autres sont les émonctoires par lesquelles le sang se débarrasse des parties hétérogènes et superflues qu'il contient. Ce qui prouve les diverses modifications dont ce fluide est susceptible, ce sont l'odeur, la couleur, la consistance, qui varient fréquemment, et qu'il offre à notre examen ; car s'il n'avoit pas reçu des modifications, ces variations n'existeroient pas. Il en est de même des variétés innombrables de l'urine, de la bile et autres fluides. Dans les affections des membranes séreuses où il se fait des épanchements, où la nature des fluides exhalés n'est pas telle qu'elle est dans l'état naturel, les absorbants restent en contact long temps avec eux sans pouvoir les absorber; mais si, par une médication sage et raisonnée, on parvient à ranimer l'action éteinte des absorbants, ou leur contractilité organique sensible, l'absorption a lieu alors. C'est ainsi que dans les hydropisies cela se passe : les absorbants, excités par les diurétiques, reportent dans la circulation les fluides épanchés, et les expulsent au dehors par les urines, les sueurs, ou les selles. Le système absorbant jouit d'une sensibilité bien plus exquise chez les enfants, par le besoin qu'ont leurs organes d'un développement plus grand.

Le sang qui circule dans notre économie est de deux natures différentes : le sang rouge et le sang noir. De même les modifications morbides doivent varier selon qu'elles sont produites par une de ces deux espèces de sang. Ainsi les atteintes portées par le sang rouge doivent différer de celles produites par le sang noir. Mais les deux systèmes peuvent être viciés, et produire simultanément d'autres phénomènes mixtes difficiles à saisir. Bichat nous dit que le sang noir est un réservoir général où une foule de substances peuvent aborder, soit naturellement, soit accidentellement, et troubler les fonctions, en passant par le torrent de la circulation. « On a exagéré, ajoute-t-il à cet

« effet la médecine humorale; mais elle a des « fondements réels dans une foule de cas. On ne « peut disconvenir que tout doit se rapporter aux « humeurs : ainsi donc si les pertes qu'éprouve « le sang rouge ne compensent pas le recouvre- « ment que fait le sang noir, il y a défaut d'équi- « libre, et il y a maladie; si le sang noir reçoit « plus que le sang rouge ne dépense, la pléthore « survient, et ce qu'on nomme appauvrissement « des humeurs se forme, quand il sort du sang « rouge plus de substance qu'il n'y en entre dans « le sang noir. » (*Système vasc. à sang rouge*, tome I, page 257.)

En appliquant ce que je viens de dire au cerveau et aux nerfs, centre d'une autre circulation d'où dépendent une foule de maladies qui offrent des phénomènes indépendants de ceux des autres organes, nous trouverons l'encéphale, organe principal d'une sécrétion dont la nature nous est inconnue, mais que nous désignons sous le nom de fluide nerveux; nous verrons que cette sécrétion est, comme toutes les autres, un produit du sang qui imprime au cerveau les propriétés propres à cette élaboration; que ce fluide est répandu par le moyen des nerfs dans tous nos organes, et semble présider à des fonctions particulières. Il en est de même de la moelle allongée, du prolongement rachidien, et des différents ganglions d'où partent une série de nerfs qui se rendent aux organes intérieurs, et qui jouissent de propriétés distinctes les unes des autres, qu'ils communiquent aux organes où ils se rendent. C'est ainsi que les nerfs qui influencent la vue diffèrent de ceux mêmes qui se répandent dans l'intérieur de l'œil sur les muscles et la glande lacrymale; et bien certainement le ganglion de Mœkel ne se trouve pas dans l'orbite sans avoir un but à remplir. Les nerfs de l'ouïe, ceux du goût, de l'odorat, sont bien différents de ceux qui se rendent dans l'organe pulmonaire, au cœur, aux organes splanchniques, dont les effets et les usages n'ont aucun rapport : ce sont presque toujours des affections nerveuses, que l'on a prises pour des affections sympathiques.

Je concluerai donc de ce que je viens de dire que chaque organe, tissu, système, etc., variant dans sa forme, sa texture et les fonctions vitales qu'il remplit, chaque maladie doit aussi varier dans ses effets, ses principes, ses causes, selon tel ou tel organe, système ou tissu qu'elle affecte, selon la nature des modifications que le sang a reçues; et que, dans cette hypothèse, lorsque l'inflammation existe, elle doit aussi différer par certaines nuances, selon la partie qu'elle occupe. Que l'on juge d'après cela de quelle conséquence seroit un traitement basé sur un mode général, et qui ne seroit pas analogue à la nature de l'inflammation, et approprié aux organes qui en seroient le siège !

En vain voudra-t-on considérer la gale, les dartres, la goutte, le rhumatisme, la siphilis, les cancers, les scrofules, la peste, le typhus et les différentes fièvres comme le résultat d'un seul et unique agent, l'irritation, ou bien comme une phlegmasie pure et simple : la composition intime des matières purulentes ou des fluides rendus dans chacune de ces diverses affections, leurs propriétés physiques, contagieuses ou non contagieuses, en attestent la différence. Certainement l'irritation dartreuse n'est pas de même nature que celle de la siphilis et du scrofule : l'une a lieu par la perversion des sécrétions, et l'autre dans l'acte de la nutrition de certains systèmes. La siphilis, le scrofule attaquent fréquemment les os, comme le scorbut semble porter ses atteintes sur tous les systèmes en général. C'est donc un égarement des vrais principes physiologiques que de prétendre réduire toute cause de maladies à un seul agent principal. N'y a-t-il pas encore plus d'absurdité à vouloir soutenir que cet agent n'est qu'une cause locale, et qu'il se retrouve ainsi dans toutes espèces de fièvres, sans en distinguer ni les effets ni la vraie cause? Si cet agent unique existoit réellement, et toujours comme cause essentielle, dans la membrane muqueuse de l'estomac, ses effets seroient toujours les mêmes et invariables. D'où viennent donc leurs variétés si constantes? La raison en est simple. C'est que si vraiment l'irritation pouvoit toujours s'admettre, elle ne seroit elle-même qu'un effet de la réaction des fluides sur les solides, et elle varieroit alors selon la nature de la cause qui l'auroit provoquée, et par conséquent seroit soumise aux diverses modifications qu'auroient reçues les fluides. Il ne faut donc pas confondre une irritation avec une autre; car l'irritation inflammatoire ne ressemble pas à l'irritation nerveuse, et celle-ci n'a pas de rapport avec une simple excitation produite sur l'estomac par des humeurs acres dont l'évacuation rétablit l'état naturel.

Dans les fièvres, en général, si l'irritation existe, elle est bien différente dans chacune d'elles. Ainsi, dans l'angéoténique ou inflammatoire, cet effet semble se porter sur le cœur, premier agent du système vasculaire à sang rouge et noir; mais cette irritation n'est autre chose qu'une modification portée dans le sang, dont ce fluide cherche à se débarrasser lui-même : c'est cet état contre nature qui réagit sur le cœur, en détermine les contractions les plus fortes. Ne contrariez pas la nature par des saignées ou des sangsues intempestives : une crise salutaire a lieu, une sueur abondante ou des urines copieuses débarrassent de la fièvre. Ceci n'est pas une hypothèse, comme la prétendue existence de la gastro-entérite; c'est une vérité reconnue par tout médecin impartial.

Il en est de même des autres fièvres. Dans la méningo-gastrique, il y a bien irritation sur l'estomac, ainsi que l'a fort bien dit M. Pinel; mais, encore une fois, ce n'est pas une phlegmasie.

En vain M. Broussais veut nous le faire accroire : tous les praticiens savent le contraire, et tous reconnoissent la bile pour l'agent de cette irritation que l'émétique fait cesser, et que les saignées exaspèrent. S'il y avoit réellement inflammation, pourquoi les émétiques seroient-ils si avantageux? Je le répète : c'est qu'elle n'existe pas. En vain M. Broussais veut s'étayer d'autopsies pour soutenir son opinion : on sait, et tout le monde est d'accord sur ce point, qu'une fièvre bilieuse bien traitée se guérit facilement par les évacuants; et que, si l'on fait des ouvertures, ce n'est que lorsque le malade a succombé à des complications souvent causées par un mauvais traitement.

Dans les fièvres adynamiques ou putrides, au contraire, dans lesquelles l'irritation semble peu marquée, où la maladie débute le plus souvent par une prostration générale des forces, où le sang semble dépouillé de son énergie vitale, où tous les organes, sans en excepter l'estomac, sont frappés d'atonie; où le système musculaire a perdu sa vigueur, où le *consensus* général semble être détruit, où toutes les fonctions languissent, où toutes les sécrétions sont perverties, où les exhalations sont infectes, l'haleine puante, la langue noire, les dents fuligineuses, le pouls petit, profond, serré, annonçant la foiblesse du système vasculaire sanguin; la couleur noirâtre, verdâtre du sang noir; la mort subite des sangsues que l'on applique: tous ces phénomènes ne semblent-ils pas affirmer que le principe vital est attaqué jusque dans ses fondements; que le sang est dénaturé, et que toute l'économie participe à cette décomposition?

C'est le sang qui est primitivement affecté dans cette cruelle maladie; c'est lui qui, en n'imprimant plus aux divers organes leurs propriétés vitales, les plonge dans l'inertie. Plus la maladie fait de progrès, plus l'insensibilité devient générale. Il survient des déjections fétides qui épuisent le malade, le délire sourd, des rêvasseries, des soubresauts des tendons, etc. Les matières acres contenues dans l'estomac et les intestins les irritent : il s'y dégage des gaz fétides, puants; le ventre se tend, devient douloureux, ou bien reste insensible, se tuméfie ou se ballone; la respiration devient stertoreuse, l'organe pulmonaire s'engorge; l'oppression, la difficulté de respirer se font sentir; le sang noir vicié prédomine, les battements artériels sont désordonnés; le pouls est de plus en plus petit, insensible, profond, serré, misérable; la congestion atonique se porte au cerveau; la respiration s'embarrasse de plus en plus; l'aphonie, le râle, la paralysie et enfin la mort terminent cette série de phénomènes des plus effrayants. Quelquefois il y a vomissement de matières noirâtres, un état apoplectique qui dure quinze ou vingt jours, pendant lesquels le malade donne à peine signe de vie, où il ne peut avaler la moindre chose : il est insensible à toute impression. Le ventre souvent n'est nullement tendu; le teint est plombé, livide; le *faciès* hébété; les yeux fixes, insensibles à toute irritation, souvent injectés, d'autres fois nullement. La langue varie souvent : de noire elle devient jaune, puis se recouvre de mucus épais, noirâtre; les yeux suintent une humeur puriforme, le nez de même; la salive est épaisse, ressemble à de la colle; les sueurs sont visqueuses, d'une odeur forte; les urines sont tantôt claires, jaunes, épaisses, puantes. Souvent aussi le malade se laisse aller sous lui sans le sentir; des eschares gangréneux surviennent au croupion, aux lombes, au dos, vers la septième vertèbre cervicale; la maigreur est au comble, et le malade périt faute de nutrition, et par le dépérissement successif de tous les systèmes, etc. Tels sont encore les symptômes que l'on remarque dans cette maladie : ils ne sont cependant pas toujours les mêmes sur les divers individus qui en sont atteints; les ouvertures confirment la nature des ravages : on trouve l'estomac et les intestins remplis de matières noires, vertes, puantes, ou distendus par des gaz infects, surtout l'estomac et le duodénum. Quelquefois ces deux organes sont rétrécis, et ne contiennent presque rien. Les viscères à parenchyme sont gorgés souvent d'un sang noir, poisseux; le cœur rapetissé, les poumons gorgés d'un sang écumeux, noir, puant. Le cerveau la plupart du temps n'offre rien à l'inspection, mais ses vaisseaux sont gorgés d'un sang noir : il y a épanchement dans les ventricules.

Telle est la fièvre et ses résultats, que M. Broussais ne veut pas distinguer de ses gastro-entérites, et qu'il s'obstine à traiter de même. Il faut être ou bien entêté, ou d'un aveuglement bien grand, pour nier que cette fièvre ne soit bien distincte et dans sa marche et dans ses symptômes; il faut aussi ne pas être de bonne foi pour affirmer que le sang en général n'est pas essentiellement affecté, et par suite tous les systèmes. C'est ce fluide qui a perdu ses facultés vitales, et qui ne peut plus imprimer aux organes celles dont ils ont besoin pour exercer leurs fonctions : de là la prostration générale, les stases, les engorgements, les phlogoses, que l'on confond avec des phlegmasies. Cependant, malgré toute la gravité de cette maladie, un médecin prudent, qui, d'après la série de symptômes qui se présenteront à son inspection, saura allier les évacuants, les toniques, les révulsifs, réussira, et sauvera ses malades d'un danger si imminent. Mais si par un traitement imprudent, par des saignées intempestives, ou par une application inconsidérée de sangsues, il arrête la marche naturelle de cette maladie, la mort ne tardant pas à suivre, le malade périra comme sous le coup d'une masse, et procurera au docteur qui l'aura traité de cette manière la faculté de faire des ouvertures et de fabriquer des gastro-entérites. Ce que j'avance est prouvé; j'ai mon expérience et celle des plus grands médecins en ma faveur : tandis que M. Broussais n'a pour défenseurs que de jeunes médecins qui ont peu pratiqué. Si dans le nombre de ses partisans il se trouve des exceptions, ce sont des personnes qui, par enthousiasme, se laissent prendre à l'attrait de la nouveauté, ou qui, dans la révolution que M. Broussais veut opérer, espèrent partager avec lui la gloire d'être novateurs.

Un exercice de plus de vingt années m'a mis à même de pouvoir confirmer ce que j'avance. Ma pratique a toujours été heureuse; et sur cent trente-cinq individus traités par les stimulants dans ces sortes de fièvres (cette marche est encore suivie par la majorité des médecins les plus distingués), à peine puis-je en compter dix morts. Mais, en citant à l'appui de mon opinion celle des praticiens les plus célèbres, j'avois perdu de vue que ces médecins n'étoient que des ignorants, des ontologistes dignes de figurer avec les Purgons et les Diafoirus de Molière, et que ceux qui ont existé depuis Hippocrate jusqu'à nos jours n'ont été que des illuminés, des gens qui croyoient voir, et qui étoient dans le plus parfait aveuglement. Une série de siècles se sont écoulés; il a fallu arriver à nos temps modernes pour voir paroître le génie par excellence chargé de porter le flambeau qui désormais doit seul éclairer la science, et nous guider dans notre marche, jusqu'alors incertaine.

M. Broussais est cet être extraordinaire à qui étoit réservée la faculté de dissiper l'obscurité où nous étions plongés, et de nous faire apercevoir ce qu'il a bien de la peine à voir lui-même. Pour avancer des principes tels que les siens, il faut que le desir d'être chef de secte soit bien fort chez lui. On doit être étonné en voyant ce médecin tomber dans les fautes qu'il reproche aux autres. N'est-il pas ridicule de l'entendre faire un crime à certains professeurs de ne pas avoir défini la fièvre, tandis que lui-même, nous accablant de ses gastro-entérites sans en désigner le caractère distinctif, les confond avec des irritations dont il ne donne pas la vraie nature, et les associe aux phlegmasies, en en formant un seul mode morbide : tandis que l'une peut exister sans l'autre, et que l'inflammation suppose le *nec plus ultrà* de l'irritation ? C'est ainsi que par une marche vague, incertaine, mais avec un ton d'assurance et l'autorité d'un maître, il veut nous induire en erreur, en rapportant tous les phénomènes morbides à son idée favorite. Mais il ne nous dit pas quelle est la cause de cette irritation ou inflammation ; il ne démontre pas comment l'estomac, principal agent d'une des premières fonctions de notre économie, peut être le siége d'une affection aussi intense, sans que cette fonction soit, sinon interrompue, au moins modifiée. Alors l'assimilation, la nutrition, devant se ressentir de ces modifications, comment la maladie s'en tient-elle à un organe, et ne devient-elle pas générale, en se répandant sur tous les systèmes ? Enfin quelle est donc la cause de l'excitation, puisque, d'après l'axiome *nullus effectus sine causâ*, un organe ne peut être excité s'il n'y a pas cause d'excitation ? Ces principes sont incontestables, et au-dessus de tous les raisonnements de M. Broussais.

N'est-il pas encore plus ridicule de l'entendre affirmer que l'irritation, l'inflammation, sont des excès de vie? Une énergie vitale ne pourroit que constituer un accord plus parfait dans nos fonctions ; or, il ne peut y avoir d'énergie vitale dans un organe souffrant : c'est une contradiction des plus absurdes. Car si l'organe est bien portant il y a un bien aise ; tandis que s'il est malade il souffre, languit, et détermine la maladie : ce qui annonce un dérangement de cette énergie ou propriété vitale nécessaire à l'harmonie qui constitue la santé.

Mais, me dira-t-on, il y a exaltation de la propriété organique de sensibilité : il y a donc excès vital dans cette propriété? Mais c'est cette exaltation qui diminue la force des autres propriétés et constitue des phénomènes morbides ; et pour qu'il y ait exaltation de vie proprement dite, il faudroit que toutes les autres propriétés vitales fussent développées de manière à produire une vie plus énergique, en un mot une santé plus parfaite ; et il arrive précisément le contraire. Ainsi, dans une inflammation locale produite par une cause extérieure, sans fièvre, caractérisée par la douleur, la rougeur, le gonflement et l'engorgement des parties, ce sont les solides qui ont perdu leur énergie, et qui ne sont plus en rapport avec la vitalité des fluides. De ce défaut d'énergie résulte leur atonie et l'inflammation consécutive. Les pulsations violentes qui se font ressentir ne sont dues qu'à la résistance qu'éprouvent les fluides pour pénétrer les solides. Cet état peut influencer les fluides ; alors la fièvre survient, et devient générale.

Mais si l'inflammation a été précédée de malaise, de fièvre et autres phénomènes intérieurs, elle est alors le résultat d'une cause générale, et dépend de la réaction des fluides dénaturés sur les solides ; elle ne peut être, dans cette circonstance, l'effet d'une énergie vitale, pas plus que dans la première ; mais il y a désorganisation dans les fluides, qui se communique bientôt aux solides. Aussi les dépôts qui surviennent à la suite de ces affections annoncent-ils cette désorganisation ; la formation du pus, son évacuation d'une manière quelconque, est la crise salutaire qui débarrasse nos humeurs de la matière hétérogène qui les gênoit, et rétablit l'équilibre dans les parties. Ainsi, dans l'une et l'autre inflammation locale ou générale, la formation du pus peut avoir lieu ; mais dans la première ce sont les solides qui, affectés primitivement, compriment les vaisseaux, coagulent les fluides, déterminent leur congestion, et leur font subir une altération morbide, d'où résulte le pus.

Les inflammations étant de diverses natures, le pus qui en est le résultat doit participer de cette nature différente. Ainsi celui qui provient d'un ulcère ordinaire diffère de celui d'un ulcère vénérien ; celui d'un phlegmon, de celui d'un bubon pestilentiel, etc.

Ce qui se passe dans les fièvres pestilentielles, où l'ouverture des bubons est mortelle, sembleroit d'abord nous induire à penser qu'alors cette crise n'est pas salutaire. Mais ces maladies étant contagieuses, les plaies provenant des ouvertures des bubons, favorisant l'absorption, deviennent un nouvel introducteur du virus contagieux : alors l'effet salutaire qui pourroit provenir de l'évacuation critique se trouve détruit par l'infection réitérée que l'on contracte, d'autant plus facilement que l'on est peu disposé par la foiblesse à résister à cette nouvelle attaque. Telle est la raison pour laquelle la résolution dans cette maladie est bien plus salutaire, parce que la crise, qui n'en a pas moins lieu, se fait par un émonctoire qui ne donne pas prise à la contagion nouvelle.

Le mécanisme des sécrétions et excrétions semble fortifier cette idée : ces matières sont le produit du sang comme le sont nos humeurs en général, dont la prédominance, en nous imprimant une teinte extérieure et un *facies* particulier, a fait constituer par les anciens la différence de nos tempéraments. Cette différence annonce que tout varie dans notre économie, et que certaines humeurs sont des résidus exclus de la circulation comme superflus et nuisibles, et qui, si elles y séjournoient plus long-temps, y occasionneroient des désordres de tout genre.

Je vois les partisans de l'irritation gastro-intestinale s'agiter ; j'entends M. Broussais et ses disciples m'appeler ontologiste, humoriste, me reprocher de faire des entités morbides factices. Mais je méprise ces vaines clameurs. Ce que j'avance n'en est pas moins vrai ; et si ces principes ne sont pas conformes à leur doctrine, j'en suis fâché. Je n'en dirai la vérité qu'avec plus de force ; et si elle est reconnue, j'aurai rendu un service signalé à l'humanité, en préservant une foule de malades d'être victimes de la méthode exclusive contro-stimulante, adoptée par cette nouvelle secte.

Lorsqu'on entend le ton tranchant avec lequel M. Broussais défend sa chimérique idée contre les doctrines généralement reçues avant lui ; quand on le voit sortir des bornes de la décence qui doit régner dans une saine critique, et s'écarter de la modestie que l'on doit avoir pour soi-même, on doit éprouver une certaine satisfaction en pensant qu'un jour il sera peut-être ravalé bien plus bas que tous ceux qu'il traite si impitoyablement. Mais (*o vanitas vanitatum!*) cet auteur est doué d'un tel excès d'amour-propre, d'une telle irritation ambitieuse, qu'il ne peut croire à cette défaite future ; et jusqu'à ce qu'une forte dose de contro-stimulants ait rétabli l'équilibre chez lui, ait rendu le calme à son cerveau troublé, il se croira le réformateur du siècle, le héros créateur de la médecine, le suppléant d'Hippocrate. Que dis-je? C'est trop peu pour lui; mais bien le génie médical par excellence de tous les siècles, en un mot le seul médecin qui ait jamais existé. Combien notre amour-propre national doit s'enorgueillir! combien la France doit se glorifier d'avoir donné naissance à un être aussi illustre! Ce n'est plus l'oracle de Cos que tous les médecins du monde invoqueront, mais l'oracle françois, le professeur du Val-de-Grace, le docte Broussais. Honneur lui soit rendu!

Bannissons à jamais de la médecine toute théorie; plus de pratique, plus d'observations. Les travaux de tant de siècles, fruits d'une expérience si longue, sont inutiles: qu'ils soient à jamais enfouis dans la poussière avec leurs auteurs! La parole de M. Broussais fait foi; ses livres seuls contiennent les dogmes qui, comme une autre table de la loi, renfermés dans une nouvelle arche d'alliance, doivent faire le profit de ce médecin aux dépens des gens crédules.

Plus d'apothicaires surtout! car ceux qui resteront seront obligés, pour vendre leurs drogues, de faire les médecins: ce qu'ils ne font déjà que trop.

Malgré tout ce bel échafaudage élevé par l'ambition, soutenu par l'ignorance et la crédulité, la médecine n'en sera pas moins la science de l'observation que nous auront fournie les autres, comparée avec les phénomènes que l'on observera soi-même au lit du malade. Ce n'est qu'en rapprochant un certain groupe particulier de symptômes que l'on parviendra, en les comparant à ce que les autres ont observé, à se former une idée exacte de la nature d'une affection morbide. L'inspection attentive de la face, de la langue, du pouls, des excrétions, nous aidera à parvenir à cette connoissance; à moins que l'on ne prononce, comme M. Broussais, avant d'avoir vu le malade : C'est une gastro-entérite, une phlegmasie, une irritation. Car M. Broussais n'a besoin d'explorer ni le pouls, ni la langue. Doué d'une sagacité assez grande pour deviner, il vous dira : Vous avez une irritation, un excès de vie; et pour vous guérir il faut un autre excès. Avec cinquante, soixante, cent, deux cents, même quatre cents sangsues, vous opérerez ce miracle; et cela ne sera pas de trop pour diminuer une énergie vitale, ni même pour vous ôter la vie entièrement. *Contrariis contraria curantur.*

D'après ce que je viens d'énoncer dans le cours de ce chapitre, je crois avoir démontré jusqu'à parfaite évidence la cause des maladies. J'ai prouvé que cette cause résidoit dans les solides localement, lorsqu'il n'y avoit pas d'accidents généraux; mais que cette cause pouvoit devenir générale, par l'influence de ceux-ci dans la confection des principes constituants des fluides. Ainsi la peur, la joie, le chagrin, la colère, l'ambition, l'amour, agiront successivement sur les solides, les modifieront tellement dansleurs fonctions, qu'ilsinflueront consécutivement sur les fluides. Mais le plus souvent cette cause est dans l'altération de ces fluides; une absorption contagieuse, une modification délétère, les dénaturera de manière qu'ils ne pourront plus communiquer aux solides les propriétés dont ils sont les dispensateurs : alors les fonctions seront embarrassées, et il en résultera la maladie dont les phénomènes seront différents, selon que le sang noir ou rouge sera vicié. Ceci démontre la futilité d'un seul mode morbide, et le peu de lumières que nous offre l'anatomie pathologique dans la connoissance des causes, puisque ce que nous observons dans les ouvertures n'est que l'effet d'une cause première qui nous est la plupart du temps inconnue, et que, dans une foule de phénomènes qui se présenteront à la fois à notre observation, chacun peut avoir droit à la priorité. Quel est donc celui que l'on assignera, sans craindre de se tromper, comme cause, tandis que tous ne sont, ainsi que je viens de le dire, que des effets? Je termine ici ce chapitre; et dans le suivant je vais considérer plusieurs points essentiels de la nouvelle doctrine, et tâcher, ainsi que je l'ai déjà fait, de réunir les lumières de nos devanciers à ma propre expérience, pour prouver la fausseté du nouveau système.

DEUXIÈME PARTIE.

CONSIDÉRATIONS SUR QUELQUES POINTS DE DOCTRINE DE M. BROUSSAIS.

Le mot gastro-entérite retentit partout à nos oreilles : c'est le mot d'ordre des irritalistes. Avez-vous une gêne dans l'estomac, une oppression, une difficulté de respirer? gastro-entérite ; un panaris? gastro-entérite ; un bubon vénérien pestilentiel, une tumeur charbonneuse, une apoplexie? gastro-entérite ; une esquinancie, une péripneumonie, des ophthalmies (surtout l'aveuglement)? gastro-entérite.

Cependant M. Broussais fait une abstraction en faveur du scorbut, dont il forme une maladie asthénique, qui n'en est pas moins, dit-il, susceptible de se compliquer d'inflammation. Il donne pour exemple le gonflement des gencives, qui a lieu dans cette affection. En nous rappelant ce qu'il dit à ce sujet, nous serons forcés de reconnoître qu'il admet une foiblesse générale par défaut d'assimilation, compliquée avec un phénomène contraire, qu'il attribue à un excès de vie. Si M. Broussais ne vouloit pas voir des inflammations partout, et s'il réduisoit tout à sa juste valeur, il se convaincroit facilement que le gonflement des gencives n'est qu'un engorgement atonique qui cède aux gargarismes toniques et aux remèdes généraux appliqués au scorbut. En effet tout dénote dans cette affection le peu de vitalité des fluides et du sang, dont le séjour dans le système capillaire en détruit la sensibilité organique, et donne naissance aux taches, aux ulcères cutanés. C'est aussi la cause de la bouffissure, de la lividité du teint, de l'engorgement des extrémités, et des hémorragies fréquentes qui surviennent dans cette maladie. Comme il est impossible de nier le jeu et l'influence des humeurs dans le scorbut, M. Broussais, forcé d'en convenir, s'exprime ainsi : « J'attribuerai, dit-il, « le scorbut au vice du sang ; je suis porté à penser « que ce vice réside particulièrement dans la fi- « brine, la gélatine ; car j'observe que les épan- « chements se font de préférence dans les tissus « musculaires et dans les cellulaires lamelleux, « parce qu'ils n'ont pas lieu dans l'appareil encé- « phalique, où domine l'albumine. Je crois, ajoute- « t-il, que, dans le principe, l'altération nutritive « se borne à la fibrine, soit du sang, soit des mus- « cles, et que la gélatine n'est affectée que consé- « cutivement par les progrès du mal. »

Obligé d'admettre l'affection morbide de la gélatine dans cette maladie comme consécutive,

M. Broussais nous fournit des armes contre lui, et nous autorise à regarder les différents états inflammatoires, en supposant leur existence, non comme cause, mais comme l'effet consécutif d'une modification première du sang et de l'altération des fluides, dont l'action se porte sur les solides, et y cause l'inflammation. La qualité du sang dans les diverses inflammations, celle de ce fluide dans les fièvres adynamiques ou autres, n'étant pas de même nature, démontre évidemment que ce fluide a reçu dans sa composition intime des modifications morbides différentes.

M. Broussais ajoute : « Ce qui me confirme dans « mon idée, c'est que les grandes masses de géla- « tine, telles que les tendons, les ligaments, les « cartilages, participent difficilement aux dégé- « nérations scorbutiques, et que les parois des « vaisseaux, qui sont principalement formées par « ce principe, conservent leur intégrité, quoiqu'ils « permettent au sang de s'échapper avec abon- « dance. »

Il est vrai que les chimistes ont reconnu l'existence de la gélatine dans les tendons, les ligaments, les cartilages, etc.; mais cette substance y est unie à d'autres principes. Pour en extraire la gélatine, il faudroit des réactifs puissants, ou une ébullition prolongée : or, comme ces organes ne sont nullement désorganisés, et qu'ils restent parfaitement intacts dans le scorbut, comment admettre un défaut de nutrition dans cette substance? Je crois bien difficile d'affirmer avec certitude que la gélatine ou la fibrine soient plus particulièrement affectées dans cette maladie que toute autre substance ; il me semble bien plus naturel de croire que le sang est vicié généralement, qu'il réagit sur l'ensemble de notre économie et de nos organes, et que l'importante fonction de la nutrition et assimilation ne s'exécutant plus qu'imparfaitement, les pertes continuelles qu'éprouve ce fluide n'étant plus en rapport avec ce qu'il reçoit, il s'altère insensiblement, et finit par amener la désorganisation des solides et la perte de la vie.

Tels sont en général les phénomènes qui se passent dans les maladies où le marasme, la consomption et le défaut de nutrition et d'assimilation amènent la mort. Cependant on ne peut nier que les phénomènes varient selon la nature et la cause de l'affection morbide. Ainsi, le ramollissement des os résultant de la privation de phosphate calcaire n'a pas lieu dans les circonstances où cette substance semble prédominer en apparence ; je dis en apparence, parce que réellement cet effet n'a lieu que par le défaut des autres substances qui composent les os, et non par un excès du phosphate calcaire. Ainsi, si le ramollissement se présente dans la siphilis, il n'a pas lieu dans le scorbut, les scrofules, et autres affections qui ont une cause essentiellement différente, et dont les phénomènes ne se ressemblent nullement.

Ontologie, humorisme outré, dira encore

M. Broussais. Ce n'est que par ces apostrophes qu'il répond à ses adversaires. Cependant il a lui-même recours au vice des humeurs dans cette maladie (le scorbut); car sans cela il lui seroit impossible d'en donner une explication un peu passable : et comme il n'en sait pas plus que les autres, il demande quel est ce vice, et en quoi consiste l'altération de la fibrine, de la gélatine, du sang et des muscles, dont il n'a pas la prétention de nous démontrer la nature chimique.

Si, comme je n'en puis douter, le scorbut est une maladie produite par un défaut de nutrition et d'assimilation, il n'est nullement nécessaire d'avoir recours à la chimie pour rendre raison de l'altération des humeurs. Il est facile d'en trouver la cause dans le mauvais air, les mauvais aliments, la malpropreté, l'habitation dans des endroits malsains, humides, qui nuisent à l'assimilation, et sont cause que le sang soumis à ces mauvaises influences s'altère dans ses principes, et devient l'agent général qui porte son action immédiate sur tous nos systèmes. Si la gélatine et la fibrine sont affectées dans cette maladie, comme ces deux substances font partie intégrante du sang, c'est donc ce fluide qui est malade, c'est donc à son défaut de composition que l'on doit attribuer la production des phénomènes scorbutiques. M. Broussais en convient lui-même.

D'après cette explication, cette maladie étant le produit de substances mal assimilées, il doit en résulter une maladie asthénique ; et voici comme M. Broussais s'exprime à ce sujet, après avoir reconnu l'influence humorale et le vice du sang dans le scorbut. « J'observe, dit-il, chez les scorbu-« tiques la diminution de la force de cohésion, « qui maintient l'intégrité des fibres musculaires. « Cette diminution est prouvée par la nature fra-« gile de ces fibres dans cette affection ; le tissu « cellulaire est de même : et de plus j'observe très « bien que les affinités vitales qui retiennent le « sang dans le système capillaire, l'empêchant « d'enfiler les nombreux vaisseaux collatéraux qui « s'ouvrent sur ces surfaces, sont diminuées. Il « en résulte que, sans l'intervention d'aucune « cause vulnérante, le sang s'écoule aisément « avec les sérosités, le mucus par les porosités qui « s'ouvrent sur les surfaces muqueuses du tissu « cellulaire lamelleux, qui entre dans la composi-« tion des différents parenchymes. »

D'après cela, M. Broussais reconnoît que le sang est doué de propriétés vitales qu'il distribue à chaque organe; que de cette distribution égale résulte l'équilibre dans les fonctions de notre économie, et que son interruption produit la maladie; que le scorbut, étant le produit d'un défaut de nutrition, est une maladie asthénique. Alors si cela est ainsi dans cette affection, il n'y a pas de raison pour qu'il n'en soit pas de même dans une autre circonstance; et en joignant à cet ordre asthénique celui des irritations de M. Broussais, nous retombons entièrement dans le système de Brown, que M. Broussais traite si impitoyablement. Laissons encore parler M. Broussais, pour appuyer ce que je dis. « Le sang non intégral dans ses parties constitutives « doit influer sur tous les systèmes et les paren- « chymes, et leur communiquer sa débilité ; mais « il les parcourt toujours. Il lui reste encore assez « de principes de vitalité pour animer les proprié- « tés vitales des organes, et exercer les fonctions, « quoique imparfaitement. Admettre la cessation « de la circulation dans les vaisseaux collatéraux « ou superficiels, ce seroit admettre vitalité sans « principes ou propriétés vitales. Cela ne se peut : « et c'est peut-être parce que le sang noir pèche « plus en quantité, et que les vaisseaux ou paren- « chymes n'ont plus de force pour le contenir, « qu'il sort de ces organes. »

Voilà bien la débilité, portée sur tous les organes par un sang de mauvaise qualité, démontrée. C'est une vérité incontestable. Nous allons ensuite voir M. Broussais admettre simultanément avec cette débilité un phénomène contraire, qu'il appelle excès de vie. Dans le scorbut, ce n'est pas par la quantité que le sang pèche, mais bien par la qualité ; et il ne s'échappe des organes que parce qu'ils sont frappés d'inertie, et privés des propriétés vitales nécessaires à sa rétention.

« Voilà des faits bien démontrés, poursuit « M. Broussais ; maintenant en voici d'autres qui « ne le sont pas moins. Le premier, c'est que les tissus

« vivants, dont les forces de cohésion et les affinités « chimiques sont siminuées, n'ont point perdu l'ap- « titude à enflammer; le deuxième, c'est que ce phé- « nomène en opère fort aisément la désorganisa- « tion: les engorgements des gencives, les engor- « gements chauds, douloureux des jointures, les « rhumatismes musculaires, les ulcères qui sur- « viennent en peu de temps à la suite des contu- « sions, excoriations, égratignures, sont l'effet « d'une pareille complication. Il en est de même « de l'intérieur: la diarrhée, la gasthique aiguë ou « chronique, des phlegmasies de la poitrine, etc. « C'est à cause de la foiblesse des affinités vitales « chez les scorbutiques, que les inflammations « sont si funestes, et que l'on trouve dans les ca- « davres des traces si multipliées et si profondes « de la désorganisation. Cependant il est bon d'a- « jouter ici l'importante remarque qu'à l'instar « de la siphilis, des scrofules, le scorbut épargne « long-temps les viscères, et se déclare toujours « dans les parties molles dont le squelette est re- « vêtu. »

J'ai déjà dit qu'il étoit inconséquent d'admettre un excès de vie avec un excès opposé. Il faudroit donc, si ces phénomènes étoient de nature inflammatoire, admettre une inflammation asthénique; il faudroit aussi convenir que ces espèces d'inflammations sont consécutives au scorbut. Alors pourquoi donc ne reconnoîtrions-nous pas que les inflammations que l'on prétend trouver dans les maladies putrides ou asthéniques ne diffèrent pas de celles-ci, et qu'elles sont aussi consécutives à l'affection primitive? Les ulcères qui surviennent dans l'affection scorbutique sont purement asthéniques, et n'offrent réellement aucun caractère inflammatoire. Mais M. Broussais, qui sent parfaitement la difficulté d'allier avec apparence de raison l'inflammation, comme il l'entend, avec un défaut d'assimilation, fait du scorbut deux entités factices, qu'il désigne sous les noms de scorbut froid et de scorbut chaud. Ces abstractions ou divisions flattent singulièrement son imagination, parce qu'elles lui laissent la facilité de reproduire son idée favorite. « En effet, dit-il, le scorbut « froid dépend du vice de la nutrition et du relâ- « chement des affinités vitales, sans phlegmasies « au moins capables d'exciter la chaleur fébrile. » (Aveu tacite de l'existence de phlegmasie atonique.) « Le scorbut chaud n'est autre chose que la com- « plication d'une phlegmasie, portée à ce degré « avec la disposition scorbutique. » M. Broussais veut toujours associer l'excès vital avec la foiblesse de ce principe : il me semble que lorsqu'on s'arme contre les autres d'une critique sévère, on devroit s'en mettre soi-même à l'abri, et ne pas la provoquer par des inconséquences. A la vérité ce médecin est toujours prêt aux objections, et est peu embarrassé pour défendre sa cause, quelque mauvaise qu'elle soit.

« J'entends déjà les ennemis de la doctrine

« physiologique, dit-il, s'écrier que cette dimi-
« nution des affinités vitales, et de la force de
« cohésion des molécules entre elles, n'est autre
« chose qu'un état de foiblesse ou diminution de
« l'énergie vitale, et que par conséquent je n'ai
« rien ajouté au système de Brown. Ce que je
« viens de dire pourroit d'abord servir de réponse;
« car puisque j'admets la possibilité des phlegma-
« sies malgré cette débilité, je ne saurois être
« confondu avec les sectateurs du brownisme. En
« deuxième lieu, je puis faire observer à mes ad-
« versaires que cette débilité ne ressemble pas à
« la foiblesse ordinaire, puisque la majorité des
« hommes s'exténue graduellement par le progrès
« des maladies de langueur, et arrive à la mort,
« qui est le plus haut degré de foiblesse, sans pré-
« senter aucuns signes scorbutiques. » Tels sont les arguments avec lesquels M. Broussais cherche à parer son inconséquence; et pour éloigner l'idée qu'il marche sur les traces de Brown, il crée une prétendue susceptibilité inflammatoire des organes dans le scorbut. Cette subtilité n'empêchera pas les praticiens de ranger cette maladie dans les affections asthéniques, et de regarder les phénomènes qui y surviennent comme des effets et non comme des causes de cette affection. Son scorbut chaud, abstraction tout-à-fait imaginaire, n'est autre, selon moi, qu'une fièvre adynamique des plus intenses. En effet, entre ces deux affections morbides il n'y a qu'un pas : toutes les deux offrent

des caractères analogues, ont les mêmes causes. Ainsi le scorbut se développe particulièrement par une aberration dans les fonctions de la nutrition, occasionnée par l'absorption de miasmes délétères contenus dans l'air, ou par la mauvaise qualité des aliments, etc. Il en est de même des fièvres adynamiques, dont les phénomènes morbides, à l'exception du pouls fébrile, sont les mêmes : encore remarque-t-on que dans ces fièvres le système vasculaire à sang rouge manque d'énergie; que le pouls est débile, profond, précipité, et quelquefois à peine sensible. Les tissus malades sont les mêmes dans ces deux maladies : le musculaire surtout est singulièrement affecté. Les taches, les hémorragies ont souvent lieu, par la même cause. Si l'on trouve des complications en apparence inflammatoires dans le scorbut, ces phénomènes ne sont que consécutifs, et dépendent du désordre qui règne dans les fonctions organiques en général; il en est de même dans les fièvres putrides. Si M. Broussais avoit lui-même bien examiné les individus qui périssent par des maladies de langueur, il auroit remarqué chez la plupart tous les phénomènes qui lui ont échappé. Ainsi on voit souvent survenir chez ces malades des taches livides sur la peau, l'engorgement des gencives, l'œdème des extrémités, les hémorragies, etc.; et aussitôt après leur mort la décomposition est instantanée. D'après cela, dire que la débilité scorbutique ne ressemble pas à la débilité ordinaire, n'est-ce pas abuser des mots, surtout quand, voulant admettre cette différence dans cette affection, il n'en veut reconnoître aucune dans toutes les autres, quelque multipliées et variées qu'elles soient ?

Après le scorbut, M. Broussais traite de la gangrène, qu'il considère comme un effet, et qu'il écarte comme cause. Pourquoi, puisqu'il admet cette vérité dans cette affection, la méconnoître dans les autres maladies? Pourquoi n'applique-t-il pas la même théorie à ses éternelles irritations, et nie-t-il qu'elles soient l'effet d'une modification portée sur les solides par l'action des fluides?

Cependant il est des circonstances (et M. Broussais n'en peut douter) où la gangrène se déclare spontanément, sans cause apparente, et sans fièvre; d'autres, où elle survient à la suite d'une fièvre ou d'une inflammation primitive. Mais son invasion suit quelquefois de si près ces affections morbides, que l'on pourroit croire que ces fièvres ou ces inflammations ne seroient elles-mêmes que l'effet d'une disposition gangréneuse préexistante. Les deux observations suivantes en offrent des exemples.

Madame Lagarde, âgée de soixante-quatre ans, venoit d'avoir une pleurésie, dont elle étoit parfaitement remise. Elle avoit repris ses occupations depuis deux mois, lorsqu'elle se sent spontanément une douleur excessive dans le pied gauche, et surtout dans le gros orteil. La douleur augmentant et devenant insupportable, elle quitte la campagne où elle étoit, et se rend chez son fils à Versailles. Mandé de suite, je trouvai cette dame au lit, cruellement tourmentée par cette douleur; la face, la langue, le pouls étoient dans l'état naturel. J'examinai le pied malade; je ne remarquai rien qui pût fixer mon attention, et je fus porté à croire que cette malade, naturellement impatiente, exagéroit beaucoup ses souffrances. Je prescrivis douze sangsues sur le pied, suivies de l'application de cataplasmes émollients. Le lendemain, la douleur étoit plus violente : nul changement dans la partie. Douze autres sangsues sont appliquées le soir; augmentation de la douleur, fumigations et cataplasmes adoucissants. Voulant voir si, comme le disoit M. Broussais, les sangsues multipliées emporteroient le mal, j'en fis de suite appliquer vingt-quatre autres, suivies bientôt d'une pareille application, mais sans succès. La douleur devint atroce, et je crus voir dans le pouce une légère teinte brune. Je continuai cependant les émollients; le pouls me sembloit toujours naturel, et je ne remarquai aucun dérangement sensible dans les autres fonctions : ce qui me tranquillisoit. Cependant la teinte sombre augmente insensiblement, se répand sur tous les orteils, gagne le coude-pied, les malléoles; cette teinte devient noire, et indique une gangrène imminente. J'avois déjà changé le traitement; mais à peine l'eus-je fait, que l'autre membre se prend de même. Ce mal suit la même marche, et la gangrène occupe les deux pieds en même temps. Le pouls n'a qu'un peu de foiblesse, mais bientôt il foiblit beaucoup ; la débilité devient extrême et générale, et, malgré les antiseptiques les plus énergiques, la gangrène gagne successivement les deux jambes, les cuisses, et le malade meurt dans des angoisses inexprimables, avec une foiblesse de plus en plus prononcée dans les battements du cœur et des artères. Aussitôt après la mort le cadavre devient noir, violet, livide; l'autopsie, pratiquée avec le plus grand soin, ne m'a offert rien qui pût m'éclairer sur la cause de cette affection; je n'ai trouvé aucune lésion d'organe, ni aucune trace d'inflammation.

Deuxième observation. Madame Sénéchal, fruitière à Versailles, est prise subitement d'un gonflement phlegmoneux au bras droit. Appelé le deuxième jour, je trouvai le membre dans un gonflement excessif : rougeur, chaleur extrême, douleurs violentes, fièvre, soif intense. Boissons acidulées, sangsues (vingt-quatre) sur le bras, applications émollientes, évacuation abondante de sang; la douleur augmente, rouge intense : vingt-quatre autres sangsues. Tous les phénomènes s'aggravent : les piqûres des sangsues noircissent, et la gangrène se manifeste à leur endroit même, et s'étend bientôt sur diverses parties du bras. Le danger de la malade est imminent; les symptômes de la fièvre adynamique se manifestent, le cerveau s'égare; délire continu sombre, prostration générale ; la mort semble menacer. Les évacuants et les stimulants, le kina en poudre, en lotion ; le charbon pilé comme topique ; l'émétique et la limonade nitrique en boisson, tels sont les moyens que j'employai avec succès. Le bras avoit acquis le volume d'une forte cuisse ; il se fit des eschares énormes, dont la chute mit les os du bras à nu ; toute l'articulation du coude fut dénudée. Cette effroyable maladie n'épargna ni les aponévroses ni les nerfs : tous les tissus furent atteints. Malgré cela, la fièvre adynamique s'est terminée le quarante-cinquième jour, après la chute des eschares ; les chairs devinrent vermeilles, les bords des téguments se rapprochèrent et se cicatrisèrent ; le membre revint à son état naturel, et il n'offre à présent que des cicatrices bien remarquables à la vérité, mais qui n'ont rien de défectueux, et sont loin de faire présumer qu'elles soient la suite d'une affection si terrible, que je ne crois pas qu'une seconde personne en ait réchappé.

Ces deux observations, quoique différentes dans leur début, leurs phénomènes et leur issue, n'en sont pas moins le résultat d'une diathèse gangréneuse générale des fluides, dont la réaction s'est portée sur les solides. Dans la première, nous voyons l'exemple d'une affection gangréneuse sans inflammation ni fièvre, sans changement apparent dans les fonctions. Si on doit qualifier cette maladie irritation, il est donc important de distinguer diverses espèces d'irritation : car elle ne ressemble nullement à celle qui a eu lieu dans la deuxième observation, qui semble avoir produit une inflammation violente dont la gangrène a été le résultat. Quoi qu'il en soit, ces deux affections avoient leur cause primitive dans la modification morbide des fluides. La deuxième observation a cela de remarquable, qu'il n'est pas rare d'observer des fièvres adynamiques compliquées de gangrène; mais en général ce phénomène ne se manifeste que dans le cours de la fièvre : au lieu que dans cette circonstance la gangrène a précédé la fièvre. Et, malgré l'assertion de M. Broussais, je ne puis admettre avec lui que l'histoire de la gangrène soit éclaircie par celle des irritations : car avant tout il faudroit définir l'essence de ces dernières, et je ne crois pas que ce médecin soit dans la bonne marche pour parvenir à ce but. Ainsi je conclus que la gangrène n'est qu'un effet morbide produit par le vice du sang et des humeurs, dont l'effet se porte sur les solides. Il en sera de même pour toute autre affection maladive; et nous trouverons, dans ces diverses modifications dont le sang est susceptible, la cause des cancers, de la phthisie pulmonaire, de l'éléphantiasis, du rachitisme, du scorbut, des dartres, de la siphilis, du scrofule, des hydropisies en général, de l'endurcissement en particulier du tissu cellulaire des nouveau-nés, de leur ictère, des lésions organiques quelconques du cerveau, de l'utérus, du conduit alimentaire, de la rate, du poumon, du diabétès, qui, selon M. Broussais, ne sont que le résultat des phlegmasies aiguës ou chroniques, des gastro-entérites, duodénites, colites, etc. Pour nous convaincre, M. Broussais emploie vis-à-vis de ses adversaires une logique plausible, pleine de politesse, et surtout de modestie. En voici une esquisse : « Au surplus, dit « M. Broussais (*Examen*, pag. 636), le professeur « de Paris (M. Pinel) n'est pas le seul écrivain « de notre siècle qui annonce toujours ce qu'il va « faire, et qui ne le fait jamais ; c'est un genre qui « est devenu fort à la mode, et qui a fait fortune. » (Ecoutez !) « Un homme fort exécute sans avertir, « ou du moins il se contente d'un simple aver- « tissement ; un homme foible, un charlatan, « répète à chaque instant qu'il va chercher, ap- « profondir, et vous apprendre : mais il a de bonnes « raisons pour se dispenser de prendre tant de « peine. Quand il a fini de vous déclarer ce qu'il « doit faire, son travail est déjà terminé ; le reste « de son livre n'est composé que d'annonces, et « ressemble au titre ordinaire des chapitres : « le vulgaire répète à l'envi les mots qui pro- « clamoient ce que notre homme devoit faire, « et bientôt celui-ci passe pour avoir exécuté ce « qu'il n'a fait que promettre. »

Plus haut, pag. 630, il demande, dit-il (M. Pinel), quelles preuves on a que dans une masse désorganisée, comme un squirrhe, un cancer, le mal ait commencé par une lésion des lymphati-

ques. «.. Je suis étonné toujours, répond M. Brous-
« sais, qu'on puisse faire de pareilles objections,
« quand on a lu ce que j'ai écrit sur cette matière.
« Je serois tenté de croire que M. Pinel n'a pas
« lu, ou qu'il ne l'a fait qu'avec un mouvement
« d'impatience, et avec distraction; enfin il n'a
« pas trouvé les faits que j'ai cités dignes d'être
« médités, et vérifiés par lui. Cela est d'autant
« plus probable, qu'on aperçoit toujours un sen-
« timent d'humeur et une affectation de mépris
« dans tout ce que cet auteur a écrit de relatif à la
« médecine physiologique. »

Après cette modeste sortie, sur laquelle je me dispense de réflexions, M. Broussais continue; et pour se distinguer de M. Pinel, à qui il reproche de n'avoir pas donné une définition de la fièvre, il nous en donne une de sa façon. Examinons si elle est bien exacte, et si elle répond à ce que son ton dogmatique pouvoit nous faire espérer.

« Si l'on a lu attentivement, dit ce médecin,
« ce que nous avons dit dans le cours de cet
« ouvrage (*Examen*), on en déduira sans difficulté
« que la fièvre n'est autre chose qu'une accéléra-
« tion du cours du sang, produite par celle des
« contractions du cœur, avec augmentation de
« calorification, et une lésion des fonctions prin-
« cipales. Cet état de l'économie est toujours dé-
« pendant d'une irritation locale. »

Je demande à M. Broussais quelle est la cause de l'accélération du cours du sang et des autres phénomènes qu'il cite comme étant la fièvre proprement dite? car ces phénomènes ne sont que des effets d'une cause qui les détermine. En effet, qui peut exciter les contractions du cœur, si ce n'est le sang? N'est-ce pas ce fluide qui, en irritant cet organe, le force à se contracter plus souvent? C'est de cette contraction contre nature que résulte l'accélération de son cours et l'excès de calorification, puisque d'après les lois physiques tout mouvement accéléré, et tout frottement violent, déterminent toujours un développement de calorique proportionné à leurs forces. Cependant ceci n'est pas constant en physiologie, ni dans l'état pathologique : car il y a souvent développement de calorique, sans accélération sensible du cours du sang.

Ainsi la cause de la fièvre réside dans le sang. On la définira bien mieux de cette manière : modification morbide portée dans le sang et les fluides, qui détermine la contraction contre nature du cœur et du système vasculaire à sang rouge, suivie d'une augmentation plus ou moins forte de calorique, presque toujours précédée de frissons, et se terminant souvent par des sueurs générales ou partielles, et quelquefois sans ces derniers phénomènes.

Ces modifications du sang et du fluide sont occasionnées par une foule de causes éloignées. Ainsi l'air, les aliments, les boissons, selon qu'ils seront imprégnés de miasmes excitants, débilitants, donneront lieu à des phénomènes de même nature, etc.

En vain voudra-t-on nier ces effets : l'expérience nous les démontrera tous les jours. Hippocrate, dans son *Traité de l'air, des eaux et des lieux*, les a signalés; et, malgré tout le mépris qu'affecte M. Broussais pour ce grand homme, sa doctrine prévaudra toujours sur la sienne. On peut, comme le dit Bichat, produire des maladies factices en introduisant dans le sang des substances délétères qui communiquent à ce fluide leurs vertus, et occasionnent des maladies plus ou moins graves; comme aussi, en exposant des animaux à des miasmes putrides ou irritants, on fait développer chez eux des phénomènes analogues aux principes morbides auxquels ils ont été en butte.

M. Broussais, en s'emparant des idées de Boërhaave et de Baglivi sur la nature inflammatoire des fièvres, et sur leur siége dans le canal intestinal, en fait la base de sa théorie. Mais si, malgré l'autorité de Boërhaave, et l'égide dont son nom l'a couvert, le temps a détruit son système, M. Broussais peut-il espérer que le sien aura un meilleur sort ?

Il n'entre pas dans mon plan d'examiner les raisons que ce médecin donne pour appuyer son opinion à l'égard des trois premiers ordres de fièvres. Je ne m'occuperai que de ce qui regarde la fièvre adynamique et ataxique, le typhus; je tâcherai, comme je l'ai fait jusqu'à présent, de combattre M. Broussais avec ses propres armes; et, en citant ses propres expressions, je chercherai à en faire voir le vague et l'incertitude. « La fièvre « adynamique, dit cet auteur, ou putride des « anciens, asthénique de Brown, nous offre un « groupe de symptômes qui a pour base la foi- « blesse des fonctions intellectuelles et sensitives, « ainsi que celles des muscles de la locomotion, « réunies à l'état fébrile. Comme il s'y joint or- « dinairement la fétuidité des sécrétions, et que « la décomposition est rapide après la mort, on « l'attribue d'abord à la putridité des humeurs; « c'est-à-dire que les effets de la maladie furent « ici, comme dans tous les cas de toutes ces « prétendues fièvres essentielles, transformés en « cause. »

Tous les symptômes de la fièvre putride lui sont particuliers. Cette affection est bien distincte d'une autre fièvre; c'est à tort que l'on veut l'assimiler à une fièvre bilieuse, muqueuse ou inflammatoire, ou n'en faire qu'une modification ou un degré de l'inflammation. C'est vouloir abuser de la crédulité ou de l'insouciance de certains médecins, en avançant que l'on regarde la prostration générale comme cause, lorsque ce phénomène, comme tous les autres qui accompagnent cette fièvre, n'ont jamais été désignés que comme effets et symptômes qui se montrent plus fréquemment dans cette fièvre que dans les autres, dont la cause réside essentiellement dans le vice des fluides et des humeurs, dont l'état est marqué par l'odeur, la fétidité des excrétions, la couleur verte, noirâtre du sang, et sa prompte décomposition lorsqu'on en a tiré par des saignées. « Brown parut, continue M. Broussais; et son attention s'étant « fixée exclusivement sur la foiblesse des muscles, « il la crut partagée par tous les tissus vivants, « et en fit le caractère fondamental de la maladie. M. Pinel, qui pour la formation de ces « trois entités morbides essentielles avoit essayé « de consolider le solidisme avec les théories humorales, se jette ici brusquement dans le solidisme pur, et se constitue le disciple de « Brown. Il ne cherche plus à rattacher la maladie à un siége déterminé; il la généralise à « l'imitation de son maître, et proclame que la « langueur des forces de la vie constitue le caractère de cette fièvre, qu'il appelle adynamique, mot dont le sens et l'étymologie sont « en tout analogues à l'expression asthénique. »

Pour s'entendre, et pouvoir désigner une maladie, il a bien fallu en reconnoître les symptômes. Les médecins qui avoient remarqué la tendance des humeurs à la décomposition, de même que la corruption du sang et de ces humeurs qui arrive si promptement sur les cadavres après la mort, avoient cru y reconnoître un caractère de putridité marquée, et avoient désigné cette fièvre sous le nom de putride; mais cette tendance à la putridité n'étant due qu'au défaut d'intégrité vitale dans le sang et les fluides, les solides ont dû par cela même recevoir une impression délétère des fluides : d'où il suit une foiblesse extrême, par le défaut de la distribution égale des propriétés vitales que le sang distribue, dans l'état de santé, dans les organes. Or M. Pinel, ayant remarqué que cette foiblesse existoit particulièrement dans cette fièvre, a cru devoir adopter pour la désigner le mot adynamique, c'est-à-dire maladie où la prostration est constamment plus marquée que dans les autres fièvres. Mais M. Pinel n'a jamais prétendu que cette foiblesse fût la cause de cette affection ; il l'a bien considérée comme un symptôme dont la cause réside dans l'affection morbide du sang, et qui répand son influence sur toute notre économie.

« Le nosographe est dans l'erreur, poursuit « M. Broussais. L'expression de fièvre adyna« mique renferme une contradiction ; car l'ady« namie n'est pas telle ici qu'il l'entend. Prou« vons-le.

« Commençons par établir que M. Pinel at« tribue la fièvre adynamique à la diminution « générale ou universelle des forces conservatrices « de la vie ; c'est là en effet son idée, ce qui est « dans les principes du réformateur écossais. Rai« sonnons d'après ces bases. La fièvre adyna« mique offre bien l'apparence de la diminution « générale des propriétés vitales dans toute notre

« économie, mais c'est un effet de la dégénéres-
« sence des fluides, ainsi que je l'ai déjà dit; et
« M. Pinel ne l'a jamais considéré autrement,
« et seulement, puisqu'il faut le répéter, comme
« existant plus particulièrement dans cette fièvre
« que dans les autres.

« Si le mot fièvre vient de *fervere*, il doit ex-
« primer l'exaltation de la chaleur animale, qui
« coïncide toujours avec l'accélération du cours
« du sang, dépendante des mouvements plus pré-
« cipités du cœur et des capillaires sanguins.
« Cette précipitation, à son tour, suppose l'in-
« fluence de quelques stimulants; cette exalta-
« tion des mouvements organiques ne peut avoir
« lieu sans exalter les propriétés vitales: donc si
« la force vitale se mesure uniquement par ses
« propriétés, comme il est impossible d'en dis-
« convenir, il est clair qu'en les exaltant ces
« agents élèveront la force vitale à un plus haut
« degré qu'elle n'étoit avant leur action. »

Si le mot *fervere*, d'où vient le mot fièvre, peut exprimer le dégagement plus fort de la chaleur animale, il est bien éloigné de supposer une exaltation de toutes les propriétés vitales. Pour que toutes nos fonctions s'exécutent comme il faut, il faut un degré de chaleur prévu et calculé par la nature. Du moment qu'il y a un dérangement quelconque dans nos fonctions, l'augmentation de calorique annonce un défaut d'équilibre dans la distribution de ces propriétés vitales. Or un défaut d'équilibre tel ne peut certainement pas être un excès dans cette distribution générale : ainsi le mot *fervere* sert très bien à désigner ce qui se passe dans ce moment, c'est-à-dire une fermentation, une augmentation de chaleur contre nature causée par un défaut de force vitale, et la tendance à la décomposition des fluides. Et, ainsi que je l'ai déjà dit, ce développement de chaleur n'est pas toujours dû au mouvement accéléré qu'éprouve le sang par la contraction désordonnée du cœur, puisqu'il est vrai qu'il est des circonstances où, dans le désordre le plus prononcé, la chaleur n'est pas augmentée, tandis que souvent elle est très forte, sans que les pulsations du pouls soient exaltées. Ce n'est donc pas seulement à l'accélération du cours du sang que le développement de chaleur se doit, mais à un désordre souvent imperceptible de la circulation dû à une modification des fluides. Aussi dans les fièvres dont il est ici question le pouls est-il souvent petit, profond, déréglé, misérable, sans accélération sensible. Quoiqu'il y ait cependant chaleur acre, mordicante au toucher, faudra-t-il en conclure qu'un individu qui est près de la mort, dont presque toutes les facultés sont éteintes, va périr d'un excès de vie? Cela est absurde. Il peut donc y avoir excès de chaleur dans une maladie, sans que l'on soit autorisé à l'admettre comme un excès vital : ainsi la fièvre étique, lente, la phthisie, les scrofules, le scorbut même, où il y a souvent développement de chaleur contre nature, ne sont certainement pas dus à un excès des propriétés vitales. Mais comme l'expérience nous montre tous les jours qu'il peut y avoir un état général de foiblesse avec un développement plus grand de chaleur, je ne vois pas à quoi peut tendre le raisonnement de M. Broussais, qui ne peut en aucune manière nous éclairer ni sur la cause, la nature, ni sur les effets de la fièvre adynamique ou putride !

« Or puisque la fièvre, continue M. Broussais, « suppose une exaltation des forces de la vie, il « y a contradiction à dire qu'elle est l'effet et le « témoignage de la langueur de ces mêmes forces; « par conséquent le mot fièvre adynamique con- « tient une idée fausse, et doit être rejeté. L'ady- « namie n'est pas telle que l'entend M. Pinel; « cela est incontestable, puisqu'il suppose une « diminution générale des forces comme formant « l'essence de la maladie, tandis que cette dimi- « nution n'est ici que le résultat d'une inflam- « mation de la muqueuse intestinale, ainsi que « nous l'avons surabondamment prouvé dans la « *Réfutation du Brownisme*, et ailleurs. »

Comme il est plus que prouvé qu'au lieu d'être une exaltation des forces vitales la fièvre est précisément le contraire, c'est vouloir guerroyer sur les mots que de tenir un pareil langage; et comme il n'est pas possible d'admettre comme cause les prétendues inflammations de M. Broussais, malgré sa surabondance de preuves, nous n'en persisterons pas moins à soutenir que le défaut d'équilibre dans la distribution des forces vitales, par la mauvaise qualité du sang et des fluides, doit produire une foiblesse plutôt qu'un excès vital dans les solides qui sont sous l'influence de cette distribution; et que par conséquent le système de M. Broussais pèche contre les règles du bon sens et de la raison.

« Cependant, dit ce professeur, tous les « médecins de tous les temps ont admis une » fièvre où prédomine la foiblesse; et, long-« temps même avant Brown, les auteurs mêmes « qui l'appeloient putride nous avoient donné la « prostration des forces et la stupeur comme les « signes caractéristiques de cette espèce de fièvre. « Rien de plus avéré. »

Si les médecins de tous les temps ont admis les symptômes de prostration comme dominant dans cette fièvre, ils n'ont pas dit que ces symptômes en fussent la cause; mais ils les ont considérés comme des effets existant constamment. L'expérience, depuis eux, nous a confirmés dans leur opinion; et je ne vois pas, parce qu'il plaît à M. Broussais de voir au lieu d'un excès de foiblesse un excès de force vitale, pourquoi nous serions obligés de le croire sur parole. Certes il faut des preuves plus fortes, plus convaincantes que sa propre assertion, pour obtenir ce but.

« Mais cela ne prouve autre chose, poursuit

« M. Broussais, sinon que le nosographe a par-
« tagé leur erreur, qui consiste à prendre une des
« nuances de la maladie pour la maladie elle-
« même. En effet on observe très souvent que
« la nuance dite fièvre inflammatoire ouvre la
« scène, que la bilieuse prolonge l'action, que
« l'adynamie ou putride n'est autre que le dé-
« nouement de la tragédie. » (Ici l'auteur s'écarte de son sujet pour prodiguer les invectives contre M. Pinel, et répéter ce qu'il a déjà dit cent fois. *Tantæne animis cœlestibus iræ !*)

M. Broussais, qui aspire à être un nouveau réformateur, ne nous avertit pas que ce qu'il avance dans ce paragraphe est dû en entier à Boërhaave. En effet il doit cette idée mère à ce médecin, dont la renommée a duré plus long-temps que son système. Quoi qu'il en soit, si véritablement la fièvre adynamique n'étoit qu'une des nuances de la maladie, cette nuance seroit toujours exactement la même, au lieu de varier sans cesse; mais, au contraire, la fièvre putride suit toujours la même marche dans son début : jamais elle ne présente de symptômes inflammatoires. Souvent elle se déclare spontanément, franchement, sans symptômes mixtes; ou il faudroit supposer que l'état de santé dont on jouissoit avant étoit déjà une nuance de maladie : ce qui est ridicule. A la vérité, il se manifeste quelquefois des symptômes muqueux, bilieux, soit dans le début, soit dans le cours de la maladie; mais cet état dépend de la différence des tempéraments, et il n'y a là que des complications indépendantes de la maladie principale, qui ne peuvent prouver l'assertion de M. Broussais; car on peut faire disparoître ces espèces de complications, sans que pour cela la maladie principale soit détruite.

« Les avocats de M. Pinel, dit encore M. Brous-
« sais, ont assigné à cette fièvre l'appareil mus-
« culaire : alors je leur demande si c'est une ir-
« ritation ou bien une asthénie? Dans le premier
« cas, je ne pourrois concevoir pourquoi les si-
« gnes d'inflammation dans la vie, et les traces
« de cet état après la mort, se rencontreroient dans
« le canal digestif, et non dans les muscles. »

Ceci n'est qu'une question futile; car on n'a jamais fixé positivement le siége de l'adynamie dans les muscles : seulement on a reconnu une grande foiblesse des organes locomoteurs. Et si on veut se rappeler ce que j'ai dit plus haut, on reconnoîtra la cause de cette foiblesse dans l'influence délétère des fluides sur les solides; par conséquent ce que dit M. Broussais est un subterfuge. Il est difficile de savoir pourquoi il demandé si c'est une irritation ou une asthénie. Qu'il consulte sans partialité la nature de la maladie, il se convaincra que souvent l'oppression des forces n'est due qu'à une grande foiblesse; et s'il vouloit être de bonne foi, il conviendroit que les symptômes d'inflammation dans la vie, dont il soutient que le siége est dans l'estomac, n'existent que dans son imagination, et que les marques qu'il dit avoir trouvées après la mort sont une preuve que les phénomènes n'étoient que le résultat et non la cause de la maladie; et quoiqu'il affirme que l'inflammation est toujours dans le canal digestif exclusivement, il sait bien, lorsque cela peut être de quelque utilité à son système, là reporter dans l'appareil musculaire, ainsi qu'il le dit dans la phrase suivante.

« Dans le deuxième cas je leur demanderai, « continue-t il, en quoi diffère cette asthénie de « la paralysie, que tout le monde connoît pour « un état adynamique? Néanmoins, comme on « ne peut pas faire que la gastro-entérite n'existe « pas dans cette fièvre essentielle qui ne l'est pas, « il faudroit encorè que l'on décidât si cette in- « flammation ne seroit pas l'effet de la débilité « musculaire. »

Il est bien sûr que cette asthénie existe et qu'elle diffère de la paralysie, parce qu'il y a des asthénies et des irritations, de plusieurs espèces, qui sont marquées par des symptômes qui leur sont particuliers. Ainsi la paralysie diffère de cette asthénie en ce qu'elle a une cause différente; qu'elle n'offre pas une apparence de putridité dans les humeurs; qu'il n'y a pas seulement foiblesse, mais privation d'une partie des forces vitales nécessaires à la sensibilité nerveuse et aux mouvements musculaires, et que par cela même il y a perte absolue dans cette partie de sensibilité et de mouvement : ce qui fait croire que la cause de la paralysie réside spécialement dans les deux systèmes, quoiqu'elle soit réellement dans le sang, dont ils reçoivent l'influence. La paralysie diffère encore de la fièvre adynamique en ce que, dans cette dernière maladie, toutes les fonctions nutritives et assimilatrices sont interrompues, et que cette maladie produit des désordres généraux; tandis que dans la paralysie ces fonctions se font, pour ainsi dire, comme dans l'état de santé; que le plus souvent ses phénomènes ne se montrent que sur une ou plusieurs parties à la fois, les autres jouissant toujours de leurs facultés; qu'une paralysie peut durer des années, tandis qu'il est impossible de passer une période de plus de quarante à soixante jours dans une fièvre putride, sans qu'elle se termine par la mort, si le mieux ne survient pas. Ainsi il est donc bien démontré que ces deux asthénies n'ont aucune ressemblance entre elles. Il n'en coûtera pas plus à M. Broussais de regarder la paralysie comme un excès vital, puisqu'il forme de l'apoplexie une entité causée, dit-il, par l'excès des propriétés vitales ou la plus grande excitation du cerveau : tandis que cette affection morbide n'est que le *nec plus ultrà* d'atonie du cerveau. Il paroît qu'il n'est pas éloigné de regarder comme cause de la fièvre adynamique une inflammation produite par une débilité musculaire, et par conséquent d'admettre toujours excès de vie par défaut de forces vitales. Quel pitoyable raisonnement !

« Parlons sans ironie, s'écrie-t-il. L'impor-
« tance de la question, et l'intérêt qu'y prennent
« tous les savants d'Europe, nous font un devoir
« de la traiter désormais dans le plus grand dé-
« tail. J'ai dit en mille endroits que, dans les ma-
« ladies dont il est ici question, la foiblesse dépen-
« doit de l'inflammation de l'organe digestif dans
« ses parties internes ; c'est un fait dont tout le
« monde peut acquérir la certitude en prenant
« les maladies dans le commencement. Puisque
« l'on fait disparoître alors ou revenir à volonté
« cette foiblesse, en calmant ou en exaspérant
« l'irritabilité de la membrane qui préside à la
« digestion, et puisque dans ces cas mortels on
« est sûr de trouver des phlegmasies, comment
« donc a-t on pu s'égarer au point d'attribuer la
« foiblesse musculaire à l'état fébrile, à l'épui-
« sement général de l'économie? C'est qu'on a
« mal estimé la valeur des symptômes morbides
« en général; c'est qu'on les a groupés arbitrai-
« rement pour former des maladies. »

Quoi qu'en dise M. Broussais, il est rare de trouver des traces d'inflammation, après la mort, à la suite de cette maladie; et si l'inflammation en étoit réellement la cause, ces traces se retrouveroient constamment dans ces circonstances. Personne autre que ce médecin ou ses partisans intéressés ne soutiendront le contraire. Quand bien même ces marques phlegmasiques existeroient, elles ne seroient qu'un effet de la maladie, de même que la foiblesse musculaire. Comment M. Broussais ose-t-il chercher à nous faire accroire et répéter jusqu'à satiété que l'inflammation est un excès vital qui détermine un excès contraire ; que la foiblesse musculaire est le produit de l'énergie vitale de l'estomac ? C'est qu'il estime mal lui-même la valeur des symptômes morbides en général, et qu'il les groupe arbitrairement, d'après sa propre expression, pour en former des maladies arbitraires, dont sa propre assertion seule confirme l'existence. Qu'il ne croie pas que, par ce ton décisif et tranchant, il puisse en imposer. Qu'il se détrompe : il ne convaincra pas, tant que l'expérience ne confirmera pas les faits qu'il avance aussi gratuitement. « Pour bien nous faire « comprendre, dit-il ensuite, il faut partir du « point où nous avons laissé les trois premières « fièvres que l'on dit essentielles : car c'est le plus « souvent ainsi que débute ce qu'on appelle aujour« d'hui fièvre adynamique.

« On se rappellera que, d'après le nosographe, « l'angéoténique simple n'est point mortelle. Hé « bien! il en dit autant de la gastrique, de la « muqueuse, à quelques exceptions près. Ces trois « fièvres ont une tendance à se terminer par la « guérison; elles n'en sont détournées que par « leur dégénération en une maladie plus grave, « et surtout par leur passage à l'adynamique.

« C'est absolument ici l'idée de Hildebrand, et
« de tous ceux qui admettent une période in-
« flammatoire précédant nécessairement une au-
« tre période, que les uns appellent nerveuse,
« les autres asthéniques; et tout cela procède en
« dernière analyse du système de Brown, qui
« fait dégénérer les pyrexies en fièvres, en pro-
« duisant l'asthénie indirecte à force d'excita-
« tion.

« D'après cette théorie, la fièvre adynamique
« n'auroit que rarement de première période
« qui lui appartînt en propre : elle ressemble-
« roit au dragon à plusieurs têtes, et à queue
« unique, du bon La Fontaine; et ces têtes mons-
« trueuses se trouveroient non seulement dans
« les trois fièvres précitées, mais encore dans
« les inflammations de tous les viscères, puisqu'il
« n'en est aucunes, d'après les mêmes autorités, qui
« ne puissent se terminer par une fièvre ady-
« namique, asthénique, putride, typhoïde. Qui
« n'aperçoit dans cette théorie les effets de la
« réalisation, et l'érection en maladie particulière
« d'un groupe de symptômes qui se rencontre à
« la suite de presque tous les états fébriles, en
« d'autres termes l'ontologie médicale ? »

Il est un fait constant et avéré : c'est qu'une maladie débute souvent par un caractère tout opposé à celui qu'elle prend ensuite; et c'est ce qui arrivera bien plus souvent si on adopte le système de M. Broussais. En tirant du sang à outrance dans une fièvre bilieuse, on provoquera la résorption dans le sang de l'humeur qui cause la maladie; ce fluide, ainsi modifié, portera dans les systèmes un nouveau mode morbide, et fera dégénérer la fièvre bilieuse en une autre beaucoup plus grave. Il est aussi constant qu'il existe une foule de symptômes qui sont communs à toutes les fièvres, et qui se retrouvent même dans les inflammations; mais avec un examen attentif on distinguera aisément ceux qui caractérisent une péritonite d'avec une pleurésie, une fièvre bilieuse d'avec une fièvre adynamique, même avec la gastro-entérite de M. Broussais, qui a des caractères bien distincts, et offre des phénomènes qui lui sont propres. Ainsi les symptômes qu'on appelle gastriques, ou bilieux, font reconnoître une irritation de la muqueuse de l'estomac causée par la bile, dont l'évacuation par un émétique délivre instantanément. Il en sera de même dans les muqueuses et les adynamiques, où le séjour des humeurs acres dégénérées dans les intestins occasionne des irritations non inflammatoires qui ne sont pas des excès de vie, et que les évacuations sanguines exaspéreroient, en facilitant la résorption de ces humeurs dans le sang.

C'est donc avec raison que l'on avance que les diverses maladies peuvent dégénérer ou se compliquer très distinctement les unes avec les autres; et on peut affirmer cette vérité sans craindre de faire de fausses abstractions, tandis que la gastro-entérite de M. Broussais ne peut être démontrée avec évidence, puisqu'il est vrai qu'elle n'existe pas dans la majeure partie des cas où M. Broussais lui fait jouer un rôle si important.

Les diverses fièvres existent donc, et existeront toujours, malgré l'assertion de ce médecin, parce qu'il sera dans l'impuissance de démontrer le contraire. Celui qui sera assez foible pour se laisser influencer par son système, et qui adoptera le même traitement pour chacune d'elles, facilitera le changement de l'une en l'autre, et fera naître des abstractions morbides que ce médecin ne veut pas reconnoître; et si, malgré tout, M. Broussais s'obstine dans cette manière de voir, engagé dans une fausse route il causera la mort de ses malades.

« Les médecins, ajoute M. Broussais, ont rassemblé tous les phénomènes de foiblesse, pour « en faire un groupe, une abstraction qu'ils ont « nommée fièvre adynamique ou asthénique; « mais ce groupe se présente le plus ordinairement à la suite d'autres groupes qui leur rappellent les fièvres inflammatoires, les bilieuses, « les muqueuses, la péripneumonie, ou toutes « inflammations véhémentes. Cette association « auroit pu les mettre dans l'embarras; ils s'en « sont tirés en se souvenant qu'il existe des cas, « quoique en très petit nombre, où le groupe adynamique n'est point précédé d'un autre, et qu'il « en est où les groupes appelés fièvre bilieuse,

« péripneumonie, ne sont pas suivis du groupe « adynamique. »

Quoiqu'il les regarde comme très rares, M. Broussais ne peut nier qu'il est des circonstances où les phénomènes qui constituent ce qu'il nomme groupe adynamique se présentent seuls et spontanément. Cet aveu de sa part devroit valoir à ce groupe une insertion honorable dans le nombre des maladies; mais, malgré cette échappée, il veut la distraire de ce nombre pour en forger lui-même une abstraction imaginaire qui n'est fondée que sur sa propre autorité, et n'a aucune base solide qui puisse la faire admettre. C'est donc M. Broussais qui est dans l'erreur, et ses antagonistes ont donc raison. Il me semble aussi qu'il y a erreur volontaire de sa part, de vouloir nier que les différentes maladies peuvent se compliquer les unes avec les autres. Sans cela, Stoll auroit-il tiré un si grand avantage de l'emploi de l'émétique dans les pneumonies compliquées avec des symptômes bilieux? Pour connoître toute espèce de maladie, même une gastro-entérite, il faut nécessairement se représenter une série en symptômes, et les grouper : sans cela nous ne saurions ni les définir ni les nommer; et par conséquent nous serions dans une impossibilité absolue de les traiter convenablement. Je conçois cependant que toute maladie étant une entéro-gastrique, d'après M. Broussais, cet examen soit inutile pour guérir ces affections. Quel perfectionnement pour la science!

M. Broussais continue. « Ils ont ainsi raisonné : « Puisque la fièvre adynamique peut exister seule, « elle est indépendante des autres fièvres et des « inflammations ; puisque celles-ci peuvent par- « courir leur période sans mélange d'adynamie, « elles sont essentiellement différentes de cette « dernière. La fièvre adynamique, les autres « fièvres, ainsi que les phlegmasies, constituent « donc des entités différentes, et qui existent in- « dépendamment les unes des autres. Ainsi quand « nous rencontrerons un cas pathologique qui « offrira d'abord un des groupes que nous avons « vus dans les fièvres bénignes ou dans les phleg- « masies, et quelque temps après le groupe qui « s'est présenté dans la fièvre adynamique, nous « dirons que la fièvre et la phlegmasie simple « existoient intentionnellement dans l'économie « malade ou dans l'idée du principe vital, mais « qu'elles ont dégénéré en véritables fièvres ady- « namiques. »

Interrogeons les faits, invoquons notre propre observation, ajoutons à l'appui l'expérience des autres, et nous serons convaincus de la vérité de ce dernier paragraphe de M. Broussais, qui n'est que l'opinion de ses adversaires. Comparez ensuite sa propre théorie : vous ne pourrez vous empêcher d'être saisis d'un sentiment de dégoût pour elle, et vous en sentirez toute l'absurdité.

« Cette interprétation, toute ingénieuse qu'elle « étoit, n'a pourtant pas satisfait tous les esprits.

« Vous vous trompez, ont répondu des adversai-
« res non moins subtils. C'étoit la fièvre adyna-
« mique que la nature méditoit; mais elle a dé-
« buté avec le masque trompeur d'une autre
« fièvre ou d'une inflammation. Ne vous laissez
« pas séduire par les apparences; car ce n'est pas
« la fièvre simple ou la phlegmasie qui revêt le
« caractère de la fièvre adynamique, mais bien
« plutôt celle-ci, qui emprunte momentanément
« ceux de ces maladies. »

Quel est le médecin qui, ayant pratiqué son art pendant quelques années, n'a pas eu occasion de voir des fièvres, en apparence bénignes au début, prendre tout-à-coup un caractère dangereux; telle maladie, qui se présentoit d'abord accompagnée de phénomènes inflammatoires bilieux ou muqueux, changer tout-à-coup, et offrir, sans apparence de cause nouvelle, les symptômes les plus prononcés d'adynamie? Pourra-t-on méconnoître ce changement, et nier qu'il soit dû à l'influence des fluides qui, subissant un surcroît de modification délétère, impressionnent les solides d'une manière différente, et donnent naissance aux nouveaux phénomènes qui constituent une autre maladie? Mais on ne pourra méconnoître le caractère morbide qui a régné dans le début; et si ces phénomènes continuent au point de ne présenter que des symptômes propres à l'adynamie, il faudra que le praticien porte ses vues sur cette affection. Il en sera de même dans toute espèce d'affections, puisqu'il est vrai qu'elles peuvent se compliquer, ou dégénérer d'une plus simple en une autre plus grave, et que souvent dans le cours de l'une ou l'autre il se présente des complications qu'il faut combattre momentanément. Ce sont là des vérités incontestables que, grace à M. Broussais, on ne reconnoît plus, et que son système tend à détruire, au grand préjudice des malades.

« Que dites-vous là, ont repris d'autres ama-
« teurs d'arguties ? Comment concevoir une
« fièvre adynamique, lorsqu'elle n'existe pas,
« avec tous les périodes qui lui sont propres ?
« Prenez les symptômes pour ce qu'ils sont, ja-
« mais pour ce qu'il vous paroît qu'ils doivent
« être : et répétez avec nous que les maladies sont
« composées d'éléments. Or ces éléments sont de
« différente nature : les uns sont inflammatoires,
« d'autres bilieux, d'autres muqueux ; il en est
« même de catharreux, de rhumatismaux, comme
« il en existe de sthéniques, d'asthéniques, d'a-
« dynamiques, d'ataxiques. Observez donc avec
« attention les épidémies, et vous y trouverez le
« mélange ou la combinaison dans les proportions
« diverses de tous ces éléments. Notez quel est
« celui qui se présente le plus souvent, et vous
« direz alors qu'il prédomine sur les autres, qu'il
« les tient sous son empire et leur imprime son
« caractère.

« Attendez, se sont écriés de nouveaux dialec-

« ticiens ! Vos éléments ne signifient rien du tout : « ce ne sont que des états de l'économie malade « qui se succèdent avec plus ou moins de régula- « rité, suivant l'influence des causes. Ceci s'ap- « plique parfaitement à l'adynamie, qui ne pa- « roît jamais, quoi que vous en disiez, qu'à la « suite des symptômes inflammatoires, et qui « s'observe aussi bien dans les maladies appyréti- « ques que dans les fébriles. Avouez donc qu'il « n'existe pas de fièvres adynamiques, et conten- « tez-vous de reconnoître l'existence d'un état « adynamique qui s'associe avec tous les genres « d'affections.

« Vous n'y êtes ni les uns ni les autres, ont « répondu les partisans de la fièvre adynamique « pure. Nous vous répétons que cette maladie « existe d'un bout à l'autre, avec tous ses périodes « nécessaires. Si vous ne la reconnoissez pas sous « le voile inflammatoire, c'est que vous n'avez « pas l'art de le soulever. Quelle différence entre « la rougeur de la face, la coloration de la langue, « l'odeur du *halitus*, la chaleur de la peau, l'état « du système musculaire, la nature de la pulsa- « tion artérielle ! Dans la fièvre purement angéo- « ténique, et dans le début prétendu inflamma- « toire de l'adynamique, nous savons distinguer « toutes les nuances délicates. Si vous n'y parve- « nez, attendez-vous à immoler de nombreuses « victimes. »

A quoi tend tout ce verbiage, si ce n'est à nous

prouver ce que nous savons tous, que dans leurs opinions les médecins s'écartent peu les uns des autres? En effet les premiers, en disant que les maladies sont composées d'éléments qui les caractérisent, ont raison. Qui peut nier la différence du rhumatisme d'avec la goutte, et méconnoître les phénomènes qui distinguent la fièvre adynamique de ces deux affections? Qui peut récuser de bonne foi ceux qui différencient cette fièvre, de celle que l'on appelle bilieuse? M. Broussais n'en fait-il pas autant? N'est-il pas obligé d'admettre des symptômes asthéniques, qu'il distingue de ceux qu'on appelle sthéniques? Ses irritations, ses excès de vie, son scorbut par défaut de nutrition, n'en sont-ils pas la preuve? Joignons ses subinflammations, ses abinflammations, ses surirritations, nous serons encore plus convaincus. Il est encore très vrai qu'il peut exister un état adynamique sans fièvre, comme dans le scorbut. Mais ne voyons-nous pas tous les jours cet état compliqué de fièvre, et alors ne doit-il pas former une autre entité? Car enfin il est hors de doute que ces deux états sont différents. La nombreuse quantité de malades en proie à la fièvre adynamique, au typhus, à la peste, ne nous confirme que trop l'existence de ces cruelles maladies.

« En vain les créateurs d'adynamie, continue « M. Broussais, ont prétendu que les distinctions « étoient chimériques; que le danger de corriger « l'inflammation dans le début des fièvres étoit

« moins grand qu'on ne l'imagine ; qu'il ne suffi-
« soit pas, pour pratiquer avec succès, de ne pas
« pousser trop loin la débilitation : ce qui pour-
« roit effectivement engendrer un état adyna-
« mique, mais jamais une fièvre adynamique,
« comme on l'entend dans la *Nosographie.* Malgré
« toutes ces bonnes raisons, les hommes à fièvres
« adynamiques ne veulent rien rabattre de leurs
« prétentions : et quiconque ne proclame pas au-
« thentiquement la réalité de leur abstraction est
« regardé comme hérésiarque dans leur colère,
« et repoussé dans la classe des médecins systéma-
« tiques. »

Ce paragraphe de M. Broussais ne tend-il pas à opposer lui-même de véritables abstractions à des réalités? Car enfin comment se décidera-t-on à combattre un principe inflammatoire dont nul phénomène ne dénote l'existence? Comment ose-t-on dire que, pour pratiquer avec fruit, il ne faut pas pousser trop loin la débilitation, et engendrer un état adynamique? Mais pourquoi provoquer cet état, qui, se joignant à la fièvre, peut faire développer dans toute son intensité une maladie mortelle, que l'on auroit pu éviter? Car, malgré tous les raisonnements de M. Broussais, il faut pourtant bien distinguer l'adynamie avec fièvre d'avec un simple état de foiblesse sans fièvre, et qui demande un traitement différent. Dans tous les cas, supposé qu'il n'y ait qu'un état adynamique, on ne doit pas, par un traitement imprudent, débilitant et perturbateur, retirer davantage les forces du malade, encore moins lorsque cet état est compliqué de fièvre. Celui qui professe de pareils principes ne mérite-t-il pas justement le titre de systématique ?

Reprenons le raisonnement de M. Broussais.

« Dans toutes ces controverses, dit-il, il n'étoit « jamais question de l'organe dont l'affection « produit les symptômes dits adynamiques ; on « n'avoit pas même l'idée qu'il pût être découvert. « On admettoit comme chose incontestable que « l'état de l'économie qui porte ce nom étoit une « modification générale ; et cette prévention est « l'effet d'un seul mot, celui d'*essentielle* associé « au mot *fièvre*. Mais doit-on s'étonner que les « médecins aient adopté l'idée de l'essentialité « pour une fièvre que le nosographe ne rattache « à aucun organe, puisqu'ils ont pu lui accorder « que celles qu'il fait dépendre des voies gastri- « ques n'en sont pas moins des maladies générales « et essentielles ? »

J'ai déjà dit que cette idée de localité des affections n'appartenoit pas à M. Broussais ; que déjà, malgré le mérite des inventeurs de cette théorie, elle n'avoit pu résister à un examen sévère, et que l'expérience en avoit fait justice. Comment M. Broussais peut-il être assez présomptueux pour croire qu'il l'emportera sur des médecins dont la réputation colossale n'a pu préserver leur système de tomber dans l'oubli ? Ce que l'on peut accorder aux amateurs de localité des affections morbides, c'est que les intestins étant destinés par la nature à expulser les humeurs excrémentitielles, il doit s'opérer sur ces organes un effet particulier qui démontre la présence de ces humeurs ; et c'est en adressant sur leurs parois les *injesta* nécessaires à l'expulsion de ces humeurs, que l'on parvient, en les évacuant, à rétablir l'équilibre dans les fluides. Car quand bien même le mal seroit développé sur un organe isolé, cela ne seroit qu'un effet, dont la cause ne peut se trouver que dans la généralité de nos fluides. Pour nous prouver le contraire, que M. Broussais nous assigne donc une cause à ses propres abstractions : autrement il ne pourra jamais nous convaincre, et il est à craindre que nous ne mourions dans l'impénitence finale.

« Ne pouvant rattacher (continue M. Broussais) « les phénomènes fébriles à l'affection d'aucuns or- « ganes, les auteurs ont dû les partager, les réu- « nir, les combiner diversement pour en former « des groupes, tantôt sous le nom de fièvre inflam- « matoire, tantôt de bilieuse, d'autres fois sous « celui de muqueuse. Comme ces groupes se di- « versifioient prodigieusement, suivant l'influence « des remèdes du régime, suivant la sensibilité « du sujet, chaque médecin les rencontroit diver- « sement combinés ; mais comme celui qui est « consacré à l'adynamie succède assez souvent « aux autres, ils ont dû disserter à perte de vue,

« pour décider quel étoit celui des groupes que la « nature avoit eu l'intention de produire, et au- « quel il falloit avoir le plus d'égards dans la dé- « nomination et dans le traitement.

« Voilà ce que j'appelle ontologie, c'est-à-dire « dissertation sur des êtres abstraits, imaginaires, « qui ne présentent rien de bien déterminé. »

Si les praticiens se montrent les adversaires du système de M. Broussais, et n'admettent pas dans les fièvres la lésion locale d'un organe sans cause, c'est que cela est impossible, car il n'y a jamais d'effet sans cause; et on ne peut nier que l'inflammation, si elle y étoit reconnue, ne seroit elle-même que l'effet d'une cause première. Mais ce qu'il est encore plus difficile d'admettre, c'est ce qui n'existe pas; et l'expérience nous démontre tous les jours que la prétendue lésion de M. Broussais n'est qu'une pure invention de sa part, en un mot, une abstraction imaginaire; et, dans cette intime conviction, les médecins continueront à porter leur attention sur des phénomènes que l'observation leur démontre exister dans certaines maladies fébriles. C'est donc en rapprochant les symptômes, en les groupant, au grand déplaisir du nouveau réformateur, qu'ils en ont formé des entités qui embarrassent M. Broussais; ils agissent alors sur des données lumineuses, et la réussite dans le traitement a confirmé la justesse de leur manière de voir. Qui peut être plus ontologiste que le docteur Broussais? qui disserte plus vaguement que lui, en voulant nous prouver que ce qui n'est pas existe, et nous enseigner comme certain une doctrine abstraite, inintelligible et inadmissible? « Le même vice qui a présidé à la formation des « groupes de symptômes qui forment dans les « auteurs les quatre premières fièvres, les a con-« duits à en établir une cinquième, qui porte le « nom de fièvre maligne chez les écrivains des « deux derniers siècles, et de fièvre ataxique dans « la *Nosographie*.

« La description que l'on nous donne de cette « prétendue fièvre essentielle offre toujours les « symptômes de la gastro-entérite, et quelque-« fois ceux d'une autre phlegmasie compliquée « avec des phénomènes nerveux. Ces phénomènes « sont un délire extraordinaire, des convulsions « passagères ou permanentes dans les muscles de « relation, des altérations des facultés secrétives, « un état de veille avec agitation, ou un coma « plus ou moins profond; des spasmes, des con-« strictions rapportées aux différents viscères. Ces « désordres paroissent inopinément, ils compor-« tent un grand danger; et le malade en est souvent « la victime, au moment où les symptômes inspi-« roient de l'espoir, ou même de la sécurité. »

Pour fixer nos idées d'une manière à nous faire adopter son système, M. Broussais auroit dû commencer son livre par nous donner tous les signes caractéristiques de sa gastro-entérite; je doute que dans ce but il nous eût décrit les symptômes qu'il rapporte à la gastro-entérite, et dont il fait ici l'énumération ; car il n'y en a aucun qui puisse se rapporter à cette inflammation. Mais M. Broussais admet dans ces symptômes une complication nerveuse. Si cette complication existe, il reconnoît donc des phénomènes nerveux particuliers ; l'affection n'est donc pas bornée à un seul organe ; il peut donc y avoir plusieurs systèmes affectés diversement, et deux maladies ensemble? Il est obligé de l'avouer. Pourquoi alors n'y auroit-il pas aussi des phénomènes d'adynamie dans d'autres circonstances? Et c'est là où l'erreur de Boërhaave, partagée par M. Broussais, qui comme lui rapporte tout aux inflammations, a été pernicieuse : c'est en suivant ces errements que les Chirac et autres ont commis les plus grandes fautes, en prodiguant les émissions sanguines; tandis que ceux qui, rejetant au loin l'inflammation, considérèrent l'état de foiblesse où se trouvoient les malades, ont retiré les plus grands avantages du kina et des toniques énergiques.

Suivons le raisonnement de M. Broussais. « Ces phénomènes sont évidemment dus à l'irritation prédominante du système nerveux de relation : aussi quelques auteurs ont-ils pris l'occasion d'imposer aux cas fébriles, dans lesquels ils se présentent, le nom de fièvre nerveuse. Toutefois la grandeur du danger a fait prévaloir l'épithète de maligne, qui n'exprime autre chose que la terreur des médecins, et qui par consé-

« quent ne donne aucune idée du siége. M. Pinel,
« à l'imitation de Selle, a préféré la dénomination
« d'ataxique : ce qui signifie fièvre irrégulière,
« désordonnée et trompeuse. Ce mot nouveau sup-
« pose que les auteurs ont pris, pour prototype de
« la marche des fièvres, celles de ces maladies qui
« n'offrent pas la même irrégularité dans leur
« marche. Il n'est donc pas plus propre que le
« premier à désigner le lieu malade. »

De toutes les dénominations données jusqu'alors à cette fièvre, la moins convenable, sans contredit, est celle de gastro-entérite. Puisque le siége en est dans le système nerveux de relation, il n'est donc pas sur l'estomac; et le nom de fièvre nerveuse maligne lui convient davantage. Si, avec l'existence de la gastro-entérite, M. Broussais admet encore une lésion nerveuse, ce n'est plus une maladie locale, mais une maladie compliquée, ainsi que je l'ai dit précédemment. Il y auroit donc du ridicule à vouloir désigner, sous un nom qui ne désigne ni ce siége ni la nature de la maladie, une affection que M. Broussais, dans la chaleur de la discussion, veut, tout en la compliquant, faire considérer comme simple et affectant localement un organe. Je le répéterai encore : il n'y a point de maladie qui offre moins de symptômes que l'on puisse rapporter à l'inflammation de l'estomac, que la fièvre maligne; et si cet organe se trouve affecté, ce n'est que consécutivement à l'affection première du cerveau et des nerfs dans lesquels résident des dérangements, qui ne sont dus eux-mêmes qu'à l'influence du sang sur ces systèmes. Voilà donc une maladie locale qui, d'après l'aveu involontaire de M. Broussais, est une maladie compliquée. Combien d'erreurs de ce genre ne met-il pas en avant comme des choses les plus prouvées et inattaquables! Et c'est cependant avec de pareils raisonnements qu'il fait des dupes, et qu'il veut en imposer aux gens éclairés.

« Ce reproche que je fais aux modernes, et
« surtout à M. Pinel, de former leurs maladies
« avec des collections de symptômes qui ne res-
« semblent à rien de fixe. Qu'est-ce en effet
« qu'une fièvre essentielle qui n'a pour base que
« des phénomènes nerveux, qui peuvent se ren-
« contrer dans tous les états fébriles et avec toutes
« les phlegmasies des viscères? Il seroit plus na-
« turel de dire que ces phénomènes, pouvant
« coïncider avec tous les états fébriles, ne con-
« stituent pas eux-mêmes une affection particu-
« lière. »

Peu de médecins méritent plus que M. Broussais les reproches qu'il fait à M. Pinel : ses observations ne sont basées que sur des effets qu'il s'efforce de faire considérer comme cause, et qui n'appartiennent nullement à des gastro-entérites. Ses partisans imitent son exemple; de manière que, si son système prévaloit, la médecine ne seroit plus qu'une science obscure.

Les maladies s'offrent à notre observation sous

deux points différents, simples ou compliquées. simples, quand les phénomènes qui se montrent sont francs, qu'ils peuvent nous faire déterminer une affection précise ; ainsi une péripneumonie, une pleurésie sans complication nous offrent des exemples de maladies, avec affection d'organes, dont la cause réside presque toujours dans la modification des fluides, d'où suit la lésion des solides. Mais si à ces phénomènes, propres à ces maladies, il se joint de la débilité; si la langue devient brune, noire, les dents et les lèvres fuligineuses, l'haleine puante, la figure bouffie, livide; c'est ce que certainement on devra regarder comme une complication adynamique : la saine raison nous l'indique. Si ces symptômes s'exaspèrent au point de dénaturer la première affection, et de n'offrir que le danger propre à cette fièvre adynamique, le praticien agira d'autant plus prudemment qu'il se hâtera de porter toute son attention vers cette dernière affection. Ce seroit certainement un entêtement mal placé de ne considérer que l'affection primitive, et de faire abstraction des nouveaux symptômes en les abandonnant à eux-mêmes; et, malgré leurs préceptes, les médecins physiologistes sont tous les jours obligés de s'en écarter pour employer le kina. Après avoir vainement combattu leurs prétendues inflammations, et avoir aggravé la maladie en déterminant une débilitation excessive, on est forcé de convenir qu'une inflammation peut se compliquer d'un état adynamique, qui, s'il offre des symptômes fébriles, doit être caractérisé fièvre adynamique. Dans ce cas seul l'inflammation sera primitive, mais n'est jamais qu'effet non de la fièvre, mais de la même cause qu'elle. En revanche, lorsque cette fièvre est primitive, on ne peut regarder les symptômes inflammatoires qui surviennent dans son cours que comme secondaires et effets.

M. Broussais, qui prétend nous donner une haute idée de sa supériorité, se croit semblable à un météore lumineux qui nous éclaire pour la première fois, en dissipant les ténèbres où nous étions plongés. Il nous dit : *Crede et vide;* mais, comme on ne peut voir ce qui n'est pas, on est réduit à croire aveuglément tout ce que la prévention, le desir de dominer et de faire prévaloir un mauvais système a inventé, au risque de passer pour des ontologistes. Ainsi, sans avoir égard à aucun phénomène morbide, sans exploration du pouls, sans examen ultérieur, lorsque vous serez au lit d'un malade, vous n'avez qu'à prononcer le mot irritation, prescrire des sangsues, de l'eau chaude : nouveau Sangrado, vous ferez des merveilles. La foule de malades que vous expédierez pour l'autre monde vous fera des prosélytes; et, en dépit du sens commun et de vos bévues, on s'écriera avec le satirique Molière : *Benè*, *benè*, *dignus est intrare in nostro docto corpore. Saignare*, *aquam bibere*, voilà tout le sécret de la médecine physiologique. Une fièvre, quelle qu'elle soit, de même que toute autre affection, même avec lésion particulière d'un organe, ne peut être considérée comme une maladie locale, lorsqu'elle peut se compliquer de phénomènes qui appartiennent à diverses espèces d'affections dont la cause réside dans un agent général, et qu'un système de notre économie ne peut être affecté sans que les tissus sous sa dépendance ne le soient aussi; et comme tous les systèmes se régissent les uns et les autres par les mêmes lois, la modification de l'un entraîne nécessairement celle de l'autre : c'est toujours ce qui constitue les affections générales.

« Mais voici selon moi, poursuit M. Broussais, « ce qui les a empêchés de raisonner ainsi. Quoi- « qu'ils aient observé les phénomènes ataxiques « avec plusieurs phlegmasies, ils ont cru trouver « des cas où il n'en existoit pas : or ces cas leur « ont servi de type, ainsi que nous l'avons fait « voir en traitant de leurs quatre premières fiè- « vres. Ils ont dit : Puisque la fièvre ataxique « peut exister quelquefois sans inflammation « locale, elle en est indépendante : elle existe « donc par elle-même dans la nature. Partons de « là; et, chaque fois que nous la trouverons « combinée avec une semblable affection, nous « avancerons sans hésiter que celle-ci ne peut être « qu'une complication. »

Il est très vrai que dans certaines fièvres

ataxiques on a trouvé ou cru trouver des traces de l'état qu'on nomme inflammatoire. Mais les cas sont rares; et alors même, si l'ouverture a confirmé leur existence, elle ne prouve pas que la phlegmasie soit cause de la maladie : il est bien plus naturel de la considérer comme effet, et comme complication consécutive. Les cas de guérison, où l'on a employé les excitants les plus énergiques, sont la preuve la plus convaincante que l'on puisse donner de l'absence de la phlegmasie, que certainement ces moyens auroient exaspérée. Pour me servir d'une expression de M. Broussais, dans les cas de guérison qui peut se flatter d'avoir assez de clairvoyance pour démêler, à travers nos enveloppes, ce qui se passe dans notre intérieur, et être assez fort de lui-même pour assurer l'existence d'une phlegmasie? C'est ce que prétend faire M. Broussais; mais il ne sera pas cru sur sa parole.

« Ce raisonnement a paru long-temps sans « réplique, dit-il; mais si l'on considère que les « traces d'inflammation muqueuse des voies gas- « triques n'ont point été connues jusqu'ici des « médecins, on verra qu'il manque par sa base. « En effet si les médecins qui ont ouvert les ca- « davres des sujets morts de fièvres ataxiques « avoient inspecté l'intérieur des voies gastriques, « ou s'ils avoient su ce que signifioient la rou- « geur, le gonflement, les ulcérations qu'on y « rencontre, ils n'auroient pas avancé qu'on ne

« trouve pas de traces de phlegmasies à la suite « des fièvres; car il n'en est aucune de celles « qu'ils appellent essentielles qui n'offrent des « lésions à un degré plus ou moins prononcé, « indépendamment des signes d'inflammation « qui peuvent se présenter dans les autres tissus. »

Il a fallu arriver jusqu'au temps du célèbre auteur de la médecine physiologique pour apprendre à faire des ouvertures cadavériques. Lui seul, doué d'une perspicacité étonnante, a reconnu les lésions des tissus muqueux. Cependant Bichat et beaucoup d'autres, sans en excepter M. Pinel, les ont signalées avant lui. A la vérité ils n'ont trouvé ni les gonflements ni les ulcérations qu'il plaît à M. Broussais de voir partout.

Cependant ce médecin, qui sait fort bien que l'on ne trouve pas toujours des inflammations dans les voies gastriques, dans les affections morbides, se réserve une porte de derrière, et a soin de vous dire: « indépendamment des autres tissus. » N'est-ce pas de sa part une prévoyance bien entendue, et cela ne s'appelle-t-il pas tirer parti de tout? C'est ainsi qu'un médecin, partisan zélé du nouveau système, en faisant l'ouverture d'un malade mort d'ataxie, après avoir cherché vainement des traces inflammatoires dans les organes splanchniques, le hasard voulut que le manche de son scalpel, en dilacérant les fibres du psoas, fit jaillir du pus; c'est alors que, dans l'enthousiasme de sa cause, il s'écria avec son maître : *Vide et crede!*

Mais quelle découverte pour appuyer des absurdités !

« On demandera peut-être, dit M. Broussais, « que je fournisse des preuves de cette dernière « proposition; mais je ne saurois les trouver dans « les livres classiques. En effet comment en appeler aux anciens auteurs, qui n'ouvroient pas « les cadavres, ou qui ne tiroient aucunes conclusions de ce qu'ils avoient vu dans l'intérieur « des voies gastriques ? M'en rapporterai-je aux « observateurs vivants ? Ils se partagent en deux « sections. Les uns, sans prévention, conviennent « de la vérité; ils croient avec moi qu'il existe « pour le moins une gastro-entérite à la suite des « prétendues fièvres essentielles : d'autres, qui « ont leurs motifs pour dissimuler, se refusent à « l'évidence, et soutiennent sérieusement que la « rougeur ou la noirceur de la muqueuse intestinale ne suffit pas pour rendre raison des « phénomènes de la fièvre. Je pourrois renvoyer « les incrédules à la physiologie; mais quand je « vois quelques faiseurs d'observations publier « des ouvertures de cadavres dans lesquels ils « assurent avoir en vain cherché des traces de « phlegmasies, à la suite de leurs prétendues fièvres adynamiques, je suis réduit à répondre « qu'ils n'ont pas su les distinguer, ou qu'ils « en ont imposé. C'est donc à l'avenir qu'il faut « en appeler; mais je ne suis que trop sûr de « son témoignage, lorsque tous les petits intérêts

« de coterie auront fait place à l'amour de la « vérité. »

Ainsi les Morgagny, les Bonnet, les Vieussens, les Lieutaud, les Bichat, les Corvisart, et une foule d'autres non moins recommandables, n'ouvroient pas de cadavres; ils manquoient de la perspicacité nécessaire pour porter un jugement sur les lésions qu'ils trouvoient dans les nombreux sujets qui étoient l'objet de leurs recherches. Bien mieux encore, ils en ont imposé en n'avouant pas ce qu'ils trouvoient. Quelle présomption! Les observateurs vivants (j'entends ceux de la deuxième classe formée par M. Broussais, qui sont assez aveugles pour ne pas croire ce médecin sur parole) ont leurs motifs pour dissimuler, et se refuser à l'évidence. Mais le médecin du Val-de-Grace n'en a-t-il pas de bien plus puissants, en cherchant avec ses partisans à démontrer ce qui n'existe pas? Certes on n'en peut douter. En effet son desir d'être chef de secte, celui de ses disciples de partager la gloire de leur maître, tels sont les motifs qui les guident les uns et les autres. Déjà il y a schisme entre les partisans de la nouvelle réformation et leur chef; et s'ils ne se rappellent pas que l'union fait la force, ils seront cause de leur propre destruction.

M. Broussais nous indique, avec la rougeur des intestins, une noirceur qu'il ne connoît pas lui-même; mais il faut des mots, il faut avoir l'air d'inventer pour séduire. Pauvres incrédules!

pauvres aveugles ! allez donc entendre le prophète, courez écouter ses doctes leçons, sa savante physiologie : vous sortirez de son amphithéâtre, hommes nouveaux, régénérés, et avec la science infuse. Ce médecin, qui a le talent de voir partout où les autres ne voient rien, prétend que l'on en impose lorsque l'on affirme que l'on n'a pas trouvé de traces inflammatoires ; il se persuade qu'on lui ressemble, sûrement par l'habitude que l'on a vulgairement de tout rapporter à soi. Cependant, sans chercher à en imposer, j'affirme que j'ai ouvert, tant dans les divers hôpitaux où j'ai été, que dans le cours d'une longue pratique, nombre de morts à la suite de fievres adynamiques et autres, sans avoir trouvé rien de semblable à ce que M. Broussais prétend exister. Laissons donc à l'avenir et au temps à faire justice de l'opinion de ce médecin, comme il l'a fait de celle de Boërhaave, dont, comme je l'ai déjà dit, elle n'est qu'une seconde représentation. Laissons-le, dans sa profonde sécurité, attendre s'il sera plus heureux que son modèle ; mais jusque là invitons-le à modérer son ton tranchant, et engageons les jeunes médecins à ne pas se laisser influencer par son assurance qui n'est que trop suspecte, surtout s'ils ne veulent pas voir une foule de victimes périr sous l'application d'un système meurtrier.

« Je reviens à mon sujet, poursuit M. Broussais ; je soutiens que les cas de fièvre ataxique, « où les auteurs n'ont point trouvé de phlegma-

« sies, appartiennent aux entéro-gastriques. On
« sait en outre que dans les autres cas il existoit
« une inflammation : d'après quoi je me crois
« autorisé à conclure que toujours les symptômes
« dits ataxiques sont associés à une inflammation
« locale ; et de plus, avancer qu'ils en dépendent,
« parce que l'expérience m'a appris que ces symp-
« tômes augmentent ou diminuent avec l'inflam-
« mation locale qui les accompagne : de sorte
« qu'ils doivent être placés sur la même ligne que
« tous les phénomènes indicateurs des irritations
« viscérales, tels que les douleurs des membres,
« les sensations pénibles, la stupeur, le léger
« délire, et les soubresauts des tendons, de la
« gastro-entérite du plus haut degré : phénomènes
« qui sont, aussi bien qu'eux, des symptômes
« provoqués par la souffrance des organes en-
« flammés.

« Si les symptômes ataxiques ont paru diffé-
« rents, c'est qu'ils étoient plus prononcés. On a
« commis à leur égard la même erreur qu'au sujet
« des symptômes dits adynamiques, qui ne dif-
« fèrent de ceux des prétendues fièvres bilieuses
« que par un haut degré d'intensité. Ainsi les
« symptômes gastriques, les symptômes adyna-
« miques et les ataxiques, sont tous également
« des phénomènes sympathiques indicateurs des
« inflammations locales. Tous peuvent être excités
« par l'inflammation de la muqueuse digestive ;
« mais quelques uns d'entre eux, tels que les

« ataxiques et les adynamiques, sont aussi pro-
« voqués par d'autres inflammations, comme on
« le voit dans les péritonites, les pneumonies sans
« complication gastrique. »

Ainsi, malgré que nous n'ayions pu découvrir des traces d'inflammation dans une autopsie, n'importe : c'est toujours une entéro-gastrique; M. Broussais l'a prononcé, tout est dit. Mais cependant si nous nous rappelons que plus haut il attribue les phénomènes ataxiques à la lésion des nerfs de relation, ensuite à l'inflammation du cerveau ou de son centre, après à celle de l'estomac et des intestins, nous verrons qu'il ne sait pas s'arrêter à une position fixe. Cette incertitude dévoile son erreur. Malgré tout ce paragraphe, il affirme que c'est une entéro-gastrique, avec la réserve que la pneumonie, la péritonite peuvent provoquer les symptômes d'ataxie, et même d'adynamie. Certainement nous savions, avant M. Broussais, que ces diverses inflammations primitives étoient susceptibles de provoquer, ou de s'adjoindre les divers symptômes dont il parle, même sa gastro-entérite; nous sommes aussi bien persuadés que cette dernière affection peut en faire autant. Mais ce n'est pas une raison suffisante pour admettre son existence constante, puisqu'elle manque dans presque toutes les circonstances où M. Broussais veut lui faire jouer un rôle. Pour pouvoir convaincre les ontologistes, il faudroit que M. Broussais eût le talent de leur démontrer sur le vivant, lorsque ces complications existent simultanément, laquelle des deux a commencé la première. Il est facile de reconnoître M. Broussais, lorsqu'il vous dit que l'ataxie, l'adynamie sont provoquées par d'autres inflammations : c'est une échappée d'habitude, un oubli de sa part ; mais on lui passe volontiers ces petites inadvertances, en faveur du sublime de sa découverte.

« Pourquoi le cerveau, demande M. Broussais, « n'offre-t-il pas constamment des traces de phlegmasies à la suite des phénomènes ataxiques ? « Cependant ces phénomènes dépendent d'une « irritation du cerveau et de ses dépendances : « ainsi la première et la principale cause de l'ataxie, c'est sans doute l'inflammation du cer- « veau et de la moelle épinière. Mais il existe un « autre fait qui n'est pas moins certain que celui- « là : c'est que les liaisons qui unissent le cerveau « et la moelle aux différents organes sont telles, « que chez les personnes très sensibles l'inflam- « mation de ces organes suffit pour irriter le cen- « tre encéphalique, au point qu'il en résulte des « symptômes analogues à ceux que produiroit « sa propre inflammation : de sorte qu'il est très « difficile de déterminer pendant l'état de vie s'il « est ou non véritablement inflammatoire. Quant « aux morts subites, elles résultent de la dépense « des forces nerveuses, et sont communes à tous

« les cas, avec ou sans phlogose des forces sensi-
« tives et motrices.

Voilà, je crois, la preuve la plus complète de l'incohérence des idées de M. Broussais. Ce médecin vient de nous dire plus haut que c'étoit la gastro-entérite qui étoit la cause des fièvres ataxiques; ici il lui plaît de transporter cette cause dans l'inflammation ou l'irritation du cerveau, et de la moelle épinière et des dépendances. Bientôt il adjoindra l'une à l'autre. Je ne puis trop admirer la complaisance avec laquelle les inflammations, dociles à la volonté de ce docteur, se portent sur les organes, selon son caprice. Ainsi, à défaut du cerveau, le centre de cet organe, la moelle épinière, l'estomac, n'importe; pourvu qu'il y ait une inflammation sur jeu, tout lui est indifférent. Les explications gratuites ne manquent pas à ce médecin : il sait tout hasarder avec cette assurance qui lui donne un air d'autorité, et en impose aux enthousiastes. Quelles arguties! Il met en avant l'état de vie, qui est un obstacle à la conviction acquise de l'inflammation du cerveau. M. Broussais reconnoît donc alors l'impossibilité de prouver cette inflammation chimérique, et de nous convaincre de son existence.

Les morts subites qui résultent de la dépense des forces nerveuses nous offrent une singulière explication. Mais puisqu'il s'agit de dépenses nerveuses, pourquoi dans les affections spasmodiques en général, dans les convulsions, les poisons, les épilepsies, où ce phénomène semble se présenter au plus haut degré, ne cause-t-il pas la mort subite ? M. Broussais ne sauroit nous répondre ; mais il en est de sa dépense nerveuse comme de son irritation, qu'il confond avec l'inflammation, et dont il semble encore faire ici une abstraction, puisqu'il dit qu'elle occasionne des symptômes analogues à ceux que produiroit l'inflammation.

M. Broussais poursuit, et dit : « On juge maintenant combien j'avois raison d'avancer que les « auteurs auroient mieux fait de dire que l'ataxie « est un mode d'excitation nerveuse qui peut se « présenter dans tous les états fébriles, que de « l'isoler de tous les organes, pour en faire un « être abstrait qu'ils nous donnent pour une ma- « ladie essentielle, tout en nous avertissant qu'elle « a son siége dans l'appareil nerveux. »

Si l'ataxie est un mode d'irritation nerveuse, il y a donc plusieurs modes d'excitation. Si cette espèce peut se compliquer avec tous les états fébriles, pourquoi ne pourroit-on pas l'isoler lorsqu'elle se présente seule ? Pourquoi aussi cette excitation ne détermineroit-elle pas celle du cœur, puisqu'il est vrai que chaque système a une influence directe sur chacun des autres ? Il y a donc des circonstances où l'excitation nerveuse est primitive, et forme des phénomènes qui peuvent lui être attribués essentiellement : c'est ce que l'expérience nous confirme tous les jours. Mais ces irritations diffèrent des irritations phlegmasiques, avec lesquelles elles n'ont aucun rapport. M. Broussais, qui veut toujours avoir raison, en appelle à son propre tribunal; et, pour soutenir sa propre autorité, il emploie des arguments bien foibles et bien obscurs : car sa définition de l'ataxie est le *nec plus ultrà* des mille et une contradictions dont son livre fourmille, et une preuve de plus de la bizarrerie de ses idées.

Si l'ataxie étoit due, comme il l'avance, d'abord à une entéro-gastrique, ou à une phlegmasie du cerveau, de sa surface ou de son centre, comme il le dit ensuite, cette maladie ne seroit, dans aucun de ces cas, ni une dépense nerveuse, ni une excitation nerveuse, puisque ce seroit une inflammation. Mais l'observation nous démontre que les phénomènes qui se présentent dans la fièvre maligne, tels que le délire sombre, les pertes d'idées, les mouvements spasmodiques qui ont lieu dans les extrémités, portent plutôt l'empreinte d'un trouble atonique du système nerveux, causé par l'influence délétère du sang sur le cerveau et ses dépendances : car, dans l'ataxie comme dans l'adynamie, le pouls est petit, serré, comprimé; et quoique ses pulsations soient le plus souvent accélérées, il s'en faut que ce phénomène doive être regardé comme un excès de vie.

Au reste, pour se convaincre que ces symptômes ne sont pas ceux d'une inflammation, il ne faut que les comparer avec ceux qui ont lieu dans l'inflammation des méninges, et cérébrale proprement dite, que tous les médecins connoissent.

« Veut on savoir pourquoi toutes les phleg-
« masies des principaux viscères (ajoute M. Brous-
« sais) ne déterminent pas l'état qu'on appelle
« ataxique? Je répondrai que les phénomènes
« ataxiques supposent un degré d'irritabilité et
« de mobilité nerveuse qui n'appartient pas éga-
« lement à tous les hommes : il en est chez qui
« l'ataxie paroît à l'occasion de presque toutes les
« phlegmasies. J'ai vu plusieurs sujets chez qui
« le panaris, et les inflammations articulaires
« qu'on appelle arthritis, suffisoient pour occa-
« sionner un délire extraordinaire, et des mou-
« vements convulsifs fort inquiétants, qui cédoient
« à l'application des sangsues et des émollients.
« J'en ai rencontré d'autres dont les principaux
« viscères pouvoient être détruits, sans qu'il en
« résultât autre chose qu'une fièvre assez modérée,
« sans accompagnement de phénomènes nerveux.»

S'il est vrai qu'une phlegmasie puisse faire développer chez des sujets très irritables des phénomènes ataxiques ou nerveux, comme le dit M. Broussais, ce médecin reconnoît donc un état particulier que l'on doit désigner ainsi. Si cet état existe, il peut parvenir à un certain degré chez certains sujets, faire développer des phénomènes fébriles; il faudra donc, pour lui complaire, et en dépit du sens commun, la qualifier de gastro-entérite ? Cela ne se peut. De ce qu'un panaris a occasionné quelquefois des symptômes nerveux, doit-on en conclure qu'il ne peut jamais y avoir de pareils phénomènes sans inflammation primitive ? D'ailleurs ces phénomènes, tout nerveux qu'ils sont, ne ressemblent pas à ceux de la fièvre ataxique ; et personne n'ignore qu'il n'est pas de modifications qui offrent plus de variations que celles qui résultent des affections nerveuses. Il est donc incontestable que chacun des deux modes nerveux et phlegmasique peut exister isolément, et constituer chacun une affection essentielle.

Les preuves ne manquent pas à ce que j'avance. Il n'est pas rare de voir des fièvres sans caractère alarmant se terminer quelquefois subitement par la mort. Une fièvre de ce caractère, lorsque l'ouverture ne nous aura pas démontré d'inflammation existante, sera-t-elle mieux désignée sous le nom de maligne, ou bien sous celui de gastro-entérite ? Je laisse à prononcer à mes confrères lequel a raison de M. Broussais ou de moi. Dans cette opinion, je conclus qu'il est de toute évidence que l'état ataxique, adynamique, comme la fièvre ataxique ou adynamique, peut exister isolément, mais que ces fièvres peuvent souvent se compliquer de phlegmasies secondaires. Mais comment reconnoîtrons-nous ces complications ? C'est encore par l'observation et l'expérience. Si un malade présente à mon inspection une phlegmasie dont la marche franche, rapide, m'offre tous les phénomènes qui doivent caractériser ce mot, je dois combattre une inflammation; mais si à cette affection phlegmasique primitive il survient des symptômes secondaires de l'un ou l'autre état précité, je me garderai bien de ne pas y faire attention : et si les progrès sont tels que le premier état phlegmasique disparoisse, pour ne laisser paroître que les seuls symptômes ataxiques, ces derniers deviendront l'objet de mon attention particulière; et le succès, couronnant ma conduite, justifiera pleinement ma manière de voir. C'est ce qui m'est arrivé dans beaucoup de circonstances où, ayant eu dans le début à soigner des pleurésies ou des pneumonies, j'ai été obligé, par la gravité des symptômes ataxiques ou adynamiques qui se présentoient ensuite, d'employer avec le plus grand succès le kina, qui certainement ne convient pas dans une inflammation. Les sangsues, que M. Broussais préconise avec tant d'emphase, ne sont pas elles-mêmes exemptes d'inconvénients. J'ai vu non seulement leur application faire développer des accidents nerveux considérables, mais encore une foule d'affections graves. Il y en a eu chez qui il s'est développé des fièvres putrides, avec une issue funeste, par leur emploi contre-indiqué. Le plus souvent encore elles manquent le but que l'on veut atteindre, parce que l'on se méprend sur la nature des symptômes qu'une aveugle prévention veut faire toujours considérer comme phlegmasiques. Dans une inflammation franche, la saignée, en dégorgeant promptement les vaisseaux, offre un moyen bien plus efficace qu'un certain nombre de sangsues. Mais il faut encore se garder de prodiguer ce moyen, qui peut, en affoiblissant trop, provoquer l'état adynamique.

« C'est ainsi, poursuit M. Broussais, que dans « la gastro-entérite les uns sont, dès les premiers « jours, dans l'état qu'on appelle adynamique : « tandis que d'autres paroissent avec les symp- « tômes muqueux, et le plus petit nombre avec « ceux qu'on appelle ataxiques, sans que l'on puisse « s'en prendre à d'autres causes qu'à la différence « des tempéraments. »

J'ai soigné plusieurs gastrites vraies : je n'ai presque jamais remarqué aucune de ces complications. Peu de phlegmasies marchent, selon moi, aussi franchement que cette affection, caractérisée par une sensibilité obtuse à l'épigastre, et par le rejet de tous les *injesta*. Peu aussi offrent un résultat aussi avantageux de l'usage des sangsues à l'épigastre ; et certainement si dans cette maladie on donnoit des potions antiseptiques ou des toniques violents, on ne tarderoit pas à faire périr le malade. Cela seul indiqueroit la différence de cette maladie avec les autres, dans lesquelles les émétiques, les évacuants, les *injesta* les plus énergiques passent facilement, et où les toniques raniment la vie prête à s'éteindre. C'est cependant quelque chose de la part de M. Broussais, il faut en convenir, que d'admettre le jeu et la variété des tempéraments dans ces maladies; car, en admettant cette vérité, c'est admettre tacitement avec nous la diversité des maladies. Dans ce cas, que va devenir sa gastro-entérite?

L'estomac, un de nos organes les plus importants, seroit d'une susceptibilité bien fâcheuse sous ce rapport, puisqu'il seroit le siége de toutes nos affections maladives; mais en revanche quelle satisfaction pour les médecins! ils n'ont plus qu'un mode de maladie à combattre. Aussi vont-ils opérer des prodiges; et, grace à la doctrine de M. Broussais, la génération qui va suivre vivra aussi long-temps que les anciens patriarches. Hélas! pourquoi cette illusion ne peut-elle pas avoir lieu? pourquòi ce système si attrayant n'est-il fondé que sur des erreurs? C'est que la théorie qui l'explique n'est appuyée sur aucun raisonnement solide, et que l'expérience en démontre tous les jours le ridicule. S'il ne s'agissoit que de changer un nom, cela seroit de peu d'importance; mais il s'en faut de beaucoup qu'il en soit ainsi. L'adoption ou le rejet de cette théorie doit influencer d'une manière bien différente l'existence et la santé des malades; et, sous ce rapport, elle doit fixer sérieusement notre examen.

La gastro-entérite est une abstraction qui n'existe que dans le cerveau exalté de M. Broussais: rien ne peut la démontrer là où il veut constamment l'admettre. Ce médecin en fait un protée qui revêt toutes les formes des maladies; et, par cette fausse induction, ceux qui adoptent son système commettent les erreurs les plus graves. C'est ainsi que dans les mois de mai, juin et juillet 1822, plusieurs coliques bilieuses, avec vomissements prolongés par un mauvais traitement, ont été prises pour des gastro-entérites, et que les saignées, au lieu d'opérer du soulagement, les ont aggravées, et les ont fait dégénérer en maladies putrides, tandis que celles qui ont été traitées par un émétique ont cédé de suite à ce traitement. Les exemples suivants viendront à l'appui de ce que j'avance.

Mademoiselle Marquet, de Versailles, âgée de vingt-deux ans, tempérament sanguin, bilieux, est prise, le 10 juin 1822, par une chaleur de 29 à 30 degrés, de malaise général, d'une aphalgie violente. Sentiment de forte chaleur et de constriction à l'épigastre, nausées; le soir, plusieurs vomissements de bile, colique très forte; la nuit, hémorragie nasale abondante d'un sang vermeil, suivie d'une plus forte douleur à la tête. Le 11 au matin, colique violente, vomissements pareils à ceux de la journée précédente, renouvellement de l'hémorragie, suivie d'un affaissement plus fort. La malade, par la violence du mal de tête, ne peut supporter le plus petit jour. L'épigastre sensible, la langue rouge sur ses bords, jaune dans le milieu, et les vomissements continuant, le médecin qui fut appelé prononce la gastro-entérite, fait appliquer de suite vingt-quatre sangsues à l'épigastre. Cette application produit une effusion de sang très abondante, qui est suivie d'une prostration complète. Les douleurs deviennent insupportables, les vomissements augmentent. Le soir, le malade va en empirant. Vingt-quatre autres sangsues sont encore appliquées à l'épigastre; les vomissements redoublent, les douleurs sont atroces, et je fus mandé dans l'après-midi. Je trouvai la malade en supination, la face d'un rouge noir, gonflée, les yeux fermés, ne pouvant supporter la lumière; et lorsque cette malade ouvroit les yeux, ils se fixoient au plafond. Gémissements sourds, prostration extrême et générale, abandon total, langue noire, jaune, râpeuse, sèche; dents et lèvres fuligineuses, vomissements de matières noires, vertes; pouls petit, profond, serré; chaleur acre, avec sécheresse à la peau; douleur obtuse à l'épigastre; peu d'urine, pas de selles depuis plusieurs jours.

Je fis prendre de suite émétique gr. ij dans un verre d'eau de casse; après l'effet de ce vomitif, une limonade cuite dans une infusion légère de fleurs de camomille, un lavement émollient pour le soir, des compresses de flanelle trempées dans la décoction émolliente, appliquées sur l'épigastre. Evacuation abondante d'une bile épaisse, jaune; plusieurs selles fétides, bilieuses. Le 12 au matin, tout étoit changé en bien : la colique avoit cessé. La malade peut supporter la lumière; la face a repris son teint naturel, la langue est humectée, n'est plus raboteuse; la fuliginosité est disparue, le pouls est régulier, les forces se sont relevées; une légère moiteur s'est établie; le ventre est encore un peu douloureux. Continuation des compresses émollientes, nouveau lavement *idem*, et continuation de la limonade. Le 13, il y a eu de fortes évacuations par l'effet du lavement; le mieux se soutient; un peu de bouillon gras.

Le 14, de mieux en mieux; et les jours suivants la malade s'est rétablie promptement.

Cette observation nous prouve que bien certainement si on avoit fait vomir la malade dès le premier ou le deuxième jour de l'invasion de cette colique, elle auroit été délivrée instantanément; et que l'application des sangsues, faite dans la persuasion de l'existence d'une gastro-entérite, a été plus nuisible qu'utile. Ce qui auroit dû faire pressentir cet effet, c'est celui qu'avoit déjà opéré l'épistaxis, qui, loin de soulager, n'avoit fait qu'exaspérer l'état de la malade. Il est constant d'après cela que cette affection, causée par une bile acre abondante, devoit être traitée en conséquence; et c'est ce que nous a prouvé sans réplique l'effet du vomitif.

Dans le même temps, trois jeunes religieuses du couvent du Refuge, à Versailles, sont prises des mêmes symptômes. Je me gardai bien de faire usage des sangsues: un éméto-cathartique et les mêmes moyens ont rétabli de suite les malades.

Le mois de juin a été marqué par des orages violents : il y eut beaucoup d'indigestions produites chez des femmes d'un certain âge par la peur, ou par l'effet de la chaleur. Nombre de personnes, d'enfants furent atteints de coliques violentes, avec vomissement de bile et des aliments. Ces affections furent combattues par les jeunes médecins par des sangsues, sans succès : le mal en fut augmenté ; et, au lieu d'être guéris en quatre ou cinq jours, les malades languissoient pendant cinq ou six semaines, et finissoient par être atteints de fièvre adynamique : tandis que ceux à qui on a administré l'émétique ont été guéris de suite. Je pourrois citer à l'appui de ce que j'avance un certain nombre d'observations de malades traités selon les deux méthodes ; mais cela m'entraîneroit trop loin. La saignée étoit contre-indiquée dans cette circonstance, puisque chez les divers malades plusieurs hémorragies nasales avoient aggravé la maladie. Mademoiselle Marquet et les religieuses en sont des exemples ; il en fut de même chez les autres. Les sangsues chez mademoiselle Marquet avoient augmenté tous les symptômes, et avoient fait prendre à la maladie un caractère des plus graves ; tandis que l'émétique, moyen indiqué par l'imminence des symptômes gastriques, a rétabli le calme en évacuant les humeurs, cause de l'irritation gastrique. L'existence de la gastro-entérite étoit plus que problématique, car l'émétique eût aggravé le mal.

Si l'on est curieux de voir jusqu'où les médecins physiologistes font des abstractions chimériques, jusqu'où ils poussent ce qu'ils nomment ontologie, et jusqu'où va leur aveuglement dans leur thérapeutique, je vais donner ici l'extrait d'une observation insérée dans le 9e numéro des *Annales de la Médecine physiologique* (première année, septembre 1822), que je vais retracer littéralement.

Il s'agit du fils d'un médecin physiologiste de Versailles, âgé de huit ans, qui fut pris, le 29 mai 1822, de malaise, de coliques, et d'envies fréquentes d'aller à la garde-robe, sans pouvoir se satisfaire. La face étoit altérée, et une douleur de ventre est exprimée par l'enfant, qui exerce sur ses parois une pression constante : le tronc est fléchi sur les cuisses.

« L'enfant, mis au lit, eut des vomissements d'aliments pris dans la journée; le pouls petit, serré, fréquent, irrégulier, la langue parsemée de petits points d'un rouge très vif; le ventre rétracté, sensible à la pression, surtout vers l'ombilic.

« Lavements avec deux verres de décoctum émollient, suivis de l'évacuation de matières dures en assez grande quantité.

« A neuf heures et demie, l'enfant, mis dans un bain tiède, n'y resta pas plus d'une demi-heure ; après quoi il s'endormit jusqu'à onze. Son réveil fut causé par des douleurs de ventre, avec cris. Vomissements de mucosités incolores, filantes, mousseuses ; on réitère le même lavement, qui exaspère les douleurs ; fomentations émollientes froides. A quatre heures du matin, dix sangsues sur l'ombilic, petit-lait édulcoré, eau de gomme légère, avec quelques gouttes d'essence de citron. Persistance des douleurs pendant la matinée.

« Deuxième jour, à midi. Celles-ci ne paroissant pas ébranlées par la déplétion sanguine qui n'avoit pas cependant cessé depuis la nuit, les nausées fatiguant toujours le petit malade, et l'inflammation s'étendant rapidement du jéjunum, son premier siége, au duodénum et à l'estomac, on fit une seconde application de dix sangsues au même lieu que d'abord, et sur le trajet du premier intestin. A la chute de celles-ci, on mit de nouveau l'enfant dans un bain ; mais une syncope força à l'en retirer, et dura deux heures, avec froid intense et général. La réaction se fit, et se caractérisa. Une légère sueur égale partout ; pouls souple, large, fréquent, urines copieuses, blanchâtres et floconneuses. Les douleurs cessèrent un moment ; soif vive. Les vomissements recommencent aussitôt, deviennent fréquents ; potion opiacée, avec gr. iij d'extrait aqueux d'opium dans ℥ iv de véhicule gommeux. Deux cuillerées les firent cesser. Fomentations froides sur le ventre, qui étoit tendu, rétracté, chaud et sensible extrêmement; la verge étoit à demi érectée, et couchée sur le pubis. Insomnie.

« Troisième jour. Etat assez calme le matin, douleurs moins fréquentes et moins vives, ventre moins rétracté, plus souple; moins de chaleur à la peau et d'altération; pouls toujours fréquent, mais moins dur et plus large; langue blanche à son milieu, rouge, humide; pupilles dilatées; un peu d'amaigrissement. Vers le milieu du jour, l'inflammation se propage à la région iliaque droite; douleurs vives, nausées; la portion supérieure du muscle sterno-pubius du côté droit se tend et se lève; dix sangsues, dont six sur l'épigastre, quatre à la région iliaque, sans succès.

« A une heure après midi les douleurs augmentent; pouls petit, fréquent, dur, pupilles dilatées, face très altérée, anxiétés, soupirs, agitation des membres, chaleur à la tête, céphalalgie prononcée; forte colorisation de la face, injection sanguine des conjonctives, baillements et mouvements convulsifs des mâchoires, trismus, craquement des dents, troubles des fonctions intellectuelles, disposition au coma; ventre brûlant, grande altération; sinapismes aux jambes, vessies d'eau froide sur la tête; fomentations froides sur le ventre; deux sangsues derrière chaque oreille. Aussitôt l'enfant jette des cris perçants; perte de connoissance; froid des extrémités, chaleur vive du front, du vertex; insensibilité, pouls désordonné, l'œil renversé sans strabisme; la langue sort de la bouche; sommeil apoplectique qui dure une heure; l'enfant a l'air d'en sortir pour y retomber de suite. Le pouls cependant s'améliore, les yeux s'ouvrent, sont brillants, fixes; le visage moins rouge, ainsi que la conjonctive; soif vive. Le soir, toujours état comateux; douleurs abdominales, nausées; pommade ammoniacale de Gondret aux cuisses. La douleur qui en résulte est insupportable; exaspération des symptômes nerveux pendant trois quarts-d'heure; l'effet vésicant eut lieu après cinq autres minutes. Alors se turent pendant une heure les douleurs de ventre et de la tête; mais à mesure que s'évanouit le sentiment d'ardeur aux cuisses, l'état comateux redevient imminent; face décomposée, plus pâle; la physionomie froide et cadavéreuse s'anime, en passant d'un rire convulsif plus effrayant encore, et que suivent immédiatement le renversement en haut du globe oculaire, froid des pieds, des genoux, de la face; sueurs visqueuses, anomales, partielles. Le pouls s'enchaîne, et tombe avec une rapidité désespérante; la mort paroît imminente: applications chaudes aux extrémités, froides à la tête; fomentations froides, sédatives, émollientes sur le ventre; frictions avec l'exiccat à sa périphérie; boissons gommeuses acidulées, avec le suc de citron. Cette simple thérapeutique semble améliorer l'état du malade: le pouls se développe, l'irritation du cerveau diminue, le malade ouvre des yeux étonnés, mais où la vie se dessinoit avec peine. »

Un médecin de Paris arrive dans cette entrefaite : il approuve ce qui a été fait, il conseille l'application d'une calotte de vésicatoire camphrée sur la tête. Les médecins ordinaires ne jugèrent pas à propos de suivre cet avis, et ils suivirent la marche prescrite ci-dessus. Une chaleur douce, uniforme y succède; mais les douleurs abdominales ne cessent pas : il y a toujours de petites nausées, anxiétés. Sommeil naturel de trois quarts d'heure, avec soubresaut des tendons.

« Quatrième jour. Le réveil est calme, pouls fréquent, varié, selon les variations des douleurs. Vers le milieu du jour, effroi causé par un rêve; cris, agitation prolongée.

« La chaleur atmosphérique est extrême, et l'enfant paroît en éprouver une fâcheuse influence. Peau sèche, acre; soif vive, langue rouge, rude; douleur à la région hypogastrique, ardeur pendant l'émission des urines, qui sont aussi plus copieuses, blanches et limpides; ventre douloureux sous la pression, avec un sentiment de chaleur. Arrosements et aspersion d'eau froide dans la chambre, et sur une toile tendue; un bain à 24°. Le malade urine sans douleur; une pluie extérieuré survient; amélioration. Le pouls bat de cent vingt-cinq à cent trente par minute; il est régulier. Nuit calme sans sommeil.

« Cinquième jour, dimanche 2 juin, à onze heures du matin. Retour des douleurs hypogastriques, et du ventre en général; langue rouge, acérée; la portion vésicale du péritoine est envahie par la phlogose. Huit sangsues, dont trois à chaque aine, et deux au périnée. Le sang coule jusqu'au soir. A cinq heures, baillements, refroidissement des membres, pâleur de la face, pouls serré, fréquent, dur; anxiétés, contraction des narines, dilatation des pupilles, semi-occlusion des paupières, avec subversion de l'œil; les paupières supérieures s'enfoncent sous la voûte orbitaire, et dessinent le globe; la face paroît d'un masque de cire; peau collée sur les os; déglutition ventrale, sonore; suspension des fonctions des sens externes, plutôt que sommeil. Vers onze heures du soir, menace de défaillance; une piqûre des sangsues continue à couler; on s'empresse de l'arrêter, et c'est avec peine que l'on parvient à ranimer la circulation capillaire cutanée. On continue les mêmes médications.

« Sixième jour. Dans la matinée, bain à 24 °. durant quinze à dix-huit minutes; le pouls tombe à quatre-vingt-quinze pulsations, et au lit il remonte à cent vingt. Le reste du jour, douleurs ventrales passagères, rémissions.

« Entre cinq et six heures du soir, c'est-à-dire au même instant du jour que la veille, nouveau paroxisme caractérisé par les mêmes phénomènes, mais plus intenses; nuit inquiétante par les alternatives de chaud et de froid, et de chaleur irrégulièrement répandue; sueurs froides partielles; par intervalles, douleurs de ventre, petites nausées. La déglutition ventrale est la même, le paroxisme dure jusqu'à trois heures du matin; il se termine par le développement lent et gradué d'une chaleur générale, et une légère moiteur. Il n'y a point eu de déjections alvines depuis le jeudi, lendemain de l'invasion.

« Septième jour, à quelques heures de là, un quart de lavement, avec le lait et l'eau de guimauve, est reçu sans douleurs comme sans excrétions. On réitère le bain à la même température, et dans la matinée on donne par cuillerées une potion huileuse faite avec huile d'amandes douces ℥ j, sirop de sucre ℥ vi, suc de citrongros ij. Dans l'après-midi elle est rendue par les selles. Un autre quart de lavement ne produit pas plus d'effet.

« Vers neuf heures du soir, un troisième paroxisme s'annonce par les mêmes prodromes que les deux jours précédents : refroidissements des membres, baillements ; il suit la même marche, et ne se termine qu'à six heures du matin. »

(Ici la maladie suit à ce qu'il paroît une marche nouvelle, et présente le deuxième accès de la fièvre rémittente nerveuse; seulement l'accès a retardé de trois heures.)

« Huitième jour. On prescrit trois grains de

sulfate de kinine, en trois prises administrées de trois heures en trois heures. A quatre heures après midi, les douleurs réveillent le malade; froid, baillements, soif; calme jusqu'à six heures... L'accès semble se borner à ces symptômes. On donna aussitôt une autre prise de sulfate de kinine, dans le but de consolider le succès apparent des précédentes; mais à l'instant douleurs ventrales, trouble dans les idées, pouls dur, petit, fréquent; même aspect de la face que les jours précédents; mouvement latéral et comme oscillatoire des yeux sous les paupières à demi fermées, et dont la diaphanéité est devenue telle, qu'elle laisse apercevoir la rénitence du globe; sommeil avec refroidissement; rêvasseries, loquacité, froid des extrémités, chaleur dans les autres parties; sueur ramassée en goutte dans l'angle du sternum avec le sterno-mastoïdien, s'étend le long de cette pièce osseuse, et se termine au creux de l'estomac; pouls petit, ventre sans chaleur.

« A cinq heures du matin, chaleur douce procurée par des frictions; souplesse de la peau, développement du pouls, urines troubles assez abondantes, et la cohérence des idées.

« Neuvième, jour à huit heures et demie, un bain de 25 °, pouls à quatre-vingt-dix; calme, peu de soif; pupilles toujours également dilatées; langue plate et humide.

« Vers midi, douleur abdominale vive et subite, partie de la région ombilicale, et qui, se promenant perpendiculairement de l'hypogastre à l'épigastre, donne à l'enfant l'idée d'une scie que l'on feroit agir en ce sens. Dix minutes après, accablement, somnolence; même anomalie qu'hier dans les répartitions de la chaleur; sueur d'une odeur particulière, et qui se manifeste surtout au dos, à la poitrine, et à la partie supérieure de la tête. A deux heures, calme; urine colorée, limpide, abondante; pupilles fortement dilatées, pouls large, fréquent; chaleur douce, égale. On permet à l'enfant quelques cerises cuites : ce dont il se réjouit beaucoup. On n'a pu placer qu'une prise de kinine dans ce jour. A huit heures du soir, sommeil naturel qui dure jusqu'à trois heures du matin, et n'est par fois interrompu que par le prurit des cuisses.

« Dixième jour. Réveil doux, demande d'aliments, cerises cuites; sommeil nouveau. La journée est bonne jusqu'à quatre heures : alors visage pâle, anxiété, refroidissement, pouls à cent pulsations; légère douleur au bas-ventre, suivie d'une évacuation d'une matière dure, sèche, de la grosseur d'une noisette, suivie de cuissons à l'anus. A huit heures, déjections plus copieuses de matières grisâtres et molles, comme on les observe chez les ictériques. A neuf heures et demie, même dose de kinine. Une heure après, autre déjection plus abondante de même nature : les exutoires de la cuisse commencent seulement à suppurer. Frictions sur le rachis avec la teinture de kina et l'alcool vulnéraire; trois heures de bon sommeil. Dans la nuit, autre prise de kinine, suivie de la sortie douloureuse de matières moulées comme un tampon.

« Onzième jour, à une heure du matin, délire avec refroidissement, sommeil suivi de chaleur; jusqu'à midi, bien-être, gaîté, pupilles toujours dilatées, desir des aliments. A midi, refroidissement des extrémités, agitation, pouls petit et fréquent, urines troubles et abondantes; le reste du jour est satisfaisant. A cinq heures du soir, douleur au ventre : évacuation de matières moulées grisâtres, pouls fréquent, chaleur à la peau. La nuit, neuf heures de sommeil, transpiration forte et générale, suppuration des exutoires aux cuisses, forte démangeaison des endroits rougis par les sinapismes.

« Douzième jour. Rémission très marquée; friction générale avec la teinture de kina, excepté sur le ventre, qu'on n'a cessé de fomenter; gaîté, desir de se lever.

« A cinq heures, trois douleurs au ventre, sans déjection; pâleur, anxiété, sensibilité circonscrite à la région ombilicale, ventre tendu et résonnant; urines abondantes, sans sédiment. A neuf heures et demie, sommeil calme toute la nuit.

« Treizième jour. Apyrexie complète, ventre resserré : urines rares, limpides; bouffisure du visage; le ventre est comme empâté; chaleur naturelle au corps, appétit : on continue le kinine.

« Quatorzième jour. La nuit a été bonne ; la bouffissure et l'empâtement du ventre continuent ; constipation : lavement huileux ; deux selles dures, moulées, jaunes ; suppression du sulfate de kinine ; frictions avec deux parties de teinture de kina, et une partie de celle de digitale ; pour boisson, le vin blanc fortement étendu d'eau. Le soir, pour remplacer le sulfate de kinine, deux grains d'extrait mou de kina, en deux prises, à quatre heures de distance : agitation, refroidissement, insomnie toute la nuit. Le matin, urines abondantes, très blanches ; pupilles larges, gonflement léger des malléoles.

« Quinzième jour. État naturel; deux grains d'extrait de kina en une prise ; deux heures après, coliques vives vers l'ombilic, sans déjections.

« Seizième jour, selles copieuses, sollicitées par un lavement huileux ; frictions avec teinture de scille et de digitale ; ventre toujours empâté, n'offrant plus de sensibilité. On fait des embrocations avec le liniment savonneux ammoniacal camphré.

« Dix-septième jour. La nuit a été bonne, les urines sont augmentées, l'empâtement du ventre et l'œdème des pieds diminuent.

« Du dix-huitième au vingt-cinquième jour, convalescence. »

Réflexions. — Cette maladie, caractérisée d'entéro-péritonite, avec complication d'irritation cérébrale intermittente, par les auteurs de l'observation, est un exemple frappant de la fausse route dans laquelle une imagination exaltée peut s'engager. Quel exemple peut-on donner d'une ontologie plus outrée, d'abstractions plus entassées les unes sur les autres ? Que l'on récapitule bien tous les symptômes que les inflammations les plus graves offrent dans leur cours : il nous sera impossible de les reconnoître dans cette description. Nous voyons, au contraire, une simple irritation nerveuse gastro-intestinale, qui, attaquée par un léger vomitif, y eût cédé promptement ; et qui au contraire, frappée par un traitement meurtrier que les médecins, auteurs de l'observation, appellent thérapeutique simple, devient une maladie des plus compliquées et des plus dangereuses. Cependant, malgré les médecins et leur traitement, la maladie ne change pas de caractère, mais seulement les phénomènes nerveux sont portés au plus haut degré : et le malade, comme le dit M. Broussais dans d'autres cas, résiste non seulement à la maladie, mais encore aux remèdes. Ce malade, privé de toutes ses facultés physiques par des évacuations sanguines excessives, faillit encore être victime de l'imprudence de ceux qui, n'arrêtant pas les piqûres des sangsues, les laissèrent couler jusqu'à extinction, pour ainsi dire ; puisque l'on ne parvint, dit-on, à ranimer la circulation capillaire qu'avec la plus grande difficulté. Enfin le malheureux patient, après avoir été tourmenté de toutes les manières, frotté sans cesse dans tous les sens, toujours aux portes du tombeau, ressuscite comme par miracle ; et tout à coup il survient une irritation que l'on appelle cérébrale, et qui n'est que la continuité de la fièvre nerveuse avec un caractère rémittent. Quelques grains de sulfate de kinine sont administrés ; et ce que ne nous dit pas l'observation, mais que j'ai su par le père de l'enfant lui-même, c'est qu'au lieu de bouffissure légère et d'empâtement du ventre, il y eut réellement des symptômes qui firent craindre une hydropisie générale : ce qui n'est pas surprenant. Les frictions avec toutes les teintures de la pharmacie furent employées : de manière que cet enfant ainsi tourmenté auroit dû ressembler à un écorché vivant. Enfin, malgré tout, il se rétablit, et les médecins crient victoire, et attribuent cette cure à la marche qu'ils ont suivie. Je laisse au lecteur à juger s'ils ont raison ; et je reviens à M. Broussais, en le poursuivant toujours dans ses raisonnements.

« Une autre preuve, dit-il, vient à l'appui des « précédentes : c'est que les inflammations viscérales « plus haut degré d'intensité, et qui développent « du à l'excès la sensibilité chez tous les individus, réu- « nissent presque toujours les symptômes d'ataxie à « ceux d'adynamie : telle est la phlegmasie, que « l'on désigne sous le nom de fièvre jaune ; telles « sont aussi la peste, et même les épidémies fébriles « de nos contrées, connues sous le nom de fièvres

« des camps, des vaisseaux, des prisons, des hô-
« pitaux. »

Personne ne conteste que les symptômes d'ataxie et d'adynamie ne puissent se manifester dans le cours d'une inflammation viscérale ou abdominale; car on les voit souvent se développer dans la péritonite et la fièvre puerpérale des femmes accouchées, quoique dans ce cas ils ne soient qu'effet, et compliquent l'inflammation. Mais, en revanche, qui osera nier que des inflammations ne puissent survenir dans le cours d'une fièvre quelconque, et former une complication? Le plus souvent on prend pour des inflammations des apparences de phlogoses, de légères rougeurs qui ne sont que l'effet de stases sanguines déterminées par l'atonie des organes, et presque toujours au moment de la mort. C'est probablement sur ces apparences que M. Broussais fonde ses constantes phlegmasies, qu'il veut, avec si peu de fondement, faire considérer comme cause, lorsqu'elles ne sont qu'effet et suite de la maladie, et presque toujours le résultat nécessaire de la décomposition atonique des fluides.

« En examinant la nature physiologique de ces
« maladies, poursuit M. Broussais, nous arrive-
« rons à la sixième fièvre essentielle de M. Pinel.
« De tous les états fébriles, il n'en est qu'un dont
« ce professeur ait jugé convenable de faire un or-
« dre différent des cinq autres dans sa première
« édition : c'est la peste. Les bubons et le char-

« bon, qui l'accompagnent presque toujours, lui
« parurent alors devoir la distinguer suffisamment.
« Quant à la fièvre jaune, à celle des prisons, des
« hôpitaux, il n'y voyoit autre chose qu'un mé-
« lange de symptômes ataxiques, et des adynamies
« pées sous l'influence de la contagion.

« L'avis du professeur Pinel fut loin d'être
« partagé par les principaux classiques de notre
« temps. La plupart d'entre eux s'accordent au-
« jourd'hui à séparer les fièvres contagieuses de
« celles qui ne le sont pas. Ils appellent fièvres
« nerveuses, fièvres asthéniques, et même fièvres
« putrides et malignes, l'adynamique et l'ataxi-
« que du docteur Pinel, quand elles sont spora-
« diques, ou lorsque, bien qu'épidémiques, elles
« ne lui semblent pas de nature contagieuse
« Mais aussitôt qu'ils ont pu constater leur carac-
« tère épidémique, réuni à la transmission par
« voie de contagion, ils en font une affection d'un
« genre particulier, à laquelle ils ont conservé le
« nom de typhus. Cependant, quelques efforts
« qu'ils fassent pour distinguer les symptômes de
« leur typhus, de ceux des fièvres adynamiques
« et ataxiques de M. Pinel, un observateur sans
« prévention ne peut y reconnoître que des
« phénomènes identiques. En effet, l'ataxie et
« l'adynamie se réunissent fréquemment dans les
« affections sporadiques, aussi bien que dans les
« épidémiques et les contagieuses. Les ataxies, et les
« adynamies épidémiques et contagieuses, ont pres-

« que toujours été précédées de forme d'irritation « fébrile, que l'on appelle fièvre inflammatoire, « fièvre bilieuse ou muqueuse. Les pétéchies, « que l'on assigne exclusivement aux contagions « fébriles, se montrent également dans les fièvres « qui n'ont pas été transmises, et qui ne se pro- « pagent pas par voie de contagion. Voilà des « faits dont j'ai été souvent le témoin oculaire.

« Il en résulte, à mon avis, que les fièvres épi- « démiques et contagieuses ne diffèrent réellement « des sporadiques que pour être le produit de « certains foyers d'infection, et par la possibilité, « qu'on leur conteste souvent, d'être transmises « par le contact ou l'atmosphère d'un seul ma- « lade, à courte distance, et hors de tout autre « foyer que celui qui résulte de ce malade même ; « car ce n'est qu'à ce caractère que l'on peut dis- « tinguer la contagion. »

« L'infection et la contagion étant devenues « les seuls caractères distinctifs de certaines fiè- « vres, on doit conclure que la différence qui « les sépare des autres ne réside que dans leur « cause éloignée; mais de là même il résulte aussi « que l'agent contagieux exerce son action sur les « mêmes tissus que l'agent sporadique. En d'au- « tres termes, puisque les symptômes sont les « mêmes dans les fièvres contagieuses et dans « celles qui ne le sont pas, il est clair que les « mêmes altérations sont communes à ces deux « sortes de maladies. Or nous avons prouvé que

« les symptômes des fièvres de M. Pinel, qui sont
« sans contagion, dépendent de l'inflammation
« de la membrane interne du canal digestif : donc
« les symptômes du typhus, qui sont des maladies
« par infection ou par contagion, sont également
« l'effet de cette phlegmasie ; c'est donc avec raison
« que je viens d'annoncer que l'agent d'infection
« ou de contagion provoquoit l'inflammation dans
« ces mêmes tissus, où peuvent la développer
« des causes bien différentes. En dernière analyse,
« et pour me résumer en peu de mots, les symp-
« tômes qu'on assigne aux fièvres essentielles sont
« toujours, quelle que soit leur cause éloignée,
« le résultat d'une cause prochaine unique, l'in-
« flammation de la membrane interne du canal
« digestif : ce qui n'empêche dans aucun cas la
« coïncidence d'une autre inflammation. Mais
« on sera toujours réduit à convenir que chaque
« fois qu'un médecin dira : Voilà une fièvre es-
« sentielle, cette assertion équivaudra à celle-ci :
« Voilà un état fébrile qui, selon les classi-
« ques, n'est point dû à une inflammation lo-
« cale. Or comme il est, par les médecins phy-
« siologistes, reconnu dépendant de la phlegmasie
« inconnue jusqu'alors de la muqueuse du canal
« digestif, ces deux assertions auront la valeur
« de cette autre : Voilà une gastro-entérite sans
« complication. »

Si l'on en juge par l'analogie, il est certain que les symptômes de l'adynamie et du typhus se ressemblent beaucoup. Ce dernier cependant se distingue de l'adynamie par son caractère contagieux ; mais cette propriété tient à une foule de circonstances qui la modifient plus ou moins, et dont la connoissance intime établiroit l'accord entre les contagionistes et ceux qui se prononcent contre cette propriété. C'est pourquoi je serois presque porté à croire que les uns et les autres ont raison ; que la contagion peut exister dans certaines circonstances, tandis qu'elle peut ne pas avoir lieu dans d'autres. Ainsi l'air, la saison où l'on est, les lieux, les climats, l'état de l'atmosphère peuvent influer d'une manière sensible sur cette propriété. Il en est de même des habitations plus ou moins isolées, plus ou moins saines ; des aliments de bonne ou de mauvaise qualité, des différentes passions qui dominent l'homme lorsque cette maladie règne dans une contrée : toutes ces choses sont autant de causes prédisposantes à la contagion. C'est ainsi que d'autres, placés dans des lieux plus sains, plus aérés, dans des climats, des saisons différentes, n'ont pas tant à redouter la contagion.

L'entassement des malades dans les hôpitaux ; le resserrement d'une population immense, dans l'enceinte d'une ville infectée, par un cordon sanitaire trop rapproché, est certainement la cause qui a fait faire de si grands ravages à cette maladie dans sa dernière invasion à Barcelonne. L'identité du typhus avec la fièvre adynamique m'a été confirmée dans le typhus de 1814, comparé à des fièvres adynamiques que j'avois eu occasion d'observer antérieurement. J'ai soigné quantité de personnes atteintes à des degrés plus ou moins violents. Chez la plupart, la maladie a été arrêtée par le traitement que j'ai adopté. Celles où la gravité m'a offert cette maladie dans toute sa force et dans tous ses degrés font l'objet des observations qui terminent cet ouvrage. L'autopsie, que j'ai pratiquée à la vérité sur une très petite quantité, ne m'a offert aucune trace sensible de phlegmasie ; mais ce qui m'a démontré bien évidemment l'absence de ce mode morbide, c'est le succès que j'ai constamment obtenu par le traitement que j'ai adopté. Rien ne prouve plus l'invraisemblance du système de M. Broussais.

Puisque nous avons vu plus haut que M. Broussais admet des nuances dans les phénomènes des maladies causées par la différence des tempéraments, pourquoi nie-t-il la prédominance de telle ou telle humeur qui distingue ces tempéraments ? Ainsi, de même que la physiologie nous démontre cette variété dans les tempéraments, de même la pathologie nous démontre celle qui existe dans les maladies qui dépendent des modifications apportées dans les humeurs par le sang. pratique fondée sur ces principes formera bien Une moins d'entités ou d'abstractions que celle des prétendus médecins physiologistes ; et, en réduisant la gastro-entérite à sa juste valeur, on la trouvera dans fort peu de circonstances, malgré l'assurance que donne M. Broussais de la rencontrer partout.

« Si nous envisageons les maladies gastro-enté-« rites, dit toujours M. Broussais, sous le rapport « de leurs complications accidentelles, les faits « se presseront pour militer en faveur de l'im-« portance de l'étude des causes. La peste arrive-« t-elle en Europe? on voit se joindre à la gastro-« entérite, qui en fait la base, les phlegmasies « pulmonaires, les angines, effets trop ordinaires « du froid. Nos typhus s'associent également à ces « affections durant l'hiver; tandis que dans la « chaleur du printemps ils paroissent avec les « phlegmasies cérébrales, et dans l'automne « avec les irritations des gros intestins. D'autres « causes déterminent encore ces variétés. C'est « ainsi que les personnes adonnées aux boissons « fortes éprouvent des typhus égalant presque la « fièvre jaune; que les hommes studieux, les « gens pusillanimes, les nostalgiques, et ceux qui « sont en proie aux chagrins, se voient frappés « d'inflammations cérébrales, presque aussitôt « que la muqueuse de l'estomac et des intestins « grêles est affectée. »

Il est extraordinaire de voir ici M. Broussais mettre de l'importance à l'étude des causes, qui jusqu'alors lui avoit paru superflue. Mais puisqu'il fait varier ces causes, pourquoi veut-il que les effets soient toujours les mêmes ? Comment nous persuadera-t-il que la peste, par exemple, ou, selon lui, la gastro-entérite, se compliquant des diverses phlegmasies, ne soit qu'une maladie locale? Si les typhus se compliquent de diverses inflammations, ils peuvent aussi exister seuls : de même les inflammations peuvent exister isolément sans complication adynamique; et, dans l'une ou l'autre de ces circonstances, les phénomènes ne sont jamais les mêmes. D'où cela provient-il ? C'est que réellement chacune de ces affections morbides a une existence réelle, et qu'il est de toute vérité qu'elles peuvent exister isolément ou réunies. M. Broussais n'a d'autres preuves, pour convaincre ses adversaires, qu'en faisant ce qu'il reproche aux autres, c'est-à-dire des abstractions : en leur opposant sans cesse ses gastro-entérites factices.

« On évitera, dit M. Broussais, tous les écueils, « en rattachant toujours les phénomènes aux or- « ganes dont ils dépendent, ou en étudiant l'état « physiologique des organes dans son rapport « avec les agents qui peuvent le modifieir. Nous « essaierons de donner un exemple de cette mé- « thode, la plus simple et la plus facile de toutes, « en faisant l'histoire des gastro-entérites. »

M. Broussais, mu par un motif particulier d'ambition, cherche par des arguties à faire valoir sa cause. Avec de futiles raisonnements, il nie les choses les plus évidentes; et, s'élevant audessus de tout, il foule aux pieds l'observation, l'expérience ; écarte tout ce qui contredit son avancé, désavoue tout ce que nos devanciers ont vu, et veut nous faire regarder ce qu'ils nous ont enseigné comme des erreurs ou des écarts de leur imagination. Est-ce bien de cette manière que M. Broussais évitera les écueils? Certainement non. S'il ne renonce avant tout à l'esprit de système, il sera toujours engagé dans une fausse route; car il ne faut pas seulement rapporter des phénomènes morbides à des organes, mais il faut qu'il soit évidemment démontré que réellement ces organes sont le siége de la cause qui détermine les phénomènes. Il est nécessaire pour cela de bien distinguer ce qui constitue la différence de la cause avec l'effet, et de ne pas s'exposer, ainsi que le fait ce médecin, à prendre l'une pour l'autre. Il faut en outre bien connoître la nature des agents modificateurs, celle des modifications survenues, afin de distinguer celle qui résultera dans les effets que produiront ces agents. Ce n'est certainement pas en s'enfonçant dans le vague des hypothèses, comme le fait M. Broussais dans son histoire des gastro-entérites (où il prétend démontrer que les phénomènes qui se présentent dans les nombreuses variétés de maladies qui nous affligent dépendent ou sont le résultat d'une seule et unique cause, l'inflammation), qu'il parviendra lui-même au but qu'il veut faire atteindre aux autres.

« Dans le système de M. Pinel, l'idée d'une

« fièvre n'est complète que lorsqu'elle a parcouru « ses périodes : or nous avons vu que dans l'an- « géoténique, la gastricité bilieuse, la gastricité « muqueuse, l'adynamie et l'ataxie se succé- « doient assez fréquemment dans les cas graves. « Cependant comment reconnoître, au début an- « géoténique ou gastrique, si la maladie doit « conserver ces caractères jusqu'à la fin, ou re- « vêtir ceux des deux dernières formes ? Mais « si l'on ne sauroit porter ce diagnostique, si « l'on est obligé de dire : Attendez ; c'est qu'on « n'a pas encore bien caractérisé le cas patho- « logique. Or s'il n'est pas bien connu, il ne doit « pas être traité; car, dans une matière de cette « importance, il ne faut employer aucun re- « mède actif sans être dans le cas d'en prévoir « les conséquences. Mais si l'on ne traite pas, « l'art se réduit à rien, le médecin n'est plus « que le spectateur du procès qui a lieu, selon « le système d'Hippocrate, entre la puissance qui « nous fait vivre, et son ennemi. Il écoute les « témoins, la défense des avocats, et il attend « le jugement pour connoître qui a droit, et se « faire une juste idée de la cause, et lui imposer « définitivement un nom caractéristique. Voilà « ce qu'on appelle médecine expectante, celle « que l'on a reprochée au professeur Pinel, à cause « de son inertie ; mais ce reproche n'est pas fondé. « L'expectation n'est qu'apparente dans la pra- « tique qui résulte de sa théorie ; l'activité est

« réelle, ainsi que nous l'avons pu apprendre « par expérience. »

Tout le monde sait qu'une fièvre peut dans son début présenter un caractère simple et benin, et dans son cours en prendre un différent, en se compliquant de plusieurs modes morbides, ou bien en changeant tout-à-fait de type; de même qu'une inflammation peut en faire autant. Lorsque ce changement a lieu, il faut s'opposer au développement de la complication, s'il est possible; et si on ne peut l'arrêter, et qu'elle se présente de manière à former l'affection essentielle, il faut la combattre par tous les moyens que la prudence et une sage expérience nous indiquent. La différence des tempéraments doit d'autant plus fixer notre attention, qu'ils influent sur les phénomènes qui ont lieu, et en présentent qui leur sont propres. Souvent le médecin se trouve arrêté dans sa marche par des symptômes insolites, qui le laissent un moment en suspens sur le caractère morbide : c'est alors que cette connoissance vient à son secours, et que le tact médical acquis par l'expérience supplée aisément à l'absence des symptômes ordinaires, et permet au médecin de porter son diagnostique. C'est encore dans cette circonstance qu'une sage expectation le mettra à même de reconnoître l'ennemi qu'il a à combattre; et certainement cette marche sera bien plus prudente que celle que conseille M. Broussais. Tous les jours la prévoyante nature, en opérant des guérisons là où des médecins les plus célèbres ont échoué, nous prouve l'avantage de l'expectation.

M. Pinel a grandement raison lorsqu'il dit que les trois premières fièvres tendent à la guérison, puisqu'il est vrai que la nature les guérit souvent sans autre secours que sa propre force. On pourroit presque en dire autant des autres fièvres; car j'ai rencontré souvent des malades de fièvres adynamiques des plus intenses rester trente ou quarante jours sans rien prendre, et réduits à ne recevoir que de foibles secours que le moment peut permettre, et qui souvent se réduisent à bien peu de chose.

Il vaut bien mieux abandonner une fièvre quelconque à elle-même, que de la dénaturer par un emploi inconsidéré de sangsues. Lorsqu'une maladie grave se présente, que la connoissance du tempérament et des maladies régnantes, avec les symptômes qui l'accompagnent l'ont fait reconnoître, on doit s'opposer de suite à sa marche. Un vomitif administré avec cette connoissance acquise produira un effet salutaire subit, et arrêtera souvent, ou presque toujours, des symptômes qui paroissoient des plus alarmants. C'est ainsi qu'en 1814 j'ai réussi par ce moyen à faire avorter des typhus imminents. D'après cela, il m'est impossible de croire à l'existence de la gastro-entérite. Plus de cinquante personnes ont été traitées par l'émétique aussitôt le début de la fièvre qui régnoit alors dans la ville, et ce remède les a garanties d'une maladie grave et longue à laquelle elles auroient pu succomber. Voilà l'écueil où tombe M. Broussais, et où tomberont ceux qui, par un enthousiasme fanatique, embrasseront sa doctrine, qui est cent fois plus dangereuse que la peste et les typhus les plus intenses. M. Broussais reproche à M. Pinel d'avoir emprunté quelques dénominations de fièvres à Selle. Que veut dire ce reproche ? Si ce professeur a reconnu la justesse de ces dénominations, il a rendu hommage à son confrère; en cela il n'a fait que ce qu'un homme impartial et modeste a dû faire. Cette marche doit être toujours suivie; mais ce n'est pas celle de M. Broussais.

Que M. Pinel doive encore à Brown son adynamique, que ce dernier nommoit asthénique; peu nous importe. Si l'existence de cette fièvre est prouvée, ce reproche fait par M. Broussais tombe de lui-même. Il en résultera que Selle, Brown, Cullen, Sarcone, Rœderer, Wagler, et beaucoup d'autres, ont ouvert la voie à M. Pinel; c'est ce que nous savons tous, et ce que ce savant est trop modeste pour nier; et cela ne détruira pas les droits que M. Pinel a acquis à notre reconnoissance. Au reste, ce praticien est assez riche de ses propres faits pour n'avoir pas à craindre de tels reproches.

M Broussais est furieux de ce que M. Pinel

n'ait pas réimprimé dans la dernière édition de sa *Nosographie* l'éloge qu'il avoit fait des phlegmasies chroniques. Cela ne m'étonne pas; car l'approbation d'un tel maître est le plus bel éloge que l'on puisse recevoir. Voilà la cause qui provoque la bile de M. Broussais contre M. Pinel, qui l'honore de la plus parfaite indifférence; *indè iræ.* Au reste, l'ouvrage sur les phlegmasies chroniques fourmille d'erreurs, est rempli d'observations dans lesquelles les maladies sont prises les unes pour les autres, de causes confondues avec les effets, et d'effets métamorphosés en causes. On a beaucoup trop préconisé cet ouvrage: ce qui a exalté l'imagination du docteur Broussais, qui a reporté cette exaltation sur tous les pauvres estomacs humains.

Au reste, M. Broussais ne déploie pas seulement sa mauvaise humeur envers les médecins vivants : les morts sont aussi en butte à ses sarcasmes. Hippocrate lui-même, respecté de tous les temps, n'en est pas exempt. Ce père de la médecine, d'oracle par excellence, est transformé en sot ou ontologiste. Il a eu le malheur d'être venu plusieurs siècles trop tôt, et d'ignorer la vraie médecine, la doctrine physiologique du docteur Broussais. Ainsi toute la science des médecins n'est plus que de l'ontologie. Cependant, malgré tout cela, et en dépit de cette fameuse doctrine et de son auteur, les préceptes d'Hippocrate iront à la postérité la plus reculée, tandis que la doctrine physiologique sera ensevelie sous la poussière du temps. En résumé, je conclus que le professeur du Val-de-Grâce donne de faux préceptes; que les diverses affections dont il nie l'existence sont bien réelles; que les fièvres sont des maladies générales produites par l'affection morbide des fluides; que par conséquent elles ne sont pas des maladies locales.

Je ne nie pas qu'il existe souvent une irritation dans les viscères abdominaux; mais je nie que cette irritation soit de nature inflammatoire. Elle est causée par l'abondance ou la dépravation des humeurs déposées par le sang dans ces cavités; et j'affirme que le plus souvent leur évacuation fait cesser l'irritation : *sublatâ causâ, tollitur effectus*. Je soutiens aussi que cette irritation n'est pas la cause de la maladie, qu'elle n'en est qu'un effet; et que vouloir la considérer autrement, c'est faire une abstraction chimérique.

Les fièvres intermittentes sont dans le même cas : elles n'ont aucun principe inflammatoire pour cause; elles sont encore le produit d'une modification des fluides, et toujours elles offrent des symptômes qui font reconnoître que des humeurs dépravées ont été déposées par le sang dans l'estomac ou les intestins. Cela est si vrai, qu'en délayant d'abord, faisant vomir ensuite, et purgeant une ou deux fois, la fièvre cesse. Si elle revient, c'est que l'on n'a pas assez évacué l'humeur ; alors elle avance ou retarde, elle est moins forte, et finit par disparoître, si l'on réitère les évacuations. Si malgré cela elle continue ses accès, prenez kina ℥j, rhubarbe gros ij ; divisez en douze prises à prendre en deux jours, un paquet toutes les deux heures. Ce moyen la fera cesser. En 1809 et 1810, où les fièvres ont régné épidémiquement à Versailles et dans les environs, j'ai soigné et guéri par ce moyen quantité de malades. Si quelquefois le kina, soit par sa qualité ou autrement, n'opéroit pas son effet, le vin de Séguin à la dose de six cuillerées par jour arrêtoit immanquablement la fièvre, et en peu de temps.

Je ne connois pas M. Séguin ; mais je me plais à rendre justice à qui il appartient. La critique peu mesurée qu'on fait de son vin dans le *Dictionnaire des Sciences médicales* est injuste ; j'invite celui qui en est l'auteur à s'en servir : il reconnoîtra par expérience qu'il est moins désagréable à prendre que le kina en poudre, et qu'il opère aussi sûrement et plus promptement ; qu'il est aussi préférable au sulfate de kinine préconisé dans ces derniers temps.

M. Broussais prétend, pour appuyer son système, que les tables de mortalité sont moins chargées, depuis que l'on met sa doctrine en pratique. Mais, pour que ces tables nous inspirassent une parfaite croyance, il faudroit que M. Broussais n'eût aucune influence sur leur rédaction, et il faudroit aussi être sûr de l'impartialité de ceux qui en sont chargés. Laissons M. Broussais combattre des faits par des arguties ; laissons-le divaguer à son aise, et épancher sa bile contre l'ouvrage de M. Pinel, dont la réputation européenne n'a pas besoin de panégyriste : c'est le coup de pied de l'âne. Mais je ne puis m'empêcher de plaindre ceux que leur mauvaise destinée fera tomber dans ses mains, et qui seront soumis à ses épreuves. O triste humanité ! quand cesseras-tu d'être le jouet de la fureur des passions et des systèmes des hommes ?

Si mon zèle m'emporte un peu trop loin, j'y suis excité par le ton tranchant, ironique de M. Broussais. Je n'aurois peut-être pas dû employer les mêmes moyens, car ce ne sont pas ceux qui conviennent à des médecins; mais il n'est pas possible de réfuter autrement sa doctrine. J'ai encore ménagé mes termes, auprès des siens ; et j'ai été souvent obligé de répéter ses propres expressions, parce qu'elles lui étoient applicables.

Quoi qu'il en soit, il ne me le pardonnera pas. Mais si j'ai pu démontrer la vérité, dévoiler l'erreur, démasquer l'imposture, peu m'importe son courroux. Je vais poursuivre la tâche que je me suis imposée, et examiner les propositions thérapeutiques de la doctrine physiologique.

QUATRIÈME PARTIE.

EXAMEN CRITIQUE DES PROPOSITIONS THÉRAPEUTIQUE DE M. BROUSSAIS.

Il n'entre pas dans le plan que je me suis tracé d'examiner toutes les propositions contenues dans l'ouvrage de M. Broussais ; je me suis attaché à réfuter celles qui m'ont paru les plus importantes, et qui se rattachent le plus à mon sujet.

Cent dix-neuf propositions thérapeutiques m'ont paru d'un intérêt majeur, et renfermer une foule d'hérésies en médecine, qu'il importe de faire connoître et de combattre ; c'est ce que je me propose, et ce qui va faire le sujet de ce chapitre.

Première proposition.

CXXII. Les tubercules, les cancers du cerveau sont produits par l'inflammation de ce viscère.

Réponse.—Les cancers en général, soit du sein ou des autres parties, ne présentent que fort rarement l'aspect inflammatoire ; les glandes qui en sont l'objet, d'abord indolentes et sans rougeurs, finissent, en prenant de l'accroissement, par devenir douloureuses ; mais ces douleurs ne sont dues qu'au gonflement et à la pression exercée sur les nerfs et les tissus environnants, et n'offrent aucune apparence phlegmasique. Presque toujours lorsque les glandes s'ouvrent, et forment ce qu'on appelle cancer, il n'y a pas non plus d'inflammation. Cependant cela arrive quelquefois : les bords de la plaie se renversent, sont durs et enflammés, et présentent des tubercules très douloureux ; mais ces phénomènes ne se présentant pas toujours, ne peuvent être regardés comme inhérents aux cancers, et encore moins comme leur cause. Quant au cancer du cerveau, que l'on ne peut découvrir qu'à la mort, il est difficile de croire qu'il y ait réellement inflammation de cet organe, puisque, dans beaucoup de circonstances où cette affection existoit, les signes de la phlegmasie ont manqué entièrement, et que l'organe malade s'est trouvé sans apparence qui indiquât que ces phénomènes eussent eu lieu. Exemple :

Mademlle Devilliers, âgée de quarante-cinq ans, tempérament bilieux, réglée régulièrement, étoit sujette, avant l'apparition de ses règles, et à chaque époque depuis plus de vingt ans, à une migraine violente, qui cessoit aussitôt que l'écoulement s'étoit établi. Dans l'intervalle d'un mois à l'autre, elle n'éprouvoit aucun malaise, buvoit, mangeoit comme dans la meilleure santé, et avoit l'air de se porter parfaitement ; seulement j'observai que ses yeux étoient constamment cernés d'un cercle noirâtre, que son teint étoit brun, livide, et que l'odorat étoit presque perdu. Vers le mois de février 1810, sans signes précurseurs, sa migraine la prit inopinément, avec des douleurs violentes. Elle se mit au lit comme à son ordinaire ; et le lendemain matin on la trouva morte, couchée sur le ventre, et étendue par terre sur le carreau.

L'autopsie, pratiquée avec soin dans toutes les parties du thorax et de l'abdomen, ne m'offrit rien contre nature.

Le cerveau, intact dans toutes ses parties, me présenta une désorganisation cancéreuse à sa base. Vers la partie antérieure droite, sur le côté du nerf olfactif qui étoit détaché du cerveau, l'ulcération présentoit une surface de la forme d'un centime, et une profondeur d'un quart de ligne, avec des bords durs, calleux, et légèrement renversés ; elle étoit précisément située sur la portion de la lame criblée : de sorte qu'elle devoit toucher l'apophyse crista-galli. La lame criblée étoit recouverte d'une matière pultacée grisâtre, provenant de la décomposition cérébrale.

Cette observation nous prouve que l'on peut vivre de longues années avec une affection cancéreuse au cerveau, et que cette affection est indépendante d'une inflammation ; que, par conséquent, la décomposition d'une partie de la masse cérébrale peut se faire, sans qu'il y ait de phlegmasie.

Deuxième observ. Taupin, âgé de soixante-deux ans, menuisier à Versailles, homme fort, robuste, tempérament sanguin, est pris, au mois de mai 1818, de foiblesse dans les membres, d'étourdissements légers; il ne peut se tenir debout : couché, il s'endort involontairement, son sommeil est paisible; si on le réveille, ses idées sont incohérentes vis-à-vis des personnes avec qui il est habituellement, et devant les étrangers ses idées sont intactes. Lui ayant demandé ce qu'il éprouvoit, il me répondit qu'il n'éprouvoit rien, que sa santé étoit parfaite; mais qu'il s'étoit donné, il y avoit deux ans, un coup violent à la tête, dont il n'avoit éprouvé aucune suite fâcheuse. Il répondoit à toutes mes questions avec précision ; mais si je cessois de lui parler, il s'endormoit aussitôt et ronfloit fortement. A la moindre question, il se réveilloit, se mettoit sur son séant, répétoit qu'il n'avoit rien ; et si on ne lui réitéroit pas les questions, il se rendormoit, et ronfloit incontinent.

Je regardois ces phénomènes comme les précurseurs d'une attaque d'apoplexie : je prescrivis douze sangsues au cou. C'étoit le 9 mai.

Le lendemain 10, je le trouvai plus affaissé, le sommeil plus profond. Vésicatoire à la nuque, sinaspisme aux pieds, infusion légère d'arnica avec des feuilles d'oranger. Le 11, idées beaucoup plus incohérentes ; pouls naturel. Le 12, langue jaune, vomissement de bile. Émétique gr. ij en un verre d'eau partagé en trois doses, chacune à un quart-d'heure de distance ; évacuations abondantes. Le 13, soulagement marqué. Le 14, il se lève, marche avec assurance, et dit qu'il se porte bien. Il sort trois jours de suite, sans qu'on puisse l'en empêcher. Le 18, foiblesse extrême des jambes ; il est obligé de reprendre le lit. Le 19, bouche amère, envies fréquentes de vomir. Emétique en lavage ; évacuations considérables. Le 20, mieux sensible ; il se lève dans sa chambre, marche avec fermeté ; les forces reviennent, et pendant six jours tout semble rentrer dans l'ordre naturel : l'appétit revient, les fonctions s'exécutent naturellement ; je le crus guéri. Vers le 2 juillet, il est repris de sommeil, il se plaint d'un fort mal de tête, il ronfle comme la première fois. Vingt sangsues sont appliquées au même endroit que les premières ; il tombe dans un assoupissement apoplectique, dont il ne peut être tiré que par un nouvel émétique. Cependant son état n'étoit pas satisfaisant ; malgré qu'il eût l'air bien portant, et que le pouls fût très bon, sa figure naturelle, et la parole libre, il avoit une foiblesse telle qu'il ne pouvoit se soutenir. Le 8 juillet, nouveau vomissement de bile ; nouvel émétique en lavage ; même effet, mieux prononcé ; il semble encore se rétablir, ses forces reviennent, il boit et mange comme à son ordinaire. Cautère au bras : le bien est tel, qu'il parle de reprendre ses travaux. Le 20, au moment où on y pensoit le moins, sa tête s'embarrasse de nouveau ; il se fait appliquer de son chef douze sangsues : l'apoplexie se renouvelle et l'emporte. Mort le 1er août.

Autopsie. L'encéphale sain dans toutes ses parties ; ulcération cancéreuse, avec bords durs et renversés de la largeur d'une pièce de vingt sous, dans le sinus longitudinal du côté droit, avec un léger épanchement de matières grisâtres et pultacées; le cerveau ni plus dur, ni plus mou que dans l'état ordinaire ; le thorax, rien de remarquable ; l'estomac et les intestins très sains, le vésicule du fiel rempli de bile, le duodénum aussi rempli de bile verte foncée, le foie et tous les autres viscères parfaitement sains.

Réflexions.—Cette observation, curieuse d'ailleurs par les symptômes qu'elle présente, offre une ulcération qui a été long-temps sans donner le moindre signe de son existence : ses symptômes ne sont nullement ceux d'une phlegmasie de l'encéphale. Il est à remarquer que sans prévention, et animé du desir d'être utile au malade, j'ai fait appliquer les sangsues, et leur application a été constamment nuisible : tandis, au contraire, qu'on ne peut contester le bon effet de l'émétique ; et certes on ne peut ici admettre l'hypothèse de la gasto-entérite. Que concluerons-nous, sinon que les ulcérations cancéreuses du cerveau peuvent se former sans inflammation? C'est ce dont on ne peut douter. Mais comment donc ces affections peuvent-elles se former? C'est ce qu'il est impossible jusqu'alors de pouvoir dire. Mais ce qui importe à mon sujet, c'est de prouver que ces affections morbides ne sont pas le résultat d'une inflammation proprement dite, mais bien d'une autre cause que nous connoissons sous le nom de virus, dont jusqu'à présent la nature nous est inconnue, et qu'il seroit avantageux de pouvoir convertir en simple inflammation.

Deuxième proposition.

CXXV. L'arachnitis est plus souvent consécutif à une gastro-entérite, que primitif; mais le délire, l'insomnie, les convulsions qui en sont les signes, peuvent être entretenus par cette gastro-entérite, disparoître avec elle, ou laisser après la mort dans l'arachnoïde, et dans la première des traces de phlegmasies plus ou moins marquées que celles que l'on trouve dans l'estomac.

Réponse. — Je suis loin de nier les rapports du cerveau avec l'estomac. Ils sont tous les jours évidemment démontrés dans les moindres affections gastriques, où l'on remarque toujours une céphalalgie plus ou moins prononcée, mais qui se dissipe aussitôt les évacuations provoquées. Il en est de même dans les affections isolées de l'encéphale. Une migraine, par exemple, dont le siége sera dans le cerveau, déterminera des envies de vomir, et souvent des vomissements qui sont suivis de soulagement. Cependant, il est possible que les deux organes soient simultanément malades ; et si dans cette circonstance on n'a pas de donnée certaine sur les causes de l'affection de l'un ou l'autre organe, on sera fort embarrassé pour assurer l'antériorité de l'une sur l'autre. Maie ce qui est plus constant, c'est que ces organes sont plus souvent malades isolément; et que, lorsqu'ils le sont simultanément, il y en a presque toujours un qui ne l'est que secondairement. Il résulte donc, de tout ce que nous venons de dire, qu'il est absurde de considérer les entéro-gastriques comme étant toujours les causes des inflammations ou des affections du cerveau et de ses dépendances.

Troisième proposition.

CXXX. L'inflammation de la membrane muqueuse de l'estomac s'appelle gastrite; mais elle n'est jamais vérifiée sur le cadavre qu'avec celle de la membrane muqueuse des intestins grêles. Il faut donc lui donner le nom de gastro-entérite.

Réponse.— La gastrite peut exister isolément, et indépendamment de l'inflammation des intestins grêles, *et vice versâ.* Je viens de faire l'ouverture de deux enfants morts au mois de janvier 1822 des suites d'une rougeole. J'ai cru remarquer dans l'un une légère inflammation des intestins grêles; mais l'estomac étoit intact et très blanc ; l'autre n'avoit aucune trace de phlegmasie. Dans le mois suivant, j'en ai ouvert deux autres, un de deux ans, un de quatre ans, aussi morts d'une rougeole. Chez le premier, les poumons étoient engorgés, crépitants : ce que j'ai attribué à la respiration stertoreuse, qui a duré tout le temps d'une agonie prolongée ; chez l'autre je n'ai trouvé rien qui puisse mériter de fixer mon attention. J'ai eu occasion de traiter des gastrites bien caractérisées, et des entérites, sans qu'elles soient compliquées l'une avec l'autre ; c'est pourquoi il me semble plus naturel de laisser les dénominations de gastrite, d'entérite, et de gastro-entérite, sans confondre cette dernière avec les autres qui existent réellement, souvent seules.

Quatrième proposition.

CXXXI. L'inflammation de la muqueuse des intestins grêles s'appelle gastro-entérite : le cadavre l'offre quelquefois seule, mais on ne sauroit assurer son existence isolée avant l'autopsie ; et d'ailleurs la gastrite aiguë a toujours l'initiative. Il vaut donc mieux lui donner le nom de gastro-entérite.

Réponse. — Ce que j'ai dit dans la réponse à la proposition précédente peut s'appliquer ici. J'ai cité un exemple de l'inflammation des intestins grêles chez un enfant, sans complication de gastrite : M. Broussais avoue qu'elle se trouve quelquefois isolée ; c'est donc gratuitement qu'il suppose l'initiative à l'estomac, puisqu'il ne peut le prouver ; et le mot gastro-entérite ne peut servir à définir l'entérite, pas plus que celle-ci ne peut désigner la gastrite, ce mot ne pouvant désigner que la complication des deux inflammations réunies.

Cinquième proposition.

CXXXII. La gastro-entérite se présente sous deux formes, avec prédominance de phlegmasie gastrique, ou d'entérite. La douleur gastrique, le refus, le rejet des *injesta*, ou la difficulté de les supporter, caractérise la première ; la faculté de satisfaire la soif, la rapidité de l'absorption des liquides appropriés, sont les signes de la deuxième ; les autres signes sont communs.

Réponse.—M. Broussais, qui prétend que toutes les fièvres sont des gastro-entérites, ne fait pas attention que les symptômes de la gastrite, dont il fait l'énumération, n'existent que dans les méningo-gastriques et l'adéno-méningée, et dans ce que nous sommes convenus d'appeler symptômes gastriques, qui peuvent se manifester sans fièvres comme avec les diverses sortes de fièvres. On a des envies de vomir ; mais jamais les symptômes ne sont intenses comme dans la gastrite, et ils ne peuvent être confondus les uns avec les autres. Les vomitifs procurent toujours du soulagement dans ces fièvres, tandis qu'ils sont pernicieux dans la gastrite aiguë. Au reste, il est des jeux si bizarres de la nature, que j'ai rencontré souvent des apparences de gastrite aiguë, avec les symptômes les plus violents et les plus marqués, qui, ayant résisté aux applications réitérées des sangsues et aux antispasmodiques, ont cédé comme par enchantement, et à mon grand étonnement, à un émétique, aussitôt son admission dans l'estomac, et avant d'avoir produit son effet ordinaire. Cela m'est arrivé à moi-même, dans une circonstance où je ne pouvois arrêter un vomissement continu, avec des douleurs d'entrailles atroces, pour lesquelles j'avois déjà employé divers moyens sans succès. Deux grains d'émétique m'en ont délivré instantanément, et m'ont fait rendre ensuite une quantité d'humeurs bilieuses, acres, etc. Souvent ces douleurs sont nerveuses, et cèdent aux anti-spasmodiques : c'est ce qui m'a confirmé dans l'opinion où je suis, que ces sortes d'inflammations sont loin d'être aussi communes que le prétend M. Broussais.

Sixième proposition.

CXXXIII. L'inflammation aiguë de la muqueuse des intestins grêles, sans affection du péritoine, n'occasionne pas la colique chez la plupart des malades. Elle est presque toujours sans douleur circonscrite, mais souvent avec un sentiment de brûlure et de malaise vague, avec constipation. L'invagination des intestins, loin de causer l'*ileus*, ne produit pas même de coliques.

Réponse. — L'entérite, telle que M. Broussais la présente dans cette proposition, est obscure, et peut-être même n'existe pas ; car on ne devra pas considérer une légère chaleur d'entrailles, de foibles coliques qui cèdent à des boissons délayantes, des bains, des fomentations, ou à des évacuants, comme une entérite caractérisée. La moindre irritation intestinale peut produire cet effet. J'ai, il est vrai, souvent trouvé des invaginations intestinales, sans qu'aucun signe m'en ait démontré la présence J'ai ouvert, en 1803, beaucoup d'enfants morts à l'hospice général de Rouen, à la suite de fièvres muqueuses, qui m'ont présenté une et plusieurs invaginations, sans qu'aucun signe ait pu faire soupçonner cette complication. Mais il faut convenir que, dans la pratique, nous rencontrons le plus souvent l'*ileus* avec des vomissements constants d'excréments.

Septième proposition.

CXXXV. Le mot entérite étant consacré à l'inflammation de l'intestin grêle, ne peut servir à distinguer celle du colon : il faut l'appeler colite ; mais les deux se succèdent et s'associent.

Réponse. — Créons le mot colite, celui même

de rectite, s'il est nécessaire, pour distinguer l'inflammation du rectum et du colon; car il est très vrai que ces intestins peuvent être enflammés isolément : mais c'est une raison pour laisser ceux d'entérite et de gastrite, qui se présentent plus souvent à notre observation; et réservons celui de gastro-entérite pour l'inflammation générale des viscères abdominaux.

Huitième proposition.

CXXXVII. Les gastro-entérites se reconnoissent par les sympathies qu'elles développent, savoir : les organiques, rougeur, chaleur, des ouvertures des membranes muqueuses et de la peau, altérations des sécréteurs de la bile, de l'urine, du mucus; 2° de relation, qui sont la douleur de tête, des membres, l'altération de la faculté de sentir, de juger. L'influence exercée sur le cœur est commune à plusieurs autres phlegmasies.

Réponse. — Les inflammations se reconnoissent en général par les mêmes phénomènes généraux; mais celle de l'estomac diffèrent essentiellement des autres inflammations; et ceux que M. Broussais leur assigne ici ne sont pas des signes inflammatoires particuliers : ils existent dans presque toutes ces maladies, mais non dans toutes les fièvres; et lorsqu'ils existent, ils ne sont pas la cause, mais complication et effets. M. Broussais admet ici l'altération de la bile, de l'urine, du mucus : pourquoi ces altérations n'auroient-elles pas des signes particuliers et distincts qui les feroient reconnoître, et qui occasionneroient des accidents qui leur seroient propres ? (*Voyez* la proposition CXXXII, et la réponse.)

Neuvième proposition.

CXXXVIII. Les gastro-entérites aiguës s'exaspèrent, et arrivent toutes à la stupeur, au fuligo, à la lividité, à la fétidité, à la prostration, et représentent ce qu'on appelle fièvre putride, adynamique, typhus. Celles dans lesquelles l'irritation du cerveau devient si considérable, qu'elle s'élève ou non au degré de phlegmasie, produisent le délire, les convulsions, etc., et prennent le nom de fièvre maligne et ataxique.

Réponse. — Je ne mets nullement en doute qu'une gastrite ou gastro-entérite, et toute espèce de phlegmasie franche et bien caractérisée (mais non telle que la conçoit M. Broussais), puisse dégénérer ou se compliquer, même étant traitée convenablement, avec une fièvre putride ou maligne. Si une phlegmasie peut, dans une telle circonstance, présenter de telles complications, que sera-ce d'une fièvre putride ou ataxique, que l'on traitera comme une inflammation ? Cette marche imprudente sera suivie des accidents les plus graves, et de complications sans nombre, qui mettront la vie en danger, si même le malade n'y succombe pas. Ainsi, une simple fièvre, soit bilieuse, soit muqueuse, dans laquelle on saignera à outrance, dégénérera en fièvre putride ou autre.

Dixième proposition.

CXXXIX. Toutes les fièvres essentielles des auteurs se rapportent à la gastro-entérite simple ou compliquée. Ils l'ont tous méconnue, lorsqu'elle est sans douleurs locales; et même lorsqu'il s'y trouve des douleurs, ils les regardent comme accidents.

Réponse. — Si la gastro-entérite est simple ou compliquée, M. Broussais devroit nous donner le caractère de cette affection simple, et nous dire de quelle nature sont les complications qu'il admet. De deux choses l'une : ou la gastro-entérite est simple, alors elle forme donc une maladie *sui generis;* ou elle est compliquée, alors il y a donc la complication de deux maladies. On ne peut en conséquence les confondre, et les regarder comme une seule affection; car cela deviendroit une énigme impossible à expliquer. On ne peut considérer non plus les diverses complications comme différents degrés de la phlegmasie; car jamais les degrés de l'inflammation ne présentent les phénomènes qui appartiennent à l'ataxie ou à l'adynamie, qui sont bien distinctes. Admettre des complications, c'est admettre deux affections simultanées. C'est une inconséquence; car alors que deviendra la gastro-entérite, dont M. Broussais ne veut pas se départir dans l'un ou l'autre cas? Il n'y a rien d'extraordinaire que les praticiens aient méconnu une douleur locale qui n'existe pas; car il n'est pas dans l'essence des facultés humaines de comprendre ce qui n'est pas. Ils ont ensuite eu raison, lorsque ce phénomène existe, de le considérer comme un accident ou un symptôme; car pour pouvoir caractériser une inflammation, ainsi que toutes les autres affections morbides, il faut qu'il se présente à notre observation une série de symptômes, pour former un groupe qui puisse nous donner l'idée d'une entité quelconque. La considération des symptômes est donc indispensable pour pouvoir asseoir un jugement certain sur la nature des maladies.

Onzième proposition.

CXL. Les auteurs ont quelquefois dit que certaines fièvres dépendoient d'une inflammation des organes digestifs : mais ils n'ont jamais dit que les fièvres prétendues essentielles ne pussent avoir une autre cause; jamais qu'elles ne fussent produites par le même mécanisme que la fièvre des pneumonies, etc.; jamais enfin qu'il n'y en eût pas d'essentielles : tout cela n'a été dit que depuis la doctrine physiologique.

Réponse.—J'ai déjà dit que Boërhaave avoit émis le premier l'opinion que toutes les fièvres dépendoient d'un état inflammatoire. En avançant cette idée, c'étoit bien en nier l'essentialité : ainsi cette hypothèse n'appartient donc pas à la médecine physiologique. Mais supposé que cette opinion soit réelle, et que l'avancé de M. Broussais soit prouvé (c'est-à-dire que les fièvres en général dépendent d'une inflammation), cela ne prouveroit rien en faveur de la localité : car on se demandera si la cause de l'inflammation n'est pas aussi celle de la fièvre ; et, dans l'affirmative, ces deux phénomènes ne seroient l'un et l'autre que le résultat d'une cause générale, l'altération des fluides, dont l'action se porte de préférence sur un organe. Cependant je conviens qu'une phlegmasie peut être primitive : celle, par exemple, qui seroit l'effet d'un coup, d'une chute, d'un agent extérieur quelconque. S'il survient des symptômes fébriles, c'est alors l'effet de la réaction des solides sur les fluides, laquelle est reportée sur tous les systèmes en général. L'inflammation ne peut être considérée comme locale que lorsque son action, ou celle de la cause qui l'a déterminée, ne s'étend pas au-delà de l'organe qu'elle affecte. D'après cela, il est urgent de bien distinguer l'inflammation locale sans fièvre, de celle qui offre des symptômes généraux caractérisés par la fièvre : ainsi la fièvre et l'inflammation sont deux modes morbides bien distincts, pouvant exister l'un sans l'autre, et se compliquer ensemble. Si les fièvres dépendoient toujours d'une inflammation, les ouvertures nous en démontreroient constamment l'existence; et M. Broussais lui-même convient qu'elle n'offre pas toujours de traces propres à la faire reconnoître. Sur quels fondements faut-il donc baser son existence, puisque la seule preuve sur laquelle on peut l'affirmer manque? On ne doit jamais avancer un fait sans le prouver; c'est ce que M. Broussais ne peut faire. Les fièvres se présentent donc avec des phénomènes *sui generis*, isolés de ceux qui représentent les inflammations: il est par conséquent essentiel de faire deux classes distinctes, afin de ne pas confondre ces affections différentes.

Douzième proposition.

CXLII et CXLIII. La variole débute par une gastro-entérite, remplacée par la phlegmasie cutanée, qui se reproduit dans la confluente et dans la fièvre secondaire ou de suppuration. Il en est de même de la rougeole, de la scarlatine, à laquelle se joint un catharre oculaire, nasal, guttural, ou bronchique aiguë.

Réponse. — La variole, comme presque toutes les fièvres éruptives, s'annonce par des envies de vomir, des éternuements, un corysa, un larmoiement, des maux de tête avec assoupissements; mais ce ne sont pas là les symptômes de la gastro-entérite. La plus grande preuve, c'est qu'un émétique administré dans le début, avant même l'éruption, la facilite, et fait disparoître tous les symptômes gastriques. Une autre preuve, c'est que j'ai ouvert un certain nombre d'enfants morts à la suite de la variole confluente, et je n'ai jamais trouvé de traces inflammatoires : la mort n'est due dans cette circonstance qu'à l'humeur non sortie ou rentrée, qui détruit la vitalité des fluides. Les symptômes gastriques manquent souvent dans beaucoup de varioles et de rougeoles; les enfants alors conservent leur appétit : ce qui est cause que les parents leur donnent toujours des aliments, et qu'il n'en résulte pas d'accidents. Peut-on raisonnablement admettre l'existence de la gastro-entérite dans ce cas? Dans des circonstances graves, où l'éruption est difficile, où les enfants sont menacés par ce fait même d'un grand danger, j'ai toujours obtenu de bons effets de l'émétique; au lieu que j'ai remarqué que l'emploi des saignées, en faisant développer une atonie profonde, empêchoit l'éruption variolique, et déterminoit des symptômes adynamiques. La rougeole est dans cette catégorie : elle offre moins de symptômes gastriques que la variole, et ne présente aucun phénomène qui puisse faire présumer une inflammation de l'estomac. Son début est plus souvent précédé de toux sèche, rauque, gutturale, avec un corysa, un larmoiement plus ou moins prononcé. La gorge est rouge, enflammée; la respiration courte, accélérée, bruissante; le pouls fréquent, vif, concentré : alors l'éruption se fait au bout de quelques jours. Quelquefois elle a lieu sans signes précurseurs, et spontanément. Le mois de février de cette année 1822, la rougeole règne épidémiquement à Versailles depuis trois mois; elle suit invariablement la marche que je viens d'indiquer. Les filles sont, dans le nombre des enfants qui en sont atteints, de huit sur deux garçons. Sur quarante environ que j'ai soignées, quatre sont mortes: ce sont celles dont j'ai parlé plus haut. J'ai suivi le traitement le plus simple : la diète les premiers jours, les chambres aérées souvent; de l'eau d'orge miellée pour boisson, du bouillon de temps en temps; au bout de trois ou quatre jours, du jus de pruneaux, et les pruneaux à sucer. J'augmente les aliments à proportion de la diminution des symptômes, et un minoratif aussitôt après la disparition totale de l'éruption. J'ai remarqué que ceux qui n'étoient pas purgés aussitôt conservoient long-temps une toux incommode, qui cessoit aussitôt que j'avois fait prendre une ou deux fois un léger minoratif, tel que la manne.

Treizième proposition.

CXLIV et CXLV. L'hypocondrie, la plupart des dispepsies, gastrodinies, gastralgies, pyrosis, cardialgies, et toutes les boulimies, sont l'effet de gastro-entérites chroniques.

Réponse.—Toutes ces maladies, ou plutôt tous ces symptômes de maladies, ont été jusqu'à ce jour l'écueil où les médecins ont échoué : il étoit réservé à M. Broussais de débrouiller ce chaos, en tranchant le mot, et en prononçant hardiment que ces phénomènes sont dus à une gastro-entérite chronique. Ce médecin croit avoir coupé le nœud gordien : démontrons qu'il en est bien éloigné.

Presque tous ces symptômes (car ce ne sont pas des maladies primitives) ne sont que les effets d'affections profondes des organes digestifs. Ces affections peuvent bien avoir été précédées d'anciennes inflammations, mais ne les ont pas pour causes : elles sont dues aux altérations des humeurs qui se répandent et séjournent dans ces organes, en altèrent la texture, y causent l'engorgement des viscères sécréteurs, et par suite tous ces phénomènes qui ont reçu des dénominations, selon le sentiment désagréable qu'ils font éprouver. C'est ainsi qu'une sécrétion de bile, altérée de suc pancréatique, de mucus intestinal, produira un amas d'humeurs acres dans l'estomac et les intestins; ces humeurs, tantôt acides, alkalines, en irritant les parois de l'estomac et des viscères, y produisent les effets précités dans cette proposition. Le plus souvent l'évacuation de ces humeurs les fait cesser; et s'ils se renouvellent, c'est par la tendance de ces mêmes humeurs à reprendre le même caractère, en raison de la qualité du sang qui les sécrète. Lorsque ces humeurs par leur acreté ont produit sur les organes des impressions profondes, qu'il en est résulté des engorgements prononcés, il résulte une atonie dans les parties : les forces digestives sont perdues, l'assimilation altérée. Alors aux évacuants, aux émétiques, il faut joindre des toniques et des amers, enfin tout ce qui peut donner du ton aux organes et rétablir les fonctions interrompues. Cela suppose qu'il n'y a pas désorganisation ; car dans ce cas toute amélioration devient impossible. J'ai démontré dans le cours de cet ouvrage l'effet des humeurs sur les solides, et j'ai appuyé mes opinions sur des faits; j'ai invoqué souvent l'autorité de l'immortel Bichat, et je ne crains pas d'assurer, d'après ma propre expérience, que la plupart des maladies sont dues à l'altération des fluides, que les phénomènes qui en résultent sont produits par leur réaction sur les solides, et que les irritations qu'ils produisent ne sont nullement inflammatoires, puisque l'évacuation de ces humeurs amène presque toujours la guérison.

Quatorzième proposition.

CLXXI. Le mot phthisie pulmonaire, n'exprimant que la désorganisation qui est produite par l'inflammation du parenchyme, ne sauroit être appliqué à cette phlegmasie : il vaut mieux la nommer pneumonie, en désignant le tissu primitivement affecté.

Réponse. — La pneumonie étant une inflammation aiguë du poumon, qui parcourt ses périodes en un temps prompt et déterminé, ne peut être confondue avec la phthisie pulmonaire, dont l'essence inflammatoire n'est rien moins que prouvée. En considérant cette maladie dans sa marche lente, dans l'irritation prolongée, l'amaigrissement successif et gradué qui ont lieu dans son cours, d'abord sans fièvre, ensuite avec des symptômes fébriles d'un caractère particulier; dans l'organe primitivement affecté, le larynx, et successivement la trachée-artère, les bronches, le tissu cellulaire qui environne les glandes dont se composent les poumons, la masse pulmonaire elle-même, on se convaincra que ces maladies n'ont aucun rapport entre elles, et qu'elles ne peuvent être traitées de la même manière. Si nous joignons à ce que je viens de dire le caractère contagieux de la pulmonie, nous serons certains de cette vérité. Rien n'autorise le changement de nom que M. Broussais veut faire; et la phthisie pulmonaire et la pneumonie formeront toujours deux entités particulières.

Quinzième proposition.

CLXXIX. Les scrofules sont des irritations des tissus extérieurs, où prédomine la partie albumineuse du sang; mais comme la chaleur y est peu de chose, et que la rougeur n'existe pas, on peut les distinguer par une expression particulière. Celle de subinflammation convient-elle?

Réponse. — Les scrofules sont le résultat d'une action délétère, *sui generis*, des fluides sur les solides, due à la perte que ceux-ci ont éprouvée d'une portion de leur vitalité, qui n'est pas la même que celles qu'ils éprouvent dans les autres affections morbides désignées sous le nom de virus. Si on peut caractériser les effets qui en résultent d'irritations, comme le dit M. Broussais, ces phénomènes sont intérieurs : et ceux qui surviennent extérieurement sont consécutifs aux premiers. Ainsi les os, les glandes lymphatiques des viscères, sont profondément affectés dans cette maladie; l'albumine ne semble y prédominer que parce qu'il y a défaut d'assimilation de la gélatine et des autres substances qui forment le sang : d'où résulte une atonie générale sur les solides, qui, ne recevant plus du sang les principes dont ils ont besoin, subissent une désorganisation lente, à peu près semblable à celle que produit la phthisie pulmonaire. Aussi en résulte-t-il des énormes dépôts consécutifs, accompagnés d'une fièvre lente étique qui fait périr les malades.

La carie des os est un des phénomènes des plus prononcés : il semble que cette affection se porte de préférence sur ce tissu. M. Broussais a déjà admis le scorbut comme non inflammatoire : il est encore ici obligé de soustraire les scrofules de la domination de ses inflammations ; et, pour caractériser cette affection, il prépose le mot subinflammation, qui certes ne peut convenir, puisque la subinflammation ne peut être qu'une légère modification de l'inflammation, et que les scrofules sont exempts de tous phénomènes inflammatoires, et sont le produit d'une atonie générale portée dans les tissus par le sang privé d'une partie de sa vitalité. Cette préposition décèle l'embarras de M. Broussais : déjà le scrofule, le scorbut sont séparés par lui des inflammations. Pour peu qu'il se trouve encore quelques autres affections de ce genre, que ferons-nous de sa gastro-entérite ?

Seizième proposition.

CCXXVIII. Il est toujours dangereux de ne pas arrêter une inflammation dans son début : car les crises sont des effets violents et souvent dangereux que la nature déploie pour soustraire l'économie à un grand danger. Il est donc utile de les prévenir, et imprudent de les attendre.

Réponse. — On n'est presque jamais le maître d'arrêter à volonté le cours d'une inflammation.

Les émissions sanguines trop abondantes opèrent un changement qui souvent est plus pernicieux que la maladie primitive, en plongeant les malades dans une prostration extrême, et souvent dans l'adynamie; et lorsqu'on en réchappe, la convalescence est longue et pénible.

J'ai vu des phlegmons tourner à l'état gangréneux aussitôt après l'application d'une certaine quantité de sangsues. J'en ai donné des exemples dans le chapitre précédent, dans l'observation de la dame Sénéchal : tandis au contraire que d'autres, traités sans émissions sanguines, avec les moyens les plus simples, se terminent du septième au quatorzième jour sans accidents.

Dans le cours d'une longue pratique, j'ai peu employé les saignées, même dans les pleurésies, les péripneumonies, les esquinancies. Cependant je conviens qu'il est certains cas où on peut en retirer de grands avantages. Mais ce n'est pas en les prodiguant à tort et à travers, comme le conseille M. Broussais, sans avoir égard aux divers degrés, aux diverses complications, et aux crises salutaires opérées souvent par la nature. Il vaut mieux, dans tout état de choses, guérir avec les moyens les plus simples, que de jouer à quitte ou double, selon l'expression de M. Broussais, en employant un traitement désordonné, intempestif, qui bouleverse l'ordre naturel, et est toujours suivi des accidents les plus graves.

Dix-septième proposition.

CCLXIII. Il y a quatre sortes de moyens d'arrêter la marche des inflammations : les débilitants, les révulsifs, les toniques fixes, les stimulants plus ou moins diffusibles.

Dix-huitième proposition.

CCLXIV. Les débilitants propres à arrêter les inflammations sont la saignée, l'abstinence, les boissons émollientes, acidules; mais la saignée est le plus efficace de tous.

Réponse. — De tous les moyens que propose M. Broussais, la saignée est celui dont on peut se passer le plus souvent : les autres sont indispensables. Instruit, comme je ne puis trop le répéter, par une longue et heureuse expérience, j'emploie fort peu la saignée, que je préfère aux sangsues.

Dix-neuvieme proposition.

CCLXV. On peut pousser la saignée jusqu'à la syncope dans les inflammations récentes des sujets sains avant la maladie. Dans le cas contraire, on feroit faire au malade, par cette pratique, un sacrifice dont on ne seroit pas certain d'obtenir le dédommagement. On peut en dire autant de l'abstinence complète des aliments, de sa prolongation. Les hémorragies des sangsues deviennent souvent excessives chez les enfants et les jeunes sujets, dont la peau est sanguine et le cœur très énergique ; on doit donc arrêter les piqûres aussitôt que la défaillance se fait sentir.

Réponse. — Toute espèce d'inflammation, sauf quelques exceptions, peut se guérir facilement sans saignées. Les antiphlogistiques, les adoucissants, et la diète : tels sont les moyens les plus efficaces. Il est plus qu'imprudent d'employer la saignée jusqu'à la syncope. Mais onne sauroit être trop rigide sur l'emploi de la diète : car l'expérience nous montre tous les jours que sur cent individus il y en a tout au plus dix en faveur de qui on peut s'écarter de cette règle. Dans une des observations précédentes, on a vu un exemple de l'abus des sangsues sur un enfant, et du résultat de leurs piqûres abandonnées à elles-mêmes. Les enfants ont besoin plus que qui ce soit de leur sang, les réparations que ce fluide fournit étant en compensation de la croissance et des pertes qu'ils éprouvent. Il faut donc être avare de ce réparateur. On trouvera fort peu d'occasions d'employer les émissions sanguines avec succès, et beaucoup en pure perte chez les enfants.

Vingtième proposition.

CCLXVII. Les saignées locales sont souvent nuisibles dans les anciennes phlegmasies des principaux viscères, lorsque le sang ne surabonde pas dans l'économie ; il est rare qu'elle n'augmente pas alors la congestion. Il vaut donc mieux s'en abstenir, ou la pratiquer à quelque distance du point principal d'irritation.

Réponse. — M. Broussais est ici en défaut avec ses principes : il faut alors qu'il admette deux irritations différentes, une où il y a pléthore, et une autre au contraire où l'atonie prédomine; car la congestion ne peut être que le résultat d'une foiblesse organique. C'est une des inconséquences de son système.

Vingt-unième proposition.

CCLXVIII. Les saignées locales ou générales, faites à une personne qui a peu de sang, déterminent toujours beaucoup de malaise, augmentent les congestions des viscères, et produisent souvent par là des convulsions et la fièvre.

Réponse. — Cette proposition est une conséquence de la précédente : seulement je trouve qu'il est singulier de voir M. Broussais faire naître des congestions et la fièvre du moyen qu'il emploie si largement pour la détruire; et comme, d'après son système, la fièvre n'est qu'un produit d'une inflammation, la saignée peut donc, selon lui, la provoquer ?

Vingt-deuxième proposition.

CCLXXII. Les sangsues placées à la partie inférieure du cou, entre les insertions des muscles sterno-mastoïdiens, enlèvent le catharre bronchique, et préviennent la phthisie pulmonaire. Ce moyen est efficace dans les catharres qui accompagnent la rougeole, et qui produiroient sans cela des strangulations mortelles. L'aspect purulent des crachats ne fournit pas de contre-indication.

Réponse. — Toute émission sanguine m'a toujours paru nuisible, dans quelque catharre que ce soit. Elle provoque la congestion humorale, pulmonaire, et détermine la phthisie. L'expérience m'a confirmé dans cette opinion, relativement aux catharres bronchiques.

La toux qui existe dans les rougeoles n'est point catharrale : elle est produite par l'engorgement de la trachée, causé par les boutons rubéoliques qui s'y trouvent. Cette toux diminue, en général, à mesure que l'éruption a lieu. Cependant elle se prolonge quelquefois pendant le cours de la maladie, et souvent après la guérison. Dans le premier cas, des adoucissants, tels que l'usage d'un look gommeux, la calment ; et dans le second elle cède d'autant plus vite aux évacuants, qu'on les aura administrés plus près de la terminaison de l'éruption. La manne suffit presque toujours pour remplir ce but, ainsi que je l'ai dit plus haut.

Vingt-troisième proposition.

CCLXXIII. Les sangsues placées autour des clavicules, sous les aisselles, arrêtent les progrès d'un catharre qui vient de s'introduire dans le lobe supérieur, et qui auroit infailliblement produit la phthisie pulmonaire. Un son mat, et moins clair, annonce que le catharre a pénétré dans le parenchyme des poumons, et indique qu'il faut insister sur les saignées locales.

Réponse. — Il est fort aisé en hypothèse de faire des cures; et si M. Broussais, chaque fois qu'il aura appliqué des sangsues autour des clavicules, dans des affections catharrales, s'imagine guérir ou prévenir des phthisies, il ne manquera pas d'assertions de ce genre. Mais malheureusement l'expérience, lorsque véritablement il y a prédisposition à la phthisie, ne démontre pas que l'usage seul des sangsues puisse arrêter cette tendance. Dans l'intention de me convaincre si le précepte de M. Broussais étoit vrai, j'y ai soumis d'abord une femme de trente ans, qui, après un allaitement prolongé, fut prise d'un catharre avec tous les symptômes de phthisie pulmonaire. Je fis appliquer successivement des sangsues sur la poitrine, à des places variées; j'ai joint l'usage des adoucissants, du lichen; et la malade a péri au bout de trois mois de traitement. Une jeune fille de vingt ans, prise des mêmes symptômes après avoir été soumise aux applications variées de sangsues, est morte six mois après l'invasion. Une troisième, de vingt-quatre ans, que je soignois dans le même temps, n'en a pas éprouvé de soulagement, et a terminé comme les autres : tandis qu'une quatrième, qui avoit reçu cette maladie par contagion, existe encore ; et depuis plus d'un an qu'elle est soumise à l'usage du sirop hydrocyanique du docteur Magendie, elle semble promettre une parfaite guérison. J'ai dans le temps envoyé le commencement de cette observation à l'Académie de Médecine de Paris, avec plusieurs autres observations sur la nature contagieuse de la phthisie pulmonaire.

Vingt-quatrième proposition.

CCLXXIV. Les sangsues appliquées à l'épigastre arrêtent mieux la gastrite que celles que l'on place à l'anus ; mais ces dernières sont le remède le plus efficace de la colite.

Réponse. — J'ai reconnu l'utilité des sangsues appliquées à l'épigastre dans une vraie gastrite. C'est peut-être le seul cas où j'aie remarqué cette efficacité aussi marquée : c'est pourquoi je les ai employées chaque fois que j'ai eu à combattre cette inflammation.

Vingt-cinquième proposition.

CCLXXV. Lorsque la colite résiste aux sangsues à l'anus, que l'on distingue un point douloureux et de tuméfaction sur le trajet du colon, une nouvelle application de sangsues sur le trajet du colon, ou des ventouses scarifiées, terminent la maladie.

Réponse. — La plupart des coliques, quelque intenses qu'elles soient, sont plus souvent nerveuses qu'inflammatoires : alors elles cèdent aux antispasmodiques et aux fomentations chaudes. Plus souvent encore elles sont déterminées par une surabondance gastrique ; et il m'est arrivé souvent qu'après avoir en vain employé tour-à-tour les sangsues, les saignées, et toutes les applications possibles, j'ai réussi instantanément avec un émétique. En effet ce moyen m'a été utile à moi-même dans une pareille circonstance, où j'étois atteint d'une colique violente qui duroit depuis vingt-quatre heures, sans que rien ait pu la faire cesser : et, après avoir épuisé tous les moyens connus, je pris deux grains d'émétique, qui la firent cesser à l'instant même comme par enchantement ; un vomissement abondant de matières acres, acides, en fut la suite, et elle ne revint plus. Depuis long-temps je n'emploie plus que ce moyen, et toujours avec le plus grand succès.

Vingt-sixième proposition.

CCLXXVI. Enlever les colites par ces moyens, c'est anéantir des épidémies de dyssenteries.

Réponse. Rien ne coûte à M. Broussais : d'un trait de plume il opère des miracles. Je fais des vœux pour que le temps nous confirme cet avancé flatteur.

Vingt-septième proposition.

CCLXXVII. Les angines tonsillaires, laryngées ou laryngo-trachéales, le croup, la coqueluche, cèdent mieux aux saignées locales qu'à l'émétique, surtout lorsqu'il y a pléthore ou gastrite.

Réponse. — Toutes les angines cèdent plutôt aux émétiques qu'aux saignées locales, dont l'emploi n'empêche presque jamais que l'on soit obligé de donner ce remède : au lieu que l'émétique a rarement besoin, après son usage, de l'emploi des sangsues. Lorsque j'ai vu arriver la mort à la suite du croup, c'est dans les circonstances où j'avois employé ce moyen de préférence.

J'ai recueilli un certain nombre d'observations de croup, qui démontrent l'efficacité des vomitifs, et celui de l'emploi du sulfure de potasse. J'en ai envoyé dans le temps plusieurs observations à la Société médicale d'Emulation. Dans la coqueluche, je n'ai jamais réussi que par les vomitifs; et j'ai remarqué que les saignées affoiblissoient singulièrement les enfants, et les prédisposoient à des affections plus graves, telles que les engorgements lymphatiques et autres.

Vingt-huitième proposition.

CCLXXVIII. Les jaunisses dépendant toujours d'une gastro-duodénite ou hépatite, sont enlevées par les sangsues appliquées à l'épigastre; et l'hypocondrie, avec des adoucissants et un régime approprié.

Réponse. — Les jaunisses ne dépendent presque jamais d'une inflammation : elles sont dues à une modification morbide portée dans les fonctions sécrétives du foie. Le duodénum et l'estomac ne sont affectés que consécutivement, et irrités par la bile, qui s'y trouve surabondante et dégénérée. L'émétique et les évacuants me réussissent constamment dans cette affection. J'ai retiré souvent de bons effets de la limonade nitrique. J'ai eu occasion de traiter dans le mois de juin dernier une femme qui avoit une jaunisse, avec empâtement au foie. Cette jaunisse duroit depuis long-temps; je voulus essayer les sangsues sur l'épigastre : la fièvre s'en suivit, la couleur jaune augmenta. Obligée de s'aliter, il se manifesta des symptômes gastriques, tels qu'aphalgie intense. La bouche devint amère : il survint des nausées, la langue jaune foncée ; ce qui me détermina à administrer un vomitif. Une évacuation abondante de bile jaune la soulagea beaucoup : la couleur devint plus claire. Une simple tisanne de chiendent et de réglisse fut ce qu'elle prit pendant trois jours. Alors elle fut reprise d'envies de vomir ; elle demanda elle-même un second vomitif. Je n'hésitai pas. Il fut suivi d'un bien sensible, après de fortes évacuations bilieuses par haut et par bas. Je la purgeai ensuite avec une médecine composée avec sulf. de soude, fol. séné, de chacun gros ij, sirop de nerprun ℥ ij pour une médecine s. l. De ce moment elle fut parfaitement bien. Je pourrois citer quantité d'exemples de cette nature, si je ne craignois d'être trop long, et de passer les bornes que je me suis prescrites.

Vingt-neuvième proposition.

CCLXXIX. Les symptômes bilieux, muqueux et autres, dits embarras gastriques, guérissent plus par les sangsues à l'épigastre, et l'abstinence, que par l'émétique.

Réponse. — En voulant tout prouver, on finit par ne rien prouver. Si vous voulez faire développer des jaunisses, des engorgements au foie, ou aux autres viscères à parenchyme ; des pyrosis, des cardialgies, etc., employez les sangsues. Dans de telles circonstances, dans une fièvre bilieuse, ou méningo-gastrique, vous ferez développer les symptômes adynamiques. Si au contraire vous voulez guérir promptement, *tutò*, *citò* et *jucundè*, employez un émétique : il n'entraîne après lui aucun inconvénient.

M. Broussais est tellement parvenu à faire peur de son fantôme d'irritation, que ses élèves osent à peine, dans un léger embarras stomachal, prendre une prise de rhubarbe : s'imaginant sans cesse qu'ils vont réveiller ou augmenter les progrès de cette irritation, qu'ils ont sans cesse devant les yeux comme un épouvantail.

Trentième et trente-unieme proposition.

CCLXXX et CCLXXXI. La fièvre d'incubation des phlegmasies aiguës, la fièvre secondaire de la petite-vérole confluente, étant l'effet de l'érésipèle produit par les pustules, est modérée, prévenue par des saignées pratiquées dans la fièvre d'incubation.

Réponse. Ceci est en contradiction avec les propositions CXLII et CXLIII, dans lesquelles M. Broussais attribue cette fièvre à une gastro-entérite. (*Voyez* ces propositions et les réponses.)

Trente-deuxieme proposition.

CCLXXXII. La fièvre adynamique qui vient des varioles confluentes, n'étant qu'une gastro-entérite produite par l'érésipèle cutané, est prévenue par les mêmes moyens.

Réponse. — Au lieu de prévenir les fièvres adynamiques qui viennent compliquer les varioles confluentes, par les émissions sanguines, on les provoque. L'expérience nous a démontré qu'elles sont contraires dans les éruptions en général, et qu'il se présente peu de circonstances où elles soient utiles.

Trente-troisième proposition.

CCLXXXIV. Les vers qui accompagnent les gastro-entérites, étant l'effet de ces phlegmasies, n'exigent pas de remèdes particuliers, et sont expulsés après la chute de l'inflammation.

Réponse. — Si les vers qui existent dans les intestins ou l'estomac sont le produit de gastro-entérites, que de gastro-entérites ambulantes! Tous les médecins savent que dans certains pays il n'est pas d'individu jeune, vieux, femme ou homme, qui n'en ait. Dans la Normandie, je n'ai jamais vu de malades sans la présence de vers; et ceux qui se portent bien en ont, comme s'ils avoient la gastro-entérite la plus intense. En général, les vers qui se trouvent compliquer une maladie existent avant le développement de cette maladie, et sont un effet, comme la maladie elle-même, du mauvais état des humeurs.

Trente-quatrième proposition.

CCLXXXVI. Les reliquats des rougeoles sont des inflammations des bronches, des poumons ou des voies gastriques, et n'exigent pas d'autres traitements que celui des inflammations.

Réponse. — Saignez donc des enfants déjà abattus par huit ou dix jours et quelquefois plus de maladies, vous en verrez le résultat. Ces reliquats ne sont nullement inflammatoires : ils ne sont dus qu'à une légère irritation causée par un léger engorgement humoral, qui disparoît en purgeant doucement le convalescent. (*Voyez* la proposition CXLII.)

Trente-cinquième proposition.

CCLXXXVII. Les émétiques ne guérissent les gastro-entérites que par révulsion, et les évacuations critiques qu'ils provoquent. Leur effet est donc incertain dans les cas légers; dans les graves, ils sont toujours dangereux, augmentent l'inflammation : de même des purgatifs.

Réponse. — Si M. Broussais entend une vraie gastro-entérite, d'accord; mais dans les autres circonstances il avance une erreur. Toute irritation gastrique, provoquée par la présence d'humeurs acres, cédera constamment à un vomitif; les sangsues, au contraire, aggraveront la maladie : trop heureux encore si on peut arrêter leurs ravages par un émétique qui auroit dû être employé de préférence !

Trente-septième proposition.

CCLXXXVIII. Les vésicatoires augmentent souvent les gastro-entérites, parce que l'inflammation qu'ils produisent ajoute à celle de la muqueuse digestive, au lieu d'en opérer la révulsion. Ils ne rendent donc pas les services qu'on en attend dans les fièvres désignées sous le nom de fièvres adynamiques.

Réponse. — J'ai toujours obtenu un avantage réel des vésicatoires dans les fièvres adynamiques ; dans quelque période que ce soit de la maladie, ils agissent non seulement comme révulsifs des humeurs ou fluides morbides, en procurant leur évacuation critique, mais encore en rétablissant la sensibilité souvent éteinte ; et quoique M. Broussais prétende avoir trouvé la panacée universelle dans les saignées, l'application des vésicatoires est beaucoup plus avantageuse. J'ai remarqué que dans les premières périodes d'une fièvre adynamique ils n'opèrent d'abord aucun effet ; mais lorsqu'ils commencent à suppurer, c'est toujours un signe qui laisse espérer qu'il y aura un mieux, et qui trompe rarement.

Trente-septième proposition.

CCLXXXIX. Les vésicatoires exaspèrent le plus souvent les inflammations des divers tissus du poumon, soit aiguës, soit chroniques, lorsqu'on les applique avant le traitement antiphlogistique; mais après les saignées ils opèrent très efficacement la révulsion.

Réponse. — Dans les pleurésies, j'ai souvent fait appliquer sur le point douloureux un vésicatoire; cette application a été souvent suivie de la cessation subite de la douleur. Dans les pneumonies, leur application éloignée du point principal, aux jambes, aux cuisses, par exemple, est souvent salutaire. Je n'emploie ordinairement ce moyen, ainsi que la saignée, que lorsque j'y suis déterminé par la gravité des symptômes; et, malgré tout, je guéris mes malades.

Ce que j'avance n'est pas basé sur des *on dit* ou des observations étrangères, mais bien sur des faits que j'atteste, et qui me sont propres.

Trente-huitième proposition.

CCXC. L'estomac est un organe qui a besoin d'être stimulé, afin d'entretenir, par les sympathies qu'il réveille, le degré d'irritation nécessaire à l'exercice de ses fonctions; mais il doit l'être dans un degré et dans un mode qui conviennent à sa vitalité : car il est le siége du sens interne régulateur de l'économie.

Réponse. — L'estomac n'a jamais besoin d'être stimulé lorsqu'il est en état de santé. Une surexcitation seroit nuisible, et pourroit faire développer des accidents nerveux ou inflammatoires. M. Broussais est ici fortement en contradiction avec lui-même : après avoir fait de l'estomac le siége de gastro-entérites permanentes, et par conséquent le plus susceptible de nos organes, il nous dit gravement que l'estomac a besoin d'être excité pour entretenir ses fonctions. Cela n'est-il pas ridicule ? Personne n'ignore que ce viscère joue un rôle des plus importants dans les fonctions assimilatrices de l'économie, mais que ce rôle lui est imprimé par le sang et les nerfs ; que c'est à l'action vitale de ce premier fluide, et à l'action secondaire de celle des nerfs, qu'il doit toutes ses propriétés. D'après cela, si le sang se trouve modifié, il agit sur les nerfs, et leur action simultanée produit le dérangement de l'estomac. Si, dans toute espèce de maladies, l'affection qui résulte de ce changement est une gastro-entérite, dans quelle circonstance donc faudra-t-il que cet organe soit excité ? Maintenant faisons abstraction des gastro-entérites, reléguons-les à leur place, et nous verrons qu'elles jouent un rôle bien moins important dans nos affections maladives que celui dont M. Broussais se plaît tant à les revêtir.

Il est bien vrai que l'estomac pèche souvent par inertie, ou par une irritation nerveuse, et quelquefois par inflammation. Mais ces différents modes sont des effets secondaires, et demandent l'un des toniques, l'autre des évacuants; celui-ci des calmants, celui là des saignées : quelquefois même il est nécessaire d'associer ces différents remèdes l'un à l'autre pour pouvoir triompher de ces affections. L'affection nerveuse exerce une grande influence dans les affections morbides de l'estomac et conduit alimentaire, après celle produite par les du humeurs. Je puis rappeler à cette occasion la maladie de notre confrère le docteur Tartra, dans laquelle ce médecin eut infailliblement été victime de l'obstination que mit M. Broussais à considérer sa maladie comme une gastro-entérite, si, épuisé par une application de près de deux cents sangsues, et se voyant près de succomber sous cette médication meurtrière, il n'eût réclamé le secours de plusieurs autres confrères. M. Tartra, atteint d'une affection spasmodique des entrailles, ne dut son salut qu'aux calmants les plus énergiques (la morphine). M. Broussais, s'obstinant dans son opinion, et soutenant l'existence de la gastro-entérite, vouloit encore recommencer l'application des sangsues. Aussi n'a-t-il pas manqué de crier après les médecins ontologistes qui, malgré lui, ont arraché à la mort notre estimable confrère.

Trente-neuvième proposition.

CCXCII. L'excès d'irritabilité de l'estomac ne se manifeste pas toujours par la douleur ni par le vomissement, mais par la violence de la fièvre. Le délire, la stupeur, les mouvements convulsifs, les sympathies, doivent suffire au praticien pour le déterminer à renoncer aux stimulants.

Réponse. — Certainement ni le vomissement ni la douleur ne se montrent pas toujours dans une fièvre bilieuse, qui ne se présente souvent qu'avec les symptômes d'une simple affection gastrique; mais il n'en est pas de même dans une vraie gastrite, où ces phénomènes ont toujours lieu. Les autres symptômes dont parle M. Broussais, tels que le délire, la stupeur, sont des phénomènes qui appartiennent à une autre affection, et qui peuvent cependant se trouver unis à toute espèce de maladie, et comme complication. M. Broussais a besoin d'un agent secondaire pour prouver ses gastro-entérites, et à cet effet il a recours aux sympathies. D'après cela, si une personne est atteinte d'une violente céphalalgie avec fièvre, somnolence, de la stupeur, M. Broussais dira : C'est une gastro-entérite, et les phénomènes qui l'accompagnent ne sont que des effets sympathiques. Si le malade vient à succomber, et que l'ouverture, au lieu de démontrer une lésion à l'estomac, en signale une au cerveau, il vous répondra que les traces primitives d'irritation de l'estomac sont disparues après la mort, mais que le siége n'en résidoit pas moins sur cet organe, la lésion du cerveau n'étant que secondaire et l'effet de la sympathie. C'est ainsi que ce professeur a toujours raison. Il semble que l'hypothèse des sympathies soit créée exprès pour favoriser son système ; mais comme rien n'est démontré comme réel dans les sympathies, qu'elles ne sont que le produit de la foiblesse de notre entendement et de notre imagination, à qui les premières causes de notre existence resteront toujours inconnues, elles servent à faire juger de la solidité des sophismes du médecin physiologiste. M. Broussais veut, en dépit de tout, que, malgré l'absence des phénomènes qui seuls pourroient nous la démontrer, nous reconnoissions sur son simple avancé la réalité de ses gastro-entérites ; il veut aussi que, quoique l'évidence nous montre un organe malade et un autre sain, ce soit ce dernier qui doive être considéré comme étant le siége de la maladie principale. Cela est facile pour des ignorants disposés à tout croire ; mais le bon sens permettra-t-il aux autres d'admettre une telle opinion?

On sait, à la vérité, qu'un organe ou un tissu quelconque peut être affecté primitivement ; que cette affection peut ensuite, en quittant son premier siége, se reporter sur un autre, sans que le premier conserve aucune trace de sa lésion. Mais il y a eu des phénomènes qui ont indiqué, à ne pouvoir s'y méprendre, cette attaque primitive, et signalé son report sur un autre endroit. Le médecin attentif qui saura les discerner ne se croira pas autorisé, malgré ce changement, à ne considérer dans sa thérapeutique que l'affection primitive : toute son attention devra se porter vers la nouvelle, sans craindre de commettre d'erreurs. Souvent aussi une maladie, sans quitter son type primitif, se complique de symptômes étrangers qui offrent plus de dangers que la maladie même. Il faut encore, sans craindre le reproche que fait M. Broussais de faire la guerre aux symptômes, combattre ces nouveaux phénomènes, chercher à en arrêter le cours, et tâcher de ramener le mal dans sa simplicité. Si on n'agissoit pas ainsi, le malade courroit les plus grands dangers. Il est donc imprudent à un médecin de considérer toujours un seul organe comme siége de maladie : il est nécessaire qu'il examine l'ensemble de l'économie malade, qu'il soit comme une sentinelle vigilante toujours attentive à porter secours là où est le danger.

Souvent, dans la pratique de la médecine, on est obligé de prescrire des médications différentes de celles que l'on avoit ordonnées dans la visite précédente : le changement qui survient, dans l'intervalle, dans l'économie du malade commande impérieusement cette conduite. Persuadé de l'avantage de ce principe, j'ai toujours agi ainsi. Il ne faut pas conclure de ce que je dis que je croie qu'il faille remédier à tous les symptômes qui se présentent dans une maladie ; on ne me comprendroit pas s'il en étoit ainsi. Mais il me semble que je me suis fait entendre de manière à ne pas craindre cette imputation.

Quarantième proposition.

CCXCIII. L'estomac, tourmenté par les stimulants, se débarrasse quelquefois de l'irritation en la versant sur les exhalants et les sécréteurs, par le moyen des sympathies qu'il est naturellement destiné à mettre en jeu. C'est ce qui explique pourquoi toutes les gastro-entérites surirritées ne sont pas mortelles.

Réponse. — Une irritation locale ne peut se détourner par une autre irritation que lorsque cette dernière est éloignée du siége de la première ; et elle agit en déterminant un point plus douloureux qui détourne l'affection primitive. Mais jamais dans une vraie gastrite l'irritation ne sera vaincue par des stimulants, qui tueroient infailliblement le malade sur qui on les emploieroit : à moins de cas extraordinaires qui se voient si rarement, qu'ils ne peuvent faire loi en médecine. Ainsi cette proposition de M. Broussais est un aveu tacite de son erreur. En partant d'un principe si reconnu, que les stimulants sont essentiellement mortels dans les gastrites, là où ils guérissent il n'y a pas de gastro-entérites. M. Broussais le sait parfaitement ; mais, ne voulant pas en convenir, il a recours aux sympathies que l'estomac est naturellement destiné à mettre en jeu par le moyen des absorbants et des exhalants, pour nous expliquer à sa manière ce qu'il veut nous faire entendre en faveur de son système.

Quarante-unième proposition.

CCXCIX. Dans les gastrites, et les gastro-entérites chroniques non compliquées de colites, on guérit quelquefois en combattant la constipation par le calomel et les sels neutres ; mais ce n'est que dans les cas où la phlegmasie est légère : car si elle est invétérée et profonde, et surtout si l'organisation des viscères est compromise, cette cure n'est que palliative.

Réponse. — Il est difficile de savoir quelles sont les maladies que M. Broussais veut désigner dans cette proposition : car presque toutes les maladies chroniques des viscères abdominaux, excepté les diarrhées et les dyssenteries, sont toujours accompagnées de constipation plus ou moins prolongée, que l'on est forcé de combattre par des sels neutres, ou autres évacuants. Mais cela ne dit pas que ces diverses affections, aussi variées que leur cause et leur siége, soient des gastro-entérites. En effet la plupart des affections chroniques des viscères offrent en général la débilité de ces organes ;

ainsi la constipation, qui tient à un défaut de contractilité organique, doit être combattue par les évacuants excitants.

Dans les affections du colon, où ses parois sont fortement distendues par les gaz (ce qui produit ce que l'on appelle colique), il faut varier les moyens d'après la cause que l'on présume. Ainsi il faut employer tantôt les calmants simples, tantôt les opiacés, plus souvent encore les évacuants et les émétiques : c'est un fait que tous les médecins vérifient tous les jours dans leur pratique, et qui détruit l'avancé de M. Broussais. L'ouverture des malades morts de maladies chroniques offre, de même que les maladies aiguës, rarement des traces de phlegmasies. Cependant (je le répète ici comme je l'ai dit ailleurs, à l'occasion des maladies aiguës) je n'exclus pas ce mode morbide, parce qu'il peut exister, comme tous les autres, dans ces affections.

Quarante-deuxième proposition.

CCC. L'irritation hémorroïdale est fréquemment l'effet d'une gastrite, ou gastro-entérite chronique, et doit être traitée par les mêmes moyens.

Réponse. — C'est en vérité pousser la manie des gastro-entérites un peu trop loin, en l'admettant comme la cause des hémorroïdes; si cela étoit, il faudroit avouer que les deux tiers du genre humain sont en proie à la gastro-entérite. Mais comme l'expérience nous démontre sans cesse que l'on peut fort bien boire, manger, et remplir toutes les fonctions avec cette incommodité, dont le flux périodique devient souvent salutaire ; et que nous voyons au contraire les phlegmasies viscérales produire les accidents les plus graves, nous serons forcés de rejeter l'existence et l'influence de la gastro-entérite dans les affections hémorroïdales.

Quarante-troisième proposition.

CCCVIII. Celui qui ne sait pas diriger l'irritabilité de l'estomac ne saura jamais traiter aucune maladie. La connoissance de la gastrite et de la gastro-entérite est donc la clef de la pathologie.

Réponse. — Il ne faut que croire à M. Broussais et à ses paroles pour être bon médecin : et j'avoue que s'il ne falloit que cela pour être dans le cas d'exercer avec succès, cela ne seroit pas difficile. Mais M. Broussais n'a-t-il pas fait preuve d'ignorance ou d'entêtement dans le traitement qu'il a fait subir au docteur Tartra ? Comment donc croire à ses miracles ? Que peut-on en conclure ? Que ses gastro-entérites, dans le sens où il les entend, sont des chimères que ses mauvais succès attesteront toujours. Que l'on se rappelle ces divers axiomes de M. Broussais : L'estomac est un organe qui a besoin d'être excité pour entretenir ses fonctions; et ailleurs : L'estomac est doué d'un excès d'irritabilité constante, qu'il faut bien connoître pour traiter les malades. Je crois que M. Broussais nous prend pour des enfants, à qui il peut faire accroire tout ce qu'il veut.

Quarante-quatrième proposition.

CCCVIII. Lorsque les inflammations pulmonaires ont résisté aux antiphlogistiques et aux vésicatoires, on peut encore les combattre avec efficacité par les cautères, les sétons et les moxas, placés le plus près du mal. Mais il n'en est pas ainsi des phlegmasies muqueuses du canal intestinal.

Réponse. — Les inflammations aiguës des poumons doivent être traitées par les antiphlogistiques et les exutoires, éloignés du siége principal de la maladie. Ces différents moyens, en réussissant, supposent un engorgement humoral sur ces organes, dont les exutoires sont les dérivatifs. La saignée y est souvent employée avec avantage ; mais personne ne pourra me contester que j'aie guéri beaucoup plus de malades sans émission de sang, qu'avec ce moyen, que je n'emploie que fort peu. Je conviens cependant qu'il est des circonstances où un praticien s'accuseroit lui-même de l'avoir négligé. Mais dans les anciens catharres chroniques, où il y a asthme, et une tendance à l'hydro-thorax, ce moyen sera toujours nuisible.

Dans la phthisie pulmonaire, il augmentera la débilité, et facilitera la destruction de l'organe. Les succès journaliers que l'on obtient de l'emploi des différents moyens dont parle M. Broussais sont si bien constatés, qu'il n'ose les contester; et je ne vois pas pourquoi M. Broussais les exclut du traitement même des inflammations différentes dont les viscères abdominaux sont le siége.

Quarante-cinquième proposition.

CCCX. Les hépatites chroniques sont quelquefois palliées par les émétiques, les purgatifs, le calomel, les savonneux; mais elles sont rarement guéries autrement que par la persévérance dans un régime adoucissant, les révulsifs, et les exutoires placés près de l'organe affecté.

Réponse. — Les maladies chroniques du foie, ses engorgements, sont des affections atoniques causées par l'humeur bilieuse ou trop abondante ou dégénérée : c'est pourquoi on les pallie ou on les guérit par des émétiques et autres évacuants. Si ces maladies étoient phlegmasiques, elles seroient exaspérées par ces moyens : M. Broussais confond donc les phlegmasies avec les affections contraires. Je remarquerai de plus que sa gastro-entérite est ici encore en défaut; il me semble que le voisinage du foie près l'estomac devroit le soumettre à l'influence de la gastro-entérite, plutôt que le rectum, qui en est si éloigné.

Quarante-sixième et quarante-septième proposition.

CCCXI et CCCXII. Il en est de même de l'ictère des nouveaux-nés, de la péritonite commençante : ces maladies ne cèdent qu'aux sangsues.

Réponse. — Si M. Broussais avoit eu l'occasion de soigner beaucoup d'enfants de l'ictère, il auroit observé que les saignées y sont nuisibles; qu'elles tendent à produire l'endurcissement du tissu cellulaire : ce qui m'est arrivé malheureusement une ou deux fois en mettant son précepte en pratique. Il auroit observé aussi qu'une simple décoction d'orge miellée et une cuillerée de sirop de chicorée, matin et soir, opèrent la guérison en peu de temps. Aussi j'ai toujours eu à regretter de m'être écarté d'une méthode que mon expérience avoit consacrée par des succès; mais souvent le desir de faire le bien nous entraîne vers le mal, lorsque nous cédons à des avancés incertains, et que l'observation n'a pas constatés. Si quelque praticien se laisse abuser quelquefois par le ton décisif de M. Broussais, il ne tardera pas comme moi à s'en repentir, et à rentrer dans la route dont il s'étoit écarté. La péritonite, que M. Broussais assure se guérir si sûrement par les sangsues, ne se guérit jamais avec ce seul moyen. L'émétique et les sels neutres sont bien plus efficaces; c'est encore un fait que je puis assurer par expérience.

Quarante-huitième proposition.

CCCXIII. La péritonite des femmes en couche, n'étant que l'effet d'une inflammation de l'utérus, doit être arrêtée dans son début par les sangsues appliquées avec profusion sur l'hypogastre ; elle ne cède aux émétiques que par révulsion, c'est-à-dire qu'elle est souvent exaspérée par leur emploi.

Réponse. — J'appliquerai ici ce que je viens de dire dans la réponse précédente. C'est que, sur une très grande quantité de femmes en couche que j'ai soignées malades de cette affection, j'ai obtenu constamment plus de succès avec les évacuants qu'avec les sangsues. J'ai remarqué aussi que leur application provoquoit à l'adynamie. La prescription d'un éméto-cathartique ou de l'émétique seul ne m'a jamais été infidèle : un effet prompt et salutaire en fut toujours le résultat. Des évacuations par haut et par bas rétablissoient promptement le calme ; les lochies reparoissoient promptement sans sangsues. Quelquefois j'employois avec avantage tart. de pot. antim. gr. ij, tart. de pot. gros ij, pour un paquet que l'on fait dissoudre dans une pinte de bouillon aux herbes, à prendre une tasse de quart-d'heure en quart-d'heure.

Je puis certifier que ces moyens arrêtent les progrès de la fièvre puerpérale, et rétablissent promptement les malades. Si quelquefois j'avois employé les sangsues, les malades tomboient dans un état de débilité extrême dont je ne les retirois que par les moyens que je viens d'indiquer, mais avec plus de peine et de temps.

M. Broussais convient que les émétiques guérissent cette affection, mais par révulsion, dit-il. Que cela se fasse comme il voudra, pourvu qu'ils guérissent; c'est tout ce que l'on peut desirer.

M. Broussais, médecin militaire, n'étant pas accoucheur, ne peut être compétent dans cette circonstance. Quant à moi, qui ai pratiqué les accouchements pendant plusieurs années, je puis lui répondre avec certitude que, dans une telle circonstance, je n'ai jamais eu à me repentir d'avoir employé les émétiques et les évacuants; et, comme avant de rejeter des moyens il faut les avoir employés, j'engage M. Broussais, lorsqu'il en trouvera l'occasion, à en faire usage.

Quarante-neuvième proposition.

CCCXVI. Lorsque l'inflammation attaque simultanément la muqueuse du poumon et des voies gastriques, on peut, après la saignée, placer le froid sur l'abdomen, en tenant un cataplasme chaud sur la poitrine; mais si la toux s'exaspère, il faut renoncer au froid.

Réponse. — M. Broussais s'écartant sans cesse du langage médical reçu, il est difficile de comprendre cette proposition. Cependant, comme il est dans l'habitude de confondre sans cesse les phénomènes gastriques avec des phlegmasies viscérales, je pense qu'il veut parler d'une complication bilieuse, avec une péripneumonie. Dans cette supposition, la méthode qu'il prescrit choque le bon sens. Ne pouvant invoquer l'autorité des autres médecins que M. Broussais récuse, je suis réduit à m'appuyer de ma propre expérience; et, guidé par elle, je dirai que les inflammations de poitrine se compliquent rarement avec des affections gastriques; que cependant cela arrive quelquefois; et qu'alors l'emploi d'un vomitif, en faisant disparoître ces symptômes, rétablit le cours de l'affection principale. Stoll nous en fournit de nombreuses observations. L'emploi du chaud et du froid forme un contraste qui ne peut être avantageux : et M. Broussais semble le prévoir, puisqu'il dit que, si la toux s'exaspère, il faut cesser le froid. Je pense qu'il vaudra mieux ne pas l'employer, pour éviter cette exaspération.

Cinquantième proposition.

CCCXVII. Les typhus étant des gastro-entérites par empoisonnements miasmatiques, c'est-à-dire par les gaz putrides, souvent avec quelques complications de quelques autres phlegmasies, surtout de l'encéphale, peuvent être arrêtés par le traitement approprié à ces maladies, lorsqu'on les attaque dans leur début.

Bêponse. — Si le typhus est causé par des gaz putrides, il n'est donc pas étonnant que dans son cours il offre des phénomènes qui caractérisent la putridité; et s'il étoit possible d'admettre en même temps une inflammation de l'estomac et des intestins, on ne pourroit certainement caractériser cette complication autrement que sous la dénomination de gastro-entérite putride : car si dans les autres gastro-entérites il n'y a aucun symptôme de putridité, on ne peut se dispenser de voir des maladies différentes, et de les distinguer par des noms différents; alors le même traitement ne peut convenir dans ces doubles circonstances. D'après l'aveu de M. Broussais, puisque les miasmes putrides qui sont reportés dans la circulation par les absorbants sont la cause des symptômes de putridité qui se manifestent, ne devons-nous pas en conclure que c'est le sang qui en reçoit la première atteinte; que c'est lui qui, participant alors de cette putridité, en porte l'influence sur les organes, modifie leurs propriétés vitales, altère les sécrétions, le fluide nerveux, et produit les phénomènes de putridité qui se joignent aux symptômes nerveux? Cela est incontestable; car le sang se répandant généralement, et portant son influence par toute notre économie, doit nécessairement faire développer des symptômes de maladie générale. C'est véritablement ce que nous confirme tous les jours l'exercice assidu et raisonné de la médecine.

Cinquante-unième proposition.

CCCXVIII. Lorsque les inflammations typhoïdes ne sont pas attaquées dans leur début, les évacuations sanguines y sont souvent dangereuses; car le poison gazeux putride affoiblit la puissance vitale et la chimie vivante à tel point, que les pertes ne peuvent plus être réparées.

Réponse. — Quelquefois le typhus débute avec un caractère qui ne lui appartient pas; mais un médecin observateur ne pourra se méprendre dans cette circonstance. Il est possible qu'il puisse, par une tactique sage et raisonnée, parvenir à arrêter la marche de cette maladie. Souvent aussi il n'est pas le maître d'en agir ainsi : car elle débute quelquefois tout-à-coup avec une telle intensité, sa marche est si rapide, qu'elle semble déjà dans un degré avancé. Dans tous les cas, les saignées y seront toujours contraires, par les raisons que M. Broussais nous donne lui-même, puisqu'il avoue que les miasmes qui déterminent cette maladie ont un caractère particulier de putridité, et qu'après le début les saignées sont nuisibles. Ces miasmes étant les mêmes au début et dans le cours de la maladie, pourquoi les saignées seroient-elles si avantageuses au commencement? C'est là encore une conséquence de la prudence de M. Broussais, qui sait toujours se ménager deux issues pour se tirer d'affaire. Quoi qu'il en soit, la saignée est éminemment contraire, soit dans le début, soit dans le cours de cette maladie. Si mon assertion n'étoit pas suffisante pour convaincre, l'hésitation de M. Broussais, son propre aveu, par lequel il convient que les propriétés vitales sont affoiblies, ainsi que la chimie vivante (selon son expression), doivent porter cette intime conviction; car les évacuations sanguines ne peuvent qu'augmenter cet affoiblissement, et faciliter l'absorption et le transport miasmatique putride dans le torrent de la circulation.

Cinquante-deuxième proposition.

CCCXX. La plus légère stimulation ajoute beaucoup à l'intensité du typhus des pays chauds, lorsqu'elle a lieu dans la première période : les émétiques sont donc souvent très dangereux. Exemple : la fièvre jaune.

Réponse. — J'ai exercé la médecine dans plusieurs contrées de la France, et je sais par expérience que la thérapeutique médicale doit éprouver des modifications, selon les lieux que l'on habite. Il seroit possible que dans les climats chauds il faille modifier aussi le traitement du typhus. Je ne discuterai pas ce sujet, ne pouvant disserter sur ce que je ne connois pas, et m'étant imposé la loi de n'avancer que des faits que ma pratique m'a confirmés. Mais j'assurerai comme certain que, dans le typhus de nos contrées, on peut employer non seulement dans le début, mais encore dans le cours de cette maladie, l'émétique avec beaucoup d'avantages; que l'on peut aussi, dans une infinité de circonstances, ainsi qu'il m'est arrivé, arrêter un typhus dans sa marche avec ce moyen.

Cinquante-troisième proposition.

CCCXXVII. Lorsque les phlegmasies aiguës, typhoïdes ou non (gastro-entérites), ont résisté aux saignées capillaires pratiquées à l'épigastre, ensuite à la poitrine et à la tête, en cas de répétition de ces maladies dans les cavités, lorsque la fuliginosité, la stupeur, la foiblesse du pouls ont lieu, il faut nourrir avec des boissons gommeuses sucrées et acidulées. Mais si la bouche se nettoie, que l'appétence se manifeste, on doit nourrir avec de l'eau lactée, ensuite avec du bouillon léger : autrement le malade pourroit périr d'inanition avant la terminaison de la phlegmasie.

Réponse. — Lorsque, par des saignées capillaires administrées pour combattre un principe inflammatoire qui n'existe pas; lorsque, par une application meurtrière et réitérée de ce moyen, on a amené le malade au point où il est presque sans ressources, M. Broussais ordonne de le soutenir et de ranimer ses forces. Avec quoi? Avec de l'eau gommée, de l'eau coupée de lait; il va même, dans son abandon philanthropique, jusqu'à permettre quelques bouillons légers. Eh bien!

l'eau gommée ne vaut rien ; outre qu'elle n'offre pas une nourriture propre à être assimilée, elle fait développer des glaires acescentes, facilite la génerescence des vers, et occasionne des phénomènes mucoso-gastriques nuisibles. Il en est de même de l'eau lactée, qui provoque les mêmes accidents avec peut-être plus d'intensité. Il est bien plus facile de prescrire que d'appliquer les moyens à propos. Souvent, au lit du malade, notre expérience en défaut doit se conformer à la volonté du malade. Telle boisson, par exemple, convient à l'un et déplaît à l'autre ; tel ne veut absolument que de l'eau froide, tel autre refuse entièrement toute espèce d'*injesta*. On est alors réduit à attendre tout des seules forces de la nature, et de l'application des moyens extérieurs. L'inappétence règne constamment chez ces malades : si par hasard quelques uns témoignent le desir d'aliments, et que l'on se rende à leurs volontés, ils n'en profitent pas, et ne peuvent satisfaire cette idée passagère ; et si, malgré tout, ils veulent satisfaire leur fausse faim, il en résultera des accidents plus ou moins graves. Cependant il est des circonstances où on peut se rendre aux sollicitations importunes des malades, sans qu'il en résulte rien de fâcheux. On connoît l'histoire de cet ivrogne qui, dans une péripneumonie des plus violenes, demandoit du vin avec instance. Cet homme étoit à toute extrémité : le médecin crut devoir lui accorder sa demande. Il but une bouteille de vin avec avidité, et guérit, au grand étonnement de tout le monde. Mais ceci ne peut faire loi : c'est peut-être le seul exemple qui existe de ce genre.

La diète est de tous les moyens thérapeutiques le plus important à observer. Je sais qu'il faut le proportionner à l'âge, au tempérament des malades, à la nature plus ou moins grave de la maladie. Mais combien ne doit-on pas admirer la sage prévoyance de la nature qui, dans l'état de maladie, nous retire ou affoiblit chez nous le sentiment du besoin ! Les animaux nous en offrent un exemple frappant : ils refusent toute espèce de nourriture lorsqu'ils sont malades, et se guérissent. En effet, il ne pourroit résulter de l'action de manger qu'une mauvaise assimilation, laquelle reporteroit dans le chyle et le sang de nouveaux principes délétères qui ameneroient un surcroît aux modifications, et augmenteroient la maladie. D'ailleurs faut-il le répéter? la plupart des malades répugnent aux aliments. J'en ai vu pendant quinze, vingt, trente jours même, ne prendre autre chose que ce que l'on pouvoit passer furtivement et avec adresse : un peu de boisson, quelques gouttes de bon vin ; et, comme je l'ai déjà dit, l'eau pure est presque toujours l'objet des vœux des malades. On ne doit donc pas craindre qu'ils périssent d'inanition, puisqu'ils ne guérissent que par les pertes des matières morbides qui ont causé la maladie ; et, malgré la peur que témoigne M. Broussais, ils se rétabliront parfaitement si on n'a pas eu l'imprudence d'attaquer toutes les propriétés vitales, déjà affoiblies par un traitement qui répugne à tout médecin véritablement instruit.

Mais si l'on doit être sévère sur la diète dans le cours d'une pareille maladie, combien ne doit-on pas être circonspect dans la prescription des aliments dans les convalescences, où les organes affoiblis ont, pour ainsi dire, perdu l'habitude de remplir leurs fonctions ! Combien n'ai-je pas vu de rechutes causer une mort que l'on avoit eu bien de la peine à éloigner dans une première maladie, pour avoir mangé trop ou trop tôt ! Combien cela n'est-il pas affligeant pour un médecin philanthrope qui, par des soins pénibles et assidus, est parvenu à rendre un père de famille à ses enfants, une épouse à son mari, de se voir privé tout-à-coup d'une si douce satisfaction par une mort inattendue, suite de l'imprudence du malade ou de ceux qui l'environnent !

Cinquante-quatrième proposition.

CCCXXVIII. Les nausées et les vomissements, dès le début de la gastro-entérite aiguë, n'exigent pas l'émétique, mais les sangsues à l'épigastre, et les cataplasmes émollients bien chauds aux extrémités inférieures.

Réponse. — Si M. Broussais vouloit parler d'une

vraie gastrite, rien de plus sage que ce précepte; mais si, comme je le crois, il s'agit ici de fièvres bilieuses ou putrides, rien de plus absurde, de plus intempestif et de plus dangereux. Autant vaudroit-il qu'il dise que, dans une pneumonie ou ce que nous désignons sous le nom de gastrite, au lieu des antiphlogistiques, des saignées, il faut donner l'émétique à outrance. Il faut donc oublier ces principes pernicieux, qui entraîneroient dans des conséquences fâcheuses. *Timeo Danaos et dona ferentes :* craignez M. Broussais dans ses paroles; gardez-vous bien de saigner dans une fièvre putride bien reconnue, et sachez, par un heureux discernement, démêler les inflammations d'avec tout autre mode morbide; appliquez à chacun leur remède approprié, et vos soins seront récompensés par le plus brillant succès.

Cinquante-cinquième proposition.

CCCXXIX. La constipation est avantageuse dans les gastro-entérites aiguës, parce qu'elle indique que le colon ne participe pas à l'inflammation; elle n'exige autre chose qu'un lavement émollient par jour, quand même elle persisteroit; et si la chaleur est considérable, ce lavement doit être demi froid.

Réponse. — Une constipation trop prolongée dans une maladie est toujours un mauvais symptôme ; la pratique médicale le démontre tous les jours, même dans ce que je regarde moi-même comme réellement inflammation. Cette constipation fera développer des symptômes gastriques, auxquels il faudra remédier avec quelques laxatifs doux, comme l'eau de casse, l'huile de ricin, qui valent mieux que le calomel que M. Broussais, semi-anglomane, se plaît à préconiser. Les lavements, les lotions, les cataplasmes, les fomentations, sur la partie même, chaudes et non pas froides, sont les moyens les plus en usage.

Cinquante-sixième proposition.

CCCXXX. La diarrhée des gastro-entérites, colites aiguës, est enlevée par les sangsues à l'anus, en nombre proportionné aux forces du malade ; mais si la prostration est considérable, et l'appareil sanguin anévrique, on doit se contenter de l'eau de riz gommée, et des lavements avec la solution d'amidon et quelques gouttes de teinture aqueuse d'opium.

Réponse. — La diarrhée, dans le plus grand nombre des maladies aiguës, est un commencement de crise opéré par la nature, qui cherche à se débarrasser des matières excrémentitielles âcres ou putrides. Si par des saignées mal appliquées vous détournez cette crise, c'est s'opposer à ses efforts naturels et bienfaisants, et faire refouler dans la circulation ces humeurs putrides, et provoquer des phénomènes morbides les plus alarmants. On sera bien plus sage en répudiant tout moyen perturbateur, et en ayant cours aux fomentations chaudes et émollientes sur le ventre, aux boissons d'eau de riz sucrée, d'orge, à la décoction blanche de Sydenham; et si la diarrhée est par trop abondante, à l'extrait aqueux d'opium. Les lavements de graine de lin, d'herbes émollientes, sont préférables à ceux d'amidon.

Cinquante-septième proposition.

CCCXXXI. Si le suintement des sangsues a produit une grande foiblesse dans le commencement d'une gastro-entérite aiguë, il faut bien se garder de ranimer le malade par des stimulants; il faut le laisser dans cet état si la circulation n'est pas interrompue, parce qu'il est ordinairement suivi d'une prompte guérison et d'une convalescence rapide. Si cependant il y avoit un état pressant de syncope et d'asphyxie, on devroit donner quelques cuillerées d'eau vineuse, et revenir aux adoucissants aussitôt que le pouls seroit rétabli.

Réponse.—La manie des gastro-entérites est telle, que la plus petite douleur dans l'abdomen, la plus petite rougeur de la langue, est aux yeux de M. Broussais et de ses sectateurs un signe non équivoque d'inflammation de la muqueuse gastro-intestinale. Mais tous les jours, dans la pratique médicale, nous avons les preuves les plus convaincantes de la fausseté de cette assertion. Je viens d'avoir l'occasion de voir une femme de soixante-sept ans, demeurant à Montreuil de Versailles, qui, dans le cours du mois d'août dernier (1822), avoit eu des douleurs d'entrailles causées par des vents. On attribua ces symptômes à une gastro-entérite; cinquante sangsues furent appliquées, et de l'eau gommée ordonnée pour boisson. Au lieu de calmer, ce traitement exaspéra le mal; et la malade, tourmentée par les douleurs les plus cruelles, me fait appeler. (Dix ans avant, je l'avois soignée dans une péripneumonie.) Je lui trouvai la figure altérée, le pouls foible, déprimé, petit, profond, dans un état de prostration tel qu'elle ne pouvoit articuler une parole; le ventre tendu, sensible à l'épigastre, et résonnant sous la percussion; la langue jaune, céphalalgie surorbitaire, nausées. J'ordonnai tact. de pot. ant. gr. ij, sirop de roses pâles ℥ ij, dans un verre à prendre en une dose; après l'effet du vomitif, des frictions sur le ventre avec un liniment composé avec ammoniaq. liq. ℥ ij, laudanum liq. scrup. j, huile de camomille ℥ ij; le recouvrir ensuite avec des compresses de laine trempées dans une décoction émolliente bien chaude. Le lendemain, je trouvai la malade calme, la figure revenue à son état ordinaire. Elle a eu des évacuations bilieuses abondantes. Le ventre étoit encore sensible; elle avoit par fois quelques coliques; mais il étoit détendu.

Je continuai les mêmes prescriptions ; j'ordonnai des lavements émollients, et, si les coliques ne cessoient pas, une infusion de tilleul et de fleurs d'oranger, et une cuillerée, de demi-heure en demi-heure, de la potion suivante : eau de laitue, de fleurs d'orange de chaque ℥ ij; gouttes de Rousseau vj, éther sulf. gouttes viij, sirop de stœchas ℥ j et demie.

Ces prescriptions eurent tout l'effet que je desirois, et la malade fut bientôt soulagée. Le lendemain, le pouls étoit développé, régulier, naturel, et les forces revenues : la malade se rétablit promptement. Ce cas est semblable à celui du docteur Tartra.

Que l'on juge d'après cela si l'on doit suivre ce que dit M. Broussais dans cette proposition : « Abandonner à lui-même un malade lorsqu'il est affoibli par une évacuation sanguine démesurée, et surtout si la circulation n'est pas interrompue ! S'il y a syncope et asphyxie, ajoute ce médecin, quelques cuillerées d'eau vineuse sont suffisantes pour faire revenir le malade. Gardez-vous bien de chercher à ranimer la vie prête à s'éteindre; car la gastro-entérite est là comme une nouvelle hydre renaissante sans cesse, et toujours prête à vous dévorer. »

Cinquante-huitième proposition.

CCCXXXII. Lorsque l'hémorragie des sangsues persiste malgré l'état de syncope et d'asphyxie, on doit arrêter le sang, surtout chez les jeunes enfants, qui sont les plus exposés à mourir d'hémorragies, et qui pour cela exigent une surveillance particulière.

Réponse. — Cette proposition n'offre aucune réplique. Certainement il n'y a rien de mieux à faire que ce qu'elle prescrit; mais peut-être auroit-on fait mieux encore, si on n'avoit pas fait appliquer les sangsues; car s'il pouvoit être démontré que cette application a été faite sans nécessité, quels regrets auroit celui qui l'auroit employée !

Cinquante-neuvième proposition.

CCCXXXIII. Les saignées locales, l'abstinence et les boissons aqueuses font toujours avorter les phlegmasies commençantes, lorsque l'inflammation n'est pas encore étendue dans les viscères. S'il y a plusieurs organes enflammés, angoisses, prostration extrême, fréquence du pouls, on évacueroit tout le sang plutôt que d'arrêter la maladie. Dans ce cas, la fréquence du pouls persiste malgré l'abondance des évacuations sanguines; alors on doit ménager ce fluide, et se borner à nourrir le malade avec les boissons aqueuses gommées et lactées, lorsque l'encroûtement et la fuliginosité n'existent pas.

Réponse. — Comme nous ne nous entendons

pas, M. Broussais et moi, sur les maladies qu'il appelle inflammations, et moi fièvres bilieuses ou autres, je dirai que lorsqu'à une saignée faite dans une fièvre de quelque nature qu'elle soit, succèdent les symptômes dont parle M. Broussais, cette fièvre a été mal soignée; et que les phénomènes qui surviennent ont été provoqués par ce mauvai traitement. Les angoisses, la prostration et autres symptômes, démontrent le changement de la maladie primitive en une autre plus compliquée, que je dénommerai adynamique. Je pense que c'est ce motif qui fait dire à M. Broussais qu'il faut, dans cette circonstance, arrêter les effusions sanguines. Mais il regarde ces effets comme le produit d'une grande perte de sang : et alors les moyens restaurants qu'il prescrit ne sont guère propres à relever les forces du malade : il eut été beaucoup plus prudent de n'avoir pas saigné.

Soixantième proposition.

CCCXXXIV. Un météorisme, commençant dans les gastro-entérites, se dissipe par une application de sangsues sur l'abdomen, ou de l'application de la glace : les stimulants peuvent le changer en péritonite. Il en est de même des soubresauts des tendons, du délire qui survient dans la durée de cette phlegmasie; ces phénomènes cèdent aux sangsues.

Réponse. — Hors les vraies inflammations, les sangsues ne doivent pas être appliquées : elles sont aussi nuisibles dans les fièvres adynamiques et nerveuses, que les stimulants le seroient dans une inflammation caractérisée. Le météorisme, dans une inflammation réelle de l'estomac ou des viscères, doit être combattu par les moyens généraux propres aux phlegmasies, tels que les compresses trempées dans une décoction émolliente, des cataplasmes bien chauds : car la glace doit produire une révulsion intérieure plus nuisible qu'utile. Mais, dans les maladies putrides ou autres, ce phénomène cède aux mêmes remèdes joints à ceux que l'on emploie intérieurement dans ces maladies, c'est-à-dire aux évacuants, aux toniques, aux frictions, avec un liniment camphré ammoniacé. Ce phénomène n'étant qu'un symptôme de débilité des viscères, les sangsues l'augmentent, et déterminent l'engorgement et la prostration générale des forces, et par conséquent doivent être rejetées.

Soixante-unième et soixante-deuxième proposition.

CCCXXXVI et CCCXXXVII. On peut permettre des bouillons lorsque le malade est revenu de la stupeur, malgré la fréquence du pouls, la chaleur âcre, et la rougeur de la langue ; et s'il se développe de la douleur de tête, mauvaise bouche, nausées, malaise, fréquence dans le pouls, c'est que le convalescent a trop mangé. Il faut suspendre les aliments; et sa convalescence sera rétablie le lendemain.

Réponse.—Il est rare que l'on soit obligé dans le cours d'une maladie de suspendre entièrement le bouillon. Cependant, dans les fièvres adynamiques et atoniques, il existe un dégoût tel, que les malades le refusent; alors il faut s'en abstenir: mais s'ils n'ont aucune répugnance à en prendre, on peut le continuer sans danger.

Lorsqu'à la suite d'une longue maladie on permet quelques aliments, il faut les prescrire graduellement et avec beaucoup de circonspection; car un écart dans le régime peut avoir les suites les plus fâcheuses et être suivi de la mort, et par conséquent être beaucoup plus sérieux que ne le fait entendre M. Broussais, à qui un seul jour de suspension des aliments paroît suffisant pour remettre le malade.

Soixante-troisième proposition.

CCCXXXVIII. Si dans le cours d'une gastro-entérite il survient de la difficulté d'uriner, c'est que l'irritation se communique à la vessie. Une prompte application de sangsues à l'hypogastre enlève cette complication à l'instant, sans aucune suite.

Réponse. — Ici M. Broussais recommande ce qu'il blâme ordinairement, c'est-à-dire qu'il prescrit la médecine symptomatique. Toutes les fois qu'il y a quelque embarras dans les fonctions de la vessie dans une fièvre, on ne doit nullement s'en inquiéter : les sangsues sont inutiles. Une boisson légèrement nitrée acidulée, ou une décoction de graine de lin, fait cesser cette complication, qui n'a jamais de suite, et qui bien souvent n'existe que parce que l'évacuation des urines est remplacée par des sueurs plus ou moins fortes. Souvent aussi c'est un des symptômes généraux des maladies auquel il seroit minutieux de s'arrêter.

Soixante-quatrième proposition.

CCCXL. L'épistaxis, dans une gastro-entérite aiguë, est avantageuse, si la fréquence du pouls diminue. Si l'hémorragie devient excessive, on la combat par un vésicatoire à la nuque ou entre les omoplates.

Répons. — N'oublions pas ce que M. Broussais entend par gastro-entérite. Ainsi je dis que, dans les fièvres adynamiques, j'ai toujours remarqué que l'épistaxis étoit suivie d'une prostration plus forte, et souvent l'avant-coureur du délire sourd, du soubresaut des tendons; c'est pourquoi l'épistaxis est nuisible. L'application du vésicatoire ne peut être utile pour arrêter l'effusion du sang, parce que son effet est trop lent, et que le malade seroit mort avant qu'il eût produit quelque effet. Il vaut bien mieux employer l'application des compresses froides de vinaigre aux extrémités et aux tempes pour opérer la révulsion interne, et, s'il est nécessaire, tremper les mains dans de l'eau de puits.

L'emploi des vésicatoires est convenable pour empêcher la récidive, et pour ranimer les divers systèmes; mais il faut les porter aux extrémités, afin que la révulsion soit éloignée. D'ailleurs les vésicatoires à la nuque, dans les maladies graves, offrent beaucoup de difficultés qui ne sont pas compensées par le peu d'avantages que l'on pourroit en retirer.

Soixante-cinquième proposition.

CCCXLII. On prévient la phthisie pulmonaire en détruisant de bonne heure, par les antiphlogistiques et la révulsion, les irritations de l'appareil respiratoire. On guérit l'hypocondrie, on prévient le squirrhe du canal digestif, et même la phthisie pulmonaire, par le moyen qui détruit les gastro-entérites, les engorgements du foie, par les moyens propres aux gastro-entérites chroniques.

Réponse. — J'ai déjà répondu à cette proposition, en partie pour ce qui regarde la phthisie pulmonaire, dans ma réponse à la proposition CCLXXIII. Mais j'observerai ici qu'on ne peut ajouter foi à ce que dit M. Broussais au sujet de la phthisie, pas plus qu'à l'assurance qu'il nous donne de son talent à guérir les squirrhes en le prévenant, de même que les engorgements du foie. Il est fort aisé de guérir avec des paroles des maladies qui n'existent pas, et de prétendre ensuite qu'on en a empêché le développement. Les partisans de M. Broussais, suivant cette maxime du maître, assurent avec un grand sang-froid qu'ils ne voient plus de fuliginosités depuis qu'ils mettent sa méthode en pratique. Mais qui ne sait qu'un praticien (règle générale), pendant le cours d'une ou même plusieurs années, ne rencontrera que peu de maladies dans lesquelles ce symptôme se montre; tandis que celle qui suivra ne lui offrira que ce seul genre de maladie à traiter? Alors le médecin physiologiste sera obligé de convenir que ce n'est pas à sa méthode exclusive qu'il a dû de ne pas voir de fièvres adynamiques, mais bien à l'état de l'air qui n'avoit pas permis le développement de ces espèces de maladies. Il y avoit plus de dix ans que je n'avois vu régner de fièvres intermittentes à Versailles; il y en a eu beaucoup cette année (1822). Je n'ai eu à soigner depuis 1814 que très peu de fièvres adynamiques; cette année m'en a offert un assez grand nombre : nous en avons un exemple dans la maladie de Saint-Cyr. Je serois autorisé à en tirer vanité, et je pourrois dire, comme ces messieurs, que par ma pratique je suis parvenu à arrêter le développement de ces affections pendant les années où elles n'ont pas paru.

Soixante-sixième proposition.

CCCXLV. On guérit les gastro-entérites chroniques par des calmants légers, surtout par l'attention de rafraîchir l'estomac avec des boissons aqueuses, à petites doses, depuis la première heure qui suit l'injestion des aliments, jusqu'au repas suivant, ou jusqu'à l'heure du sommeil.

Réponse. — Jusqu'alors la guérison des maladies chroniques avoit présenté des obstacles souvent insurmontables; mais, grace à M. Broussais, cette difficulté est vaincue. Ce médecin, qui ordinairement n'accorde rien à la nature, la laisse entièrement agir dans ces circonstances. Malgré tout, je doute qu'avec un pareil traitement on parvienne à ce but desiré, c'est-à-dire à la guérison: car les maladies chroniques ne cèdent en général qu'aux médications les plus énergiques; et souvent, malgré les soins les plus assidus, le traitement le mieux dirigé, les malades succombent.

Soixante-septième proposition.

CCCXLVI. On ne doit traiter, par les saignées locales répétées et l'abstinence complète, que les gastro-entérites chroniques des sujets robustes: car ce traitement jette les personnes débiles dans une foiblesse dont il faut des années pour les rappeler; et pendant tout ce temps la mobilité est extrême, les rechutes faciles. Le régime adoucissant des boissons aqueuses pendant la digestion guérit toujours ces sortes de malades, si les viscères ne sont pas désorganisés ; mais on doit les prévenir de la longueur de ces cures, en les avertissant que ce sont les seules durables.

Réponse. — Comme toutes les maladies chroniques des viscères offrent toujours un diagnostique incertain, il seroit fort avantageux pour les médecins de les considérer sous le même point de vue que M. Broussais : alors plus de recherches, plus d'incertitude. Ce ne seroient que des gastro-entérites chroniques, qui cèdent au traitement que M. Broussais prescrit. Cela est fort beau en perspective ; mais c'est bien loin de nous démontrer la nature des maladies chroniques, puisque ce médecin, qui les considère d'abord comme des gastro-entérites, en fait ensuite des maladies atoniques, qu'il ne faut pas traiter avec des saignées. Le traitement qu'il adopte ensuite, digne du docteur Sangrado, est le comble du ridicule. Quoique la diète et l'eau aient été annoncées comme les deux plus grands médecins que Dumoulin disoit laisser après lui, il est cependant une foule de circonstances où il seroit imprudent d'attendre des succès d'un pareil moyen. Le médecin doit donc, lorsqu'il est nécessaire, aider la nature : ainsi, dans l'atonie de l'estomac, il faudra, en écartant toute idée de gastro-entérite, s'attacher à réveiller la sensibilité émoussée de cet organe par des amers, des toniques, ou des évacuants. Dans la plupart des ictères, des engorgements anciens du foie, on réveillera l'action sécrétive de cet organe par le moyen des émétiques, des évacuants, des fondants et des amers, etc.

Soixante-huitième observation.

CCCXLIX. Les vomitifs, les purgatifs et les toniques n'opèrent que des cures palliatives dans les gastrites et les gastro-entérites chroniques, et rendent la guérison radicale plus difficile. Les engorgements du foie, de la rate, du mésentère, ayant la même cause, doivent être traités de même.

Réponse. — Les vomitifs et les purgatifs, les toniques, sont des moyens très énergiques qui opèrent dans les maladies chroniques des cures merveilleuses, lorsqu'ils sont administrés avec prudence; mais on doit les varier, et les donner selon la maladie dont les organes sont attaqués. Jamais, par la méthode de M. Broussais, on ne guérira de maladies chroniques, puisqu'elle n'enseigne qu'un seul moyen pour remédier à cette nombreuse variété d'affections morbides.

Soixante-neuvième proposition.

CCCLIX. La folie n'existe pas sans un degré d'irritation au cerveau, qui accompagne et souvent dépend de gastrite chronique, et doit être traitée par les saignées et les révulsifs.

Réponse. — La folie, dont le siége véritable est et sera long-temps un problème; qui cependant semble dépendre d'une modification portée par le sang sur l'encéphale et le système nerveux, sans trace sensible, est, comme toutes les maladies nerveuses, susceptible de porter son influence sur l'estomac, et d'y occasionner des affections consécutives qui ne sont pas inflammatoires. Aussi l'expérience nous a-t-elle démontré l'inutilité des saignées dans cette affection; tous les praticiens l'ont abandonnée pour un traitement plus rationel.

Souvent la folie semble être causée par un amas de bile âcre, ou une congestion humorale dans les viscères abdominaux. L'expérience nous démontre tous les jours le bon effet des évacuants et des vomitifs. Hippocrate nous a transmis à ce sujet des préceptes judicieux que le temps a consacrés, et qu'il ne sera pas possible à M. Broussais de faire oublier.

Soixante-dixième proposition.

CCCLXII. Il en sera de même de la phthisie laryngée et trachéale, constamment produites par une inflammation locale méconnue, et qui ne deviennent mortelles que par une pneumonie ou une gastro-entérite.

Reponse. — La phthisie laryngée est au nombre des maladies qui sont déterminées par la congestion atonique des parties, et que la saignée exaspère, en faisant dériver cette foiblesse sur les poumons. Les vésicatoires volants, le moxa, les sétons, comme révulsifs extérieurs, seront plus avantageux. La gastro-entérite ne paroît dans cette proposition que pour ne pas avoir l'air de quitter son rôle ordinaire; mais certainement elle n'est pour rien dans la cause de cette affection.

Cette maladie, quoique connue, n'a pas fixé assez sérieusement l'attention des praticiens. J'en ai soigné un assez grand nombre; j'en ai un exemple tout récent : je puis assurer que la nature inflammatoire de cette maladie est peu sensible. Il existe une apparence de phlogose, sans la rougeur intense des inflammations franches; la membrane muqueuse est parsemée de parties rosées, blanches et glanduleuses, offrant une sécheresse âpre; mais il ne s'y trouve pas de marques réelles inflammatoires. Les saignées locales n'y produisent pas d'effet avantageux ; j'ai seulement remarqué une diminution dans la couleur rosée ; mais la granulation et la sécheresse ont augmenté au point de causer un chatouillement insupportable, qui excite la toux ; la luette est relâchée, ainsi que le voile du palais; en un mot, toutes les apparences de l'atonie des parties se montrent dans cette affection. Il s'y joint une fièvre qui revient périodiquement à des heures bien marquées, et qui commence par de légers frissons, avec malaise général et exaspération de la toux. Elle est d'abord de peu de durée, revient à quatre heures après-midi et à une heure du matin; il y a alors insomnie. Les vésicatoires volants, entre les deux épaules, à la nuque; le lait d'ânesse, l'eau de gruau, l'exercice de cheval ou d'âne, un régime adoucissant; quelquefois des opiacées, l'extrait de kina, tels sont les moyens qui m'ont réussi. Je le répète : j'ai employé dans les commencements les sangsues, sans résultats avantageux.

DES INTERMITTENTES.

Soixante onzième proposition.

CCCLXXVII. Il y a cinq manières de traiter les intermittentes inflammatoires : 1° par les antiphlogistiques, durant la période de la chaleur; 2° par les stimulants et les toniques pendant l'apyrexie; 3° par les stimulants, donnés pendant la chaleur; 4° par les stimulants donnés pendant le frisson; 5° par les antiphlogistiques pendant l'apyrexie.

Réponse.—Dans les fièvres intermittentes comme dans les rémittentes, il est essentiel de diminuer l'accès en froid, et de hâter la chaleur, parce que l'accès en froid est toujours le plus dangereux; par conséquent, les boissons chaudes doivent être employées. On doit les continuer dans les autres périodes, jusqu'à leur terminaison. C'est dans l'intervalle d'un accès à l'autre, que l'on administre ordinairement les toniques ou les fébrifuges, de manière à diminuer l'accès en froid qui doit suivre. Les fièvres intermittentes sont toujours dues à un embarras des premières voies, et cèdent le plus souvent à un vomitif et à un ou deux purgatifs. On ne remarque aucun symptôme inflammatoire pendant leur cours, et par conséquent les sangsues et les saignées y sont inutiles. Une épidémie de fièvres, qui eut lieu à Versailles en 1808 et 1809, m'a mis à même de vérifier ce fait. Dans les intermittentes pernicieuses, où le danger paroît plus manifeste, il est urgent d'employer les évacuants et les toniques avant la terminaison de la dernière période, afin que l'on ait le temps d'administrer le kina. On doit donner ce remède de suite, lorsque le danger que court le malade l'exige impérieusement. Dans certaines fièvres, les accès sont si prolongés, que l'intervalle de la dernière période à l'accès suivant est à peine sensible : il faut alors employer le kina, sans avoir égard à la terminaison de la dernière période.

Soixante-douzième proposition.

CCCLXXVIII. Ces sortes d'inflammations cèdent aux saignées, et au froid appliqué durant la période de la chaleur, au printemps lorsque le sujet est robuste et pléthorique, et lorsque la maladie est récente : dans ce cas, il faut placer les sangsues le plus près possible du point principal d'irritation.

Réponse. — Il est possible que, par extraordinaire, quelques fièvres intermittentes aient cédé à la saignée ; mais que peut-on induire de faits isolés, contredits par l'expérience ? Le plus sûr est de s'abstenir de saignées, qui prolongent ordinairement les accès, et prédisposent aux engorgements des viscères. On s'abstiendra encore plus de faire des applications froides, puisqu'il faut, au contraire, provoquer les sueurs. Les moyens perturbateurs que propose M. Broussais tendront à dénaturer la maladie, la rendront pernicieuse, et compromettront la vie du malade. Ces fièvres n'étant produites que par l'embarras humoral des premières voies, cèdent, ainsi que je l'ai dit plus haut, aux émétiques et aux évacuants.

Soixante-treizième proposition.

CCCLXXIX. Les inflammations intermittentes cèdent sans danger au kina et autres toniques administrés durant l'apyrexie, lorsqu'il n'y a pas pléthore, et lorsque les viscères principaux, et surtout les organes de la digestion, ne conservent aucune trace d'inflammation après la période de la chaleur, c'est-à-dire lorsque la fièvre n'est plus rémittente. Ces inflammations guérissent rarement par les stimulants donnés durant la période de la chaleur.

Réponse. — M. Broussais dit dans cette proposition, que les inflammations intermittentes cèdent au kina, lorsqu'il n'existe plus de traces inflammatoires dans les viscères principaux, et qu'il n'y a pas de pléthore ; mais si la cause de la maladie n'existe plus, que la maladie soit disparue, il n'est plus nécessaire de donner le kina M. Broussais ne sait comment faire pour expliquer les cures opérées par ce médicament. Il faut bien qu'il crée une explication pour rendre raison de l'effet du kina; mais sa propre explication prouve qu'il n'existe pas d'inflammation dans ces fièvres, et qu'en remontant à la cause on la trouve dans les humeurs, dont l'évacuation est nécessaire avant de donner le kina ; sans cela on couperoit difficilement les accès, ou ils seroient susceptibles de revenir. On ne doit donner le kina sans cette précaution, que lorsque la gravité d'un accès met le malade en danger pour le suivant. Si les médecins physiologistes rejettent si loin l'expérience des autres, c'est qu'ils savent que la majorité des praticiens est prononcée contre ce qu'ils avancent.

Soixante quatorzième proposition.

CCCLXXXI. Elles se guérissent rarement par

les stimulants administrés à l'instant du frisson, parce que l'irritation qu'ils provoquent augmente l'intensité de la période de la chaleur.

Réponse. — Forcé souvent d'employer les calmants et les stimulants à l'instant du frisson, par le peu de temps dont j'avois à profiter, à cause de la briéveté des intervalles entre les périodes de sueurs et de froid, je n'en ai jamais vu rien résulter de désavantageux. J'ai constamment rempli mon but; c'étoit de diminuer la longueur des périodes en général, et surtout celle du froid, qui est la plus dangereuse. Je conclus en conséquence qu'il n'y a aucun danger à donner les toniques, dans l'accès de froid, lorsque la gravité du mal le commande.

Soixante-quinzième et soixante-seizième proposition.

CCCLXXXIII. La meilleure méthode pour guérir sûrement les inflammations consiste à traiter d'abord antiphlogistiquement durant la chaleur, de manière à rendre l'apyrexie complète, à continuer le traitement après l'accès. Si elle ne l'est pas, à donner le kina et autres toniques durant l'apyrexie; à faire prendre des stimulants diffusibles au moment du frisson, pour revenir ensuite aux boissons rafraîchissantes lorsque la chaleur est développée.

Réponse. — La meilleure manière de guérir

toutes les maladies, en général, est toujours la plus simple. Vous traîneriez des années une fièvre intermittente avec les antiphlogistiques : le vrai remède c'est le kina, précédé d'évacuations. Souvent on n'a pas besoin d'en venir au kina; les évacuations suffisent : l'émétique opère des merveilles. Pourquoi donc M. Broussais se torture-t-il l'esprit pour chercher à compliquer une règle aussi simple? Il faut avouer que ses inflammations sont bien complaisantes pour s'accommoder à ses caprices, et céder, selon sa volonté, tantôt au kina, plus souvent aux saignées. Il auroit bien voulu écarter l'emploi du kina, mais trop de faits parlent en sa faveur; et, pour expliquer ce que M. Broussais ne peut nier, il faut bien qu'il admette l'absence de l'inflammation. Mais, de deux choses l'une; ou les intermittentes sont inflammatoires : alors il ne faut ni kina, ni fébrifuges, ni toniques; ou elles ne sont que le produit d'un embarras gastrique : et dans ce cas les évacuants sont utiles; il en est de même du kina et des autres moyens dont nous venons de parler. Dans cette alternative, que M. Broussais nous donne donc une explication plus satisfaisante, et nous dise pourquoi nous retirons un si grand avantage des moyens qu'il ne peut s'empêcher lui-même d'enseigner. Tranchons le mot pour lui, et répétons : C'est que l'inflammation n'est que dans la volonté de ce médecin, qui, ayant avancé que les maladies en général sont toutes dues à un principe inflammatoire, ne veut pas revenir sur ses pas, et aime mieux soutenir des erreurs que de convenir qu'il se trompe.

Soixante-dix-septième proposition.

CCCLXXXIV. Le kina et les stimulants, administrés pendant qu'il y a un reste d'inflammation dans les voies gastriques, élèvent la phlegmasie à l'état aigu et continu, ou l'entretiennent dans une nuance chronique, en faisant cesser les accès. Alors l'irritation et la congestion se développent dans les viscères parenchymateux; c'est de cette façon que le kina produit des obstructions.

Réponse. — Le kina, administré avec les précautions que nous avons recommandées plus haut, ne produira jamais les accidents que M. Broussais laisse à redouter; mon expérience me l'a prouvé sans réplique. Les sangsues et les saignées, au contraire, produiront cet effet. Je connois plusieurs personnes, traitées par M. Broussais, qui ont perdu pour long-temps leur santé. Parmi ces personnes je citerai M. M***, étudiant en médecine, qui, revenant de son pays où il avoit fait quelques excès de table, fut pris à Paris d'une fièvre tierce. Quarante sangsues, ordonnées par M. Broussais, firent changer le type en quotidien. Quarante autres sangsues firent reprendre le premier type; enfin cent cinquante à deux cents sangsues réduisirent le malade à un état d'atonie extrême, suivie d'un engorgement considérable à la rate et au foie, et d'empâtement général dans les viscères. M. Broussais ordonne alors le sulfate de kinine, qui n'agit pas, parce que ce remède ne peut combattre les symptômes gastriques, qui étoient très manifestés. Cependant la fièvre reste stationnaire; ensuite quelques accès manquent et reviennent par intervalle. Il y a bouffissure à la face, œdème des extrémités, gonflement plus fort à la rate. On fait une nouvelle application de sangsues; la fièvre reparoît avec force.

Ne sachant plus que faire, M. Broussais ordonne l'air de la campagne. Le malade vient à Versailles chez un médecin ami de M. Broussais. L'air de Versailles fait cesser la fièvre; mais les accidents augmentent, les symptômes gastriques sont très prononcés. Je lui conseille un émétique, dont j'aurois garanti le succès; il n'ose le prendre, tant il craint la gastro-entérite. Je le mets à l'usage d'une infusion de camomille avec du citron : ce qui lui fit beaucoup de bien. Le malade est morose, fait un voyage à Paris, où la fièvre le reprend, pour le quitter à son retour à Versailles. Les hypocondres se gonflent, la figure devient jaune; il perd l'appétit. Nausées; la langue est jaune. J'insiste sur les évacuants; il refuse d'en faire usage; je les remplace par du vin d'absynthe dont il se trouve bien, mais qui ne le guérit pas. Enfin le malade, fanatisé par la doctrine physiologique, n'ose faire usage de la moindre prescription, et se détermine à retourner dans son pays.

Ce jeune homme étoit près de subir ses examens pour sa réception au doctorat. Il convenoit de la force de mes raisonnements; mais cette terrible gastro-entérite étoit la terreur de son imagination. Il se seroit plutôt laissé mourir que de faire quelque chose qui pût contrarier les préceptes de M. Broussais : tandis qu'un vomitif et quelques minoratifs auroient emporté cette fièvre, et fait disparoître tous les accidents, peut-être même sans kina. Ce malheureux jeune homme s'est vu en proie à une affection viscérale qui probablement est devenue chronique, et se guérira difficilement.

Soixante-dix-huitième proposition.

CCCLXXXVII. Lorsque le kina arrête les accès d'une fièvre intermittente, et qu'il survient du malaise, des engorgements viscéraux, de l'inappétence et une petite fièvre, c'est parce que le médicament administré trop tôt, pendant que les voies gastriques conservoient encore de l'irritation, a produit une inflammation chronique de la muqueuse de ces organes. Dans ce cas, la guérison s'obtient par les antiphlogistiques.

Réponse. — Cet effet n'aura jamais lieu lorsque

l'on aura rempli les indications que j'ai données plus haut; et si vous avez manqué à cette indication, bannissez la crainte chimérique de l'inflammation, faites évacuer, donnez ensuite le kina ou des toniques amers, tels que la camomille et la petite centaurée, en infusé : vous obtiendrez les résultats les plus avantageux, la fièvre disparoîtra. Lorsque, par le traitement de M. Broussais, il y aura un développement de phénomènes gastriques, employez sans crainte les mêmes moyens; vous rétablirez vos malades, quoique avec plus de difficulté. Ici deux chemins s'offrent à vous pour arriver au même but : l'un difficile, tortueux et dangereux ; c'est celui que vous présente M. Broussais : l'autre droit, facile, et sans dangers; c'est le deuxième, et celui que je propose. Il me semble que l'on ne peut hésiter dans le choix.

Soixante-dix-neuvième proposition.

CCCLXXXVIII. Lorsque la suppression d'une fièvre intermittente est suivie d'un état pathologique apyrétique, le retour des accès, provoqué par des bains froids et les purgatifs, est un but; si la crise des accès enlève l'irritation des voies gastriques, de manière que l'apyrexie devienne complète; mais si elle ne l'est pas, le retour est un mal. Dans le premier cas, on doit donner le kina; dans le deuxième, il faut recourir aux antiphlogistiques, qui guérissent la maladie, ou rendent l'apyrexie complète, de manière que le kina puisse y être placé avantageusement.

Réponse. — Les maladies qui succèdent aux fièvres intermittentes sont toujours dues à un emploi prématuré du kina, ou à un traitement perturbateur. Celui que prescrit M. Broussais est dans ce cas, et amènera toujours des accidents consécutifs plus ou moins graves. Lorsque ces circonstances se présenteront, il faudra agir d'après les phénomènes qui auront lieu, c'est-à-dire évacuer les humeurs, s'il y a des symptômes gastriques; fortifier en donnant des amers, pour ranimer le ton de l'estomac; renouveler avec plus de discernement l'emploi du kina, en l'associant à des purgatifs toniques, tels que la rhubarbe, ou à l'opium comme calmant; mais jamais les antiphlogistiques ne rempliront ce même but.

Quatre-vingtième proposition.

CCCLXXXIX. Lorsque l'estomac ne peut supporter le kina dans une fièvre intermittente, ce médicament doit être administré par la voie de lavement; mais si le gros intestin se trouve enflammé, le kina ne peut plus être employé qu'à l'extérieur, soit en topique, soit en frictions sous forme de teinture alcoolique. Dans ce cas, les adoucissants doivent être donnés à l'intérieur; les rubéfiants conviennent aussi dans l'apyrexie.

Réponse.—Quoique la meilleure manière d'administrer le kina soit de le faire en substance, on peut le donner sous la forme d'extrait en pillules, ou délayé dans du vin, en infusion aqueuse avec un peu d'éther sulfurique, pour empêcher le vomissement. Le vin de Séguin est plus efficace dans ces maladies que le sulfate de kinine, que l'on préconise dans ce moment. Si ces moyens différents ne réussissoient pas, on aura recours aux amers, tels que la camomille, la petite centaurée, et autres dont on a éprouvé les bons effets. L'emploi du kina en frictions est, de toutes les manières qu'on l'emploie, celle dont on doit attendre le moins de succès. L'inflammation du gros intestin n'est pas à craindre; car elle n'existe jamais, et n'apportera aucun obstacle à l'emploi des lavements, si on juge à propos d'en administrer. Les rubéfiants sont peu nécessaires, ou même ne le sont nullement, dans les fièvres intermittentes.

Quatre-vingt-unième proposition.

CCCXC. Les fièvres intermittentes, dites pernicieuses, doivent être traitées comme celles auxquelles cette épithète n'est pas donnée, si ce n'est qu'il faut agir avec plus de promptitude.

Réponse. — Rien ne prouve plus l'erreur dans laquelle est M. Broussais en soutenant la présence de l'inflammation dans ces maladies; car si le kina jouit d'une efficacité prompte et non contestée, c'est certainement dans ces affections. Si la muqueuse de l'estomac étoit enflammée, à coup sûr cet effet n'auroit pas lieu, et le kina détermineroit les accidents les plus graves. Cependant souvent le médecin n'a pas de temps à perdre; le moindre retard peut compromettre l'existence du malade : le succès dépend de l'administration prompte du kina. Il faut donc déduire de ces faits que ce qui se passe par l'action du kina est la preuve la plus complète de l'absence de la phlegmasie.

Quatre-vingt-deuxième proposition.

CCCXCI. L'hydropisie se déclare quelquefois dans les premiers accès de fièvres intermittentes, mais ordinairement elle est l'effet de leur prolongation.

Réponse. — J'ai vu des hydropisies antérieures à des fièvres intermittentes. Ces hydropisies, ainsi que la fièvre, étoient ensemble le résultat d'une lésion considérable de toutes les fonctions de l'économie; mais le plus souvent les hydropisies sont la suite de fièvres ou négligées ou mal traitées. C'est ainsi que l'emploi du kina sans discernement, les saignées par dessus tout, produiront ces accidents consécutifs.

Quatre-vingt-troisième proposition.

CCCXCII. L'hydropisie produite par un obstacle à la circulation cède aux saignées, aux diurétiques légers, si la cause de l'obstacle n'est pas incurable. La digitale y est utile, si cette cause dépend de l'hypertrophie du cœur.

Réponse. — Les hydropisies commençantes cèdent aux diurétiques; plus avancées, lorsqu'il n'y a pas désorganisation des viscères ou des organes, aux évacuants ou aux scillitiques : j'ai toujours vu la saignée les aggraver. La digitale a pour elle des observations qui semblent en recommander l'usage; mais je l'ai souvent employée, et je n'ai jamais remarqué qu'elle eût l'efficacité qu'on lui attribue.

M. Broussais fait jouer ici à l'hypertrophie du cœur le rôle qui, d'après son système, appartient aux gastro-entérites; mais, en supposant que ce phénomène existât, la digitale n'y peut être d'un grand secours : car comme il est impossible de détruire l'hypertrophie, on ne pourra rien contre l'hydropisie. Mais bien loin de regarder ce dernier symptôme comme produit par l'hypertrophie, je n'y vois que deux effets produits par la même cause, c'est-à-dire un état atonique causé par l'appauvrissement général du sang, qui finit par opérer la désorganisation des solides, et faire périr le malade.

Quatre-vingt-quatrième proposition.

CCCXCIII. L'hydropisie occasionnée par la

sympathie d'une phlegmasie chronique est rarement curable : le traitement est le même que celui de la phlegmasie et des diurétiques, de manière à ménager les voies gastriques.

Réponse. — L'hydropisie est toujours le résultat de maladies longues et graves. Lorsqu'il n'existe pas de désorganisation d'organe, elle est curable, parce qu'alors elle ne dépend que d'une modification morbide du sang; et qu'en détruisant cette modification on réveille le ton des absorbants, qui alors reportent leur action sur les fluides épanchés, les absorbent, et les déposent au dehors, soit par les sueurs, soit par les urines. Pour obtenir ce résultat, il faut employer les toniques amers, les évacuants, les scillitiques, les purgatifs même drastiques, et les diurétiques. Souvent, par un emploi bien dirigé de ces remèdes, on obtient des succès inespérés. Les saignées, qui tendent à affoiblir toute l'économie, déterminent l'augmentation de la collection aqueuse, les engorgements existants, et hâtent la mort.

Quatre-vingt-cinquième proposition.

CCCXCIV. L'hydropisie qui dépend d'une déviation accidentelle des fluides séreux, c'est-à-dire de la cessation de l'action des capillaires dépurateurs, cède au rétablissement de la transpiration et du cours des urines : les vapeurs chaudes et sèches appliquées à la peau, les bains secs et stimulants, le sable chaud, le marc de raisin ; mais il faut avoir soin de détruire la pléthore, et de ne pas exaspérer l'inflammation, qui pourroit exister simultanément.

Réponse.— Le sang modifié, chargé de principes délétères, tend à s'en débarrasser en déposant, dans les différentes cavités, la sérosité qui, dans l'état de santé, est destinée à lubréfier et à entretenir la souplesse de ces parties ; mais si cette sérosité contient des principes âcres, ou qu'elle n'ait plus la qualité requise pour l'excitation des bouches des absorbants, il en résulte une accumulation de fluide dans ces cavités : c'est ce qui forme une hydropisie. Dans le premier cas, il faut tâcher de détruire cette âcreté, et de donner une surexcitation au système absorbant, afin qu'il puisse opérer l'absorption des liquides épanchés. Dans le second, il faut aussi détruire les modifications morbides que le sang a subies, et porter sur les absorbants une action qui puisse les forcer à remplir le même but que dans le cas précédent. C'est donc par la transpiration activée, mais plus souvent par les urines, et quelquefois par les selles, que l'on parviendra à opérer cette déviation. Les moyens d'y parvenir sont tous excitants : tout ce qui tend à débiliter est nuisible. Ainsi, comme le dit M. Broussais, les bains de vapeurs, les stimulants opèrent souvent de bons effets; mais les purgatifs, les diurétiques, les scillitiques nous offrent une foule de ressources dans ces circonstances. Si le bon effet de ces remèdes est démontré, on n'a donc pas à craindre l'inflammation ; par conséquent on ne doit pas employer de saignées, puisque l'hydropisie est souvent amenée par des évacuations sanguines inconsidérées. Il faut donc ranger les hydropisies, non dans la classe des phlegmasies, mais bien dans celle des maladies produites par l'appauvrissement du sang et l'atonie des organes.

Quatre-vingt sixième proposition.

CCCXCVI. Les hydropisies qui sont dues à la débilité, aux hémorroïdes, et autres causes d'épuisement, se guérissent par les toniques, les bons aliments, le vin, l'alcool, les diurétiques actifs, lorsqu'il n'existe pas de désorganisation des viscères ; mais il faut beaucoup de soins pour graduer la restauration.

Réponse. — Consultez la proposition CCC, et vous verrez que M. Broussais considère les hémorroïdes comme le produit d'une gastro-entérite. Nous verrons plus loin qu'il regarde les hémorragies comme un résultat de l'inflammation ; et dans cette proposition il considère les hémorroïdes comme des affections atoniques, il prescrit en conséquence les toniques les plus énergiques : c'est une nouvelle contradiction dans son système.

Quatre-vingt-septième proposition.

CCCXCVII. Les scrofules commençant à l'extérieur du corps, sous quelque forme que ce soit, peuvent être enlevés par les sangsues appliquées avec hardiesse; alors la diathèse, qui n'est que la répétition de l'irritation par similitude de tissu, ne s'établit pas.

Réponse. — Les scrofules, dont l'action se fait sentir à l'extérieur du corps, ne sont que l'effet secondaire et médiat de la diathèse générale du sang. Les saignées ne sont pas les moyens prophylactiques propres à détruire cette diathèse, qu'elles augmentent au contraire, en affoiblissant les malades. J'ai dans ce moment (mars 1822) deux sœurs, jeunes personnes de dix-huit et dix-neuf ans, à qui il étoit survenu un engorgement considérable aux glandes sous-maxillaires, que l'on prétendoit guérir par l'application de sangsues. En conséquence, on en mit douze à chacune sur les tumeurs; mais loin de diminuer, les glandes devinrent comme des œufs de pigeon; toutes celles du cou s'engorgèrent: il se forma, à l'endroit des piqûres de plusieurs sangsues, des dépressions à la peau, avec une ulcération lente, qui ensuite formèrent des cicatrices enfoncées et déprimées, qui ne disparoîtront jamais. Consulté pour ces enfants, j'ordonnai du sirop antiscorbutique, et pour boisson une décoction de saponaire, coupée avec du vin; des emplâtres des quatre fondants sur les glandes. Deux mois de traitement ont fait disparoître ces accidents, et je les ai envoyées ensuite prendre des bains de mer, afin de compléter la cure, et de ranimer l'action organique de l'économie. Les scrofules sont des maladies de foiblesse, produites par une assimilation imparfaite du sang. Cependant il paroît que ce n'est pas la gélatine ni l'albumine qui seroient mal assimilées, comme dans le scorbut; mais le phosphate calcaire et la partie colorante du sang, qui semblent être les substances qui pèchent dans ces maladies. Les tissus attaqués de préférence dans ces affections, sont les tissus sécréteurs et glanduleux, et les tissus osseux.

Quatre-vingt-huitième proposition.

CCCXCVIII. Les *injesta* stimulants ne guérissent la disposition scrofuleuse que par l'excitation des dépurateurs, c'est-à-dire par révulsion; et s'ils ne la produisent pas, ils exaspèrent l'irritation scrofuleuse comme toute autre.

Réponse. — Il est constant que les stimulants, les amers guérissent souvent les scrofules; et si c'est par l'excitation des dépurateurs, il y a donc foiblesse dans ces organes? Par révulsion, il y a donc des humeurs qui ont besoin d'être reversées au dehors? Ce n'est donc pas une irritation inflammatoire ? Cependant, si ces moyens réussissent, il est aussi certain que cette maladie résiste le plus souvent aux remèdes les plus indiqués, et que l'exercice, la bonne nourriture, l'âge, le temps surtout, amenant une meilleure assimilation des humeurs, modifient la diathèse scrofuleuse; qu'alors elle s'atténue et disparoît. Les scrofules sont des maladies *sui generis*, dont les effets ne sont pas les mêmes que ceux des autres maladies et virus, et qui ne peuvent être traités de la même manière.

Quatre-vingt-neuvième proposition.

CD. Lorsque, dans les scrofules, les *injesta* stimulants ne produisent pas la révulsion, ils développent la gastro-entérite, et l'ajoutent aux irritations scrofuleuses de l'extérieur : c'est le carreau des auteurs; et si les poumons contractent l'irritation, c'est la phthisie dite scrofuleuse.

Réponse. — Voilà donc encore une maladie qui n'est pas produite par la gastro-entérite. Cependant M. Broussais ne renonce pas absolument à elle, puisqu'il prétend qu'elle survient par l'effet des *injesta* stimulants, qui ne produisent pas la révulsion; et il assure que ce que l'on appelle le carreau n'est autre que cette gastro-entérite. Mais ce que l'on appelle le carreau n'a pas plus de rapport avec la gastro-entérite, que les engorgements glanduleux extérieurs qui surviennent dans ces affections. Il est plus présumable que cette maladie, qui dépend d'un défaut d'assimilation particulière, altère la sensibilité organique des glandes en général, produit d'abord cet effet sur les mésentériques, cause leur engorgement, et forme ce que l'on appelle le carreau. Mais cet engorgement est primitif à celui des autres glandes, et à toutes les irritations extérieures que reconnoît M. Broussais. Cette affection des glandes mésentériques est au rang de celles que l'on ne peut regarder comme phlegmasiques; il en est de même de la phthisie scrofuleuse pulmonaire. J'ai ouvert un assez grand nombre d'enfants, dont l'engorgement mésentérique scrofuleux existoit depuis long-temps, et atteints de la phthisie consécutive : ces divers organes ne m'ont offert aucune trace d'inflammation réelle.

Quatre-vingt-dixième proposition.

CDI. La diathèse scrofuleuse, invétérée à l'extérieur du corps, se détruit avec le temps par l'exercice en plein air, la sobriété et les aliments sains, pourvu que les irritants soient ménagés de manière à ne pas développer de phlegmasie dans les viscères.

Réponse. — Les scrofules extérieurs sont le produit d'une diathèse générale intérieure; on ne peut les guérir qu'en détruisant et modifiant cette diathèse. Il est vrai que cette diathèse, même invétérée, se guérit par les moyens dont parle M. Broussais, et que j'ai indiqués moi-même plus haut. Mais on ne doit pas attribuer la mort, qui suit les progrès de cette maladie, aux toniques et aux amers dont on a fait usage; car toutes les maladies en général peuvent résister et se terminer par la mort, malgré les remèdes les plus appropriés; mais c'est qu'alors la diathèse est telle qu'elle ne peut être modifiée, parce que les solides sont privés de force vitale suffisante pour pouvoir régénérer les fluides, et non parce qu'ils sont atteints d'inflammations. Quoi qu'il en soit, l'usage prolongé des amers doux, tels que la décoction de saponaire, de douce-amère, de houblon coupé avec du vin, et bu aux repas, l'infusion froide et aqueuse de rhubarbe, font beaucoup de bien, lorsqu'on a la patience d'en continuer assiduement long-temps l'usage.

Quatre-vingt-onzième proposition.

CDV. La siphilis est une irritation qui affecte l'extérieur du corps, ainsi que les scrofules; et l'on prévient sa répétition, qui forme la diathèse, en l'attaquant dès son début par les antiphlogistiques, et surtout par les sangsues abondantes.

Réponse.—L'assurance avec laquelle M. Broussais parle de la siphilis me fait vivement regretter qu'il ne soit pas né quelques siècles plus tôt : combien de victimes de cette cruelle maladie seroient mortes tranquillement dans leur lit ! combien de douleurs et de maux horribles il eût épargnés au genre humain ! La maladie la plus hideuse, la plus dégoûtante, la plus terrible n'existe plus. Ce n'est plus qu'un être imaginaire, une abstraction, une simple irritation extérieure, qui doit céder à l'application de quelques sangsues. Que vous êtes petits MM. les Fracastor, les Astruc, et vous tous docteurs modernes, qui vous êtes enfoncés dans un labyrinthe de raisonnements; qui avez passé vos veilles pour chercher un remède contre ce fléau destructeur ! A quoi sert toute votre érudition, et la célébrité que vos recherches vous avoient acquise ? Qu'il n'en soit plus question; que le mercure, qui a tant produit de calamités en guérissant cette maladie, disparoisse à jamais : votre étoile a pâli devant le génie sublime de M. Broussais ! On a élevé un mausolée au docteur Mazet pour son noble dévouement : que fera-t-on pour le médecin du Val-de-Grace, quand il paiera sa dette à la nature ? car il n'en est pas encore venu au point d'empêcher de subir cette destinée. Le docteur Mazet n'étoit qu'un ontologiste qui a péri victime de son zèle à secourir l'humanité : moins heureux que le médecin physiologiste, puisqu'il exerçoit son talent à combattre ces abstractions, ces entités morbides factices, dont il méconnoissoit la nature. Il auroit mieux valu envoyer à Barcelonne M. Broussais avec une cargaison de sangsues qui, certes, auroient été plus avantageuses que tous les docteurs du monde. Mais enfin, telle est la fragilité humaine: c'est qu'un homme célèbre est éclipsé par un autre plus célèbre. Les découvertes qui paroissent les plus sublimes tombent dans le néant, quand un génie supérieur en démontre l'absurdité : c'est ce qui étoit réservé à M. Broussais; c'est lui qui devoit, en éclipsant tous ses confrères, faire disparoître l'une des plus cruelles maladies qui aient existé. Bien plus heureux que nos pères, nous ne craindrons plus que le mal succède au plaisir : et désormais, à l'abri d'un fléau si destructeur, les générations à venir rendront des actions de graces à M. Broussais, dont le nom ira à la postérité la plus reculée. Malgré tout le pompeux de cette découverte, je crains bien que l'avancé de ce médecin ne se convertisse en fumée, et qu'il ne nous reste que le regret de nous voir dçus des espérances dont il nous avoit bercés.

Quatre-vingt-douzième proposition.

CDVI. L'irritation siphilitique invétérée cède aux antiphlogistiques et à l'abstinence; mais comme cette cure est pénible, on préfère le mercure et autres stimulants.

Réponse. — On pourroit croire que M. Broussais s'entend avec M. Boiveau-Laffecteur; car on sait que l'emploi du remède de ce dernier demande une abstinence telle, qu'elle fatigue les malades les plus robustes. M. Broussais en revient à nos moutons, et nous renvoie au mercure : je crois qu'il n'a pas tort.

Quatre-vingt-treizième proposition.

CDVII. Le mercure, les sudorifiques, et autres stimulants, ne guérissent la siphilis qu'en exerçant la révulsion sur les capillaires dépurateurs ; mais il faut qu'elle soit secondée par l'abstinence, car une hématose trop copieuse entretient l'irritation siphilitique.

Réponse. — Le mercure est le vrai remède de la siphilis; mais il peut être administré sous mille formes différentes. J'emploie souvent la liqueur de Vanswiéten, et je n'assujétis jamais les malades à aucune abstinence. J'emploie aussi très souvent la prescription suivante, avec autant d'avantage. Quoique les malades n'aient pas quitté leur régime ordinaire, jamais il n'est arrivé le plus petit accident.

Prenez acid. nitr. ℥ j.

Muriate de merc. corrosif gr. xij.

Faites dissoudre dans une bouteille d'eau ordinaire le muriate de mercure, après avoir versé dans l'eau l'acide. Cette dissolution se fait très facilement, en triturant le sel dans un mortier de verre, et en versant l'eau acidulée dessus, décantant jusqu'à parfaite dissolution. On prend deux et quelquefois trois cuillerées par jour de ce mélange, chaque cuillerée dans un ou deux verre d'eau sucrée : on peut mettre les trois cuillerées dans une bouteille d'eau ordinaire sucrée ou miellée, boire cette bouteille dans le cours de la journée; on recommence tous les jours jusqu'à parfaite guérison. Je ne connois pas de formule analogue, et je crois que personne n'a jusqu'ici employé l'acide nitrique avec le sublimé corrosif. Quoi qu'il en soit, j'ai obtenu de nombreux succès de l'emploi de ce remède, dont on peut augmenter ou diminuer les doses à volonté. On peut manger, vaquer à ses affaires comme en santé; il n'en résulte aucun accident. Il guérit, aussi sûrement et plus promptement que toutes les autres préparations, les siphilis les plus invétérées, sans provoquer la salivation.

Quatre-vingt-quatorzième proposition.

CDVIII. Les stimulants dits antivénériens doivent être administrés à l'intérieur, avec beaucoup de prudence; autrement ils développent des gastro-entérites qui se réfléchissent sur les irritations siphilitiques extérieures, et la révulsion n'a pas lieu, ou bien l'irritation est appelée sur les viscères qui finissent par se désorganiser.

Réponse. — Si M. Broussais avoit traité un grand nombre de maladies siphilitiques, il se garderoit bien de raisonner ainsi. Quant à moi, qui ai soigné un grand nombre de malades de ce genre par les moyens que j'ai cités dans la proposition précédente, je puis assurer que je n'ai jamais vu arriver aucun des inconvénients dont parle M. Broussais, pas même de gastro-entérite. Ma longue expérience m'a fait connoître que deux personnes atteintes de cette maladie, se traitant simultanément, pouvoient parfaitement se guérir, et habiter ensemble, sans quitter leur régime ordinaire, et sans craindre des gastro-entérites.

Quatre-vingt-quinzième proposition.

CDIX. Lorsque les stimulants dits antivénériens ont développé une gastro-entérite, et que la siphilis n'est pas guérie, elle ne peut plus céder qu'avec la gastro-entérite, à une longue persévérance dans le traitement antiphlogistique; mais si les viscères gastriques sont désorganisés, ou le malade trop affoibli, la guérison est impossible.

Réponse. — Les maladies qui surviennent après un traitement mercuriel trop prolongé, ou fait inconsidérément, ne dépendent plus de l'infection siphilitique; elles sont le résultat d'une nouvelle modification atonique du sang par le mercure, qui détermine une mauvaise assimilation; et, sous ce rapport, elles ressemblent au scorbut, dans les phénomènes qu'elles présentent.

Par conséquent, le traitement qui convient aux phlegmasies ne peut être appliqué dans ces circonstances, sans occasionner un plus grand développement de ces phénomènes. En conséquence, il faut rétablir les propriétés vitales affoiblies, en donnant du ton aux fluides; mais, au surplus, il ne survient jamais, après un traitement sagement administré, ni gastro-entérite, ni autres accidents.

Quatre-vingt-seizième proposition.

CDXII. La prédisposition à la siphilis est la même que la prédisposition aux scrofules; aussi les sujets qui en sont doués sont-ils plus difficiles à guérir que les autres.

Réponse. — Quoique je sois porté à regarder le développement des scrofules congénères comme une influence d'un virus vénérien ancien et dégénéré, cependant l'expérience nous prouve que ces deux virus n'ont aucun rapport ensemble, qu'ils ne cèdent pas aux mêmes moyens curatifs. L'observation attentive de leur marche nous démontre qu'ils se développent simultanément et séparément; et lorsqu'ils existent ensemble, leur complication se fait remarquer par des phénomènes particuliers à chacun des deux virus. Cependant on retrouve dans ces deux affections des symptômes qui se ressemblent, tels que les engorgements glanduleux, la carie des os; mais malgré cette apparence de conformité, l'habitude et le tact médical feront bientôt reconnoître la différence entre un engorgement scrofuleux et un engorgement vénérien. Les dépôts froids du scrofule ne viennent jamais à suppuration, sans que la maladie s'exaspère : au lieu que la suppuration est salutaire dans les dépôts vénériens. Les dépôts par congestions, et tous ceux qui se manifestent à la peau dans le scrofule, ne sont pas de simples irritations extérieures, ainsi que le prétend M. Broussais ; tout prouve que ces phénomènes sont le produit de modifications morbides des fluides, dont l'action délétère se fait ressentir sur tous les systèmes de l'économie. Rien ne présente moins la présence de la phlegmasie, que ces divers accidents qui surviennent dans le scrofule.

L'observation suivante vient à l'appui de ce que j'avance ; elle prouve que cette affection tient à un état particulier et isolé, que l'on doit distinguer d'une autre maladie. Elle montrera cette maladie dans sa simplicité, se compliquant avec une phlegmasie de la cavité thorachique, et reprendre ensuite son cours naturel, aussitôt après la cessation de la phlegmasie : elle offre aussi un exemple d'une affection de ce genre portée au plus haut degré, et présentant les phénomènes les plus graves, que l'on rencontre rarement.

Victor Hennequin, âgé de vingt-deux ans, tempérament lymphatico-sanguin, eut, au mois d'août

1821, une pleurésie, que l'on guérit par une application immodérée de sangsues. Depuis cette maladie, il ne reprit jamais ses forces; et avant, il étoit robuste, et portoit l'empreinte d'une excellente santé. Vers la fin d'août, il lui survint au talon droit une tumeur froide sans inflammation, qui finit par s'ouvrir, et présenter un ulcère qui ne put se cicatriser.

On lui fit prendre plusieurs bains chauds. Dans cet intervalle, il est pris de malaise, de dégoût : il perd l'appétit; la plaie du talon devient blafarde, et il se forme, à l'endroit de l'articulation de la clavicule avec le sternum, une tumeur qui, en fort peu de temps, prend un accroissement tel, qu'elle égale la grosseur d'un enfant à terme. Pendant environ trois mois il reste en cet état; alors il survient une fièvre étique, accompagnée de sueurs très fortes qui l'épuisent entièrement. Des fortifiants, un cautère sont les moyens que l'on emploie. Vers le mois de décembre 1821, il a perdu entièrement l'appétit; la foiblesse est extrême, et il est obligé de s'aliter. La tumeur perce; il en sort un pus blanc, d'une odeur fade, semblable à celle qui sort des dépôts par congestion des grandes cavités. Je le vois pour la première fois le 3 janvier 1822. Figure blême, altérée, pommettes légèrement colorées, lèvres gercées, blanches, langue muqueuse, blanchâtre, frissons irréguliers, fréquents; sueurs fortes. Tisanne amère avec le houblon, la douce-amère;

vin de kina et de gentiane. Au bout de quinze jours son état s'améliore, la fièvre est moins forte, les sueurs modérées ; les plaies prennent une teinte rosée, la suppuration diminue, le malade peut se lever. Vers le 20 février, il se couche avec frissons, malaise ; une toux sèche, violente se déclare. 21, figure fortement colorée, langue jaune, toux violente, expectoration difficile de crachats blancs striés de sang, point pleuritique du côté droit. 22, figure pâle, respiration stertoreuse, toux violente sans expectoration, pouls vif, fréquent. Tisanne d'orge miellée, diète, douze sangsues sur le côté. 23, la douleur est aiguë : topique, avec l'avoine grillée fricassée avec du vinaigre, sur le côté douloureux ; soulagement marqué. 24, pouls petit, profond ; violente douleur, respiration stertoreuse : seconde application de sangsues. 25, même état. 26, douleur insupportable du côté : vésicatoire sur l'endroit même. 27, cessation subite de la douleur. Dans la nuit, beaucoup mieux. J'avois été sur le point de faire faire une troisième application de sangsues ; mais réfléchissant que les deux premières n'avoient produit aucun soulagement, et avoient affoibli le malade, je préférai l'application du vésicatoire. 28, le mieux se soutient. 29, je permets un peu de nourriture ; il se rétablit assez bien pour que je suspende mes visites. Vers le 6 avril, le malade sent une douleur forte sous la mamelle gauche, qui se propageoit jusqu'au cœur. Il me fait demander. En examinant l'endroit où il se plaignoit, je reconnus une tumeur formée par le soulèvement des côtes, qui me fit soupçonner une maladie du cœur et des gros vaisseaux. Cette douleur cède à quelques frictions calmantes avec l'huile de camomille, du laudanum et du baume tranquille; il reste dans un état stationnaire et sans fièvre, conservant son appétit, jusqu'au 14 avril, où la fièvre reprend avec une douleur très forte au côté gauche. Je suis deux jours sans pouvoir le voir. Le 17, supination. Il ne peut se remuer, prostration extrême; il se manifeste une autre tumeur aux lombes. Celle du sterno-clédo-mastoïdien, rend prodigieusement; celle du sein gauche me présente une fluctuation obscure, avec un crépitement à peine sensible, qui me fait soupçonner que les cartilages sont décollés des côtes. Je soupçonne la communication de cette tumeur avec celle des lombes, sans trop pouvoir l'expliquer. La douleur de côté étoit si forte, que je fis, malgré la foiblesse, appliquer douze sangsues, qui ne prirent pas; des ven-cation scarifiées modérèrent la douleur; il suffoque au moindre mouvement. Il se déclare une autre tumeur entre les deux omoplates au milieu du dos, plate, large, et longue d'un demi-pied, allant presque rejoindre celle des lombes: le malade, obligé de se coucher dessus, en ressentoit des douleurs inouïes. Le 23 avril, cette tumeur perce, en levant le malade pour le changer devant moi. Je m'aperçus qu'il avoit une grosseur énorme au cou, occupant toute sa partie postérieure, dont il ne s'étoit pas plaint, quoiqu'il l'eût, dit-il, depuis long-temps, parce qu'elle ne lui faisoit aucun mal. Cette tumeur me parut sans fluctuation sensible. Le 1er mai, la tumeur du sein gauche augmente extraordinairement, et offre des battements isochrones à ceux du cœur, qui me font toujours présumer l'hypertrophie de cet organe. Le pus sort avec une abondance extraordimaire : on soutient le malade avec des bouillons nourrissants de gelées; il n'a pas de fièvre sensible. Enfin il meurt, épuisé de souffrances et des pertes qu'il éprouve. Ce jeune homme avoit toujours mené une conduite régulière : ses parents étoient très sains, et n'avoient jamais eu aucune maladie vénérienne. Il a trois frères et trois sœurs qui existent encore, et qui sont bien portants. Cette maladie terrible s'est déclarée chez lui, sans que l'on ait soupçonné qu'elle en avoit pu être la cause.

Autopsie. Je commençai par fendre la tumeur extérieure du cou ; elle occupoit toute la partie postérieure depuis la nuque jusqu'au-dessous de la septième vertèbre cervicale ; elle étoit remplie d'une matière moitié concrète, moitié comme de la cervelle délayée. La deuxième vertèbre cervicale étoit détruite et rongée dans sa partie postérieure ; le pus pénétroit, par un trajet fistuleux, entre la moelle allongée et le corps des autres vertèbres cervicales et avoit détaché le prolongement rachidien de la membrane qui enveloppe cette moelle, et sortoit entre la dernière cervicale et la première dorsale, dont la portion du corps étoit carriée. Arrivée en cet endroit, cette matière s'épanchoit dans un foyer principal, d'où partoient trois conduits fistuleux, un qui se rendoit à la tumeur du dos, en dessous de l'omoplate, et de là se portoit, par un petit conduit, dans la grosseur des lombes. Le deuxième conduit passoit sous les muscles du cou, entre les deux insertions des muscles sterno-clédo-mastoïdien, et formoit la tumeur qui se trouvoit à la partie supérieure et antérieure du thorax, sur le sternum, et qui étoit de la grosseur de deux poingts. Cette tumeur étoit abcédée, et laissoit apercevoir une carie de la partie supérieure du sternum, qui avoit l'aspect d'un ulcère sordide. Le troisième conduit fistuleux se séparoit de celui-ci, passoit en dessus du sterno-clédo-mastoïdien, dessous la clavicule, et aboutissoit dans une tumeur de la grosseur d'une tête d'enfant à terme, fluctuante, et occupant une grande partie du côté gauche du thorax. Je sentis le crépitement que j'avois reconnu lorsque le malade vivoit, quoiqu'il fût très obscur. Je fis une incision cruciale dans cette tumeur; il en sortit une quantité de pus sanieux, qui remplissoit toute la cavité gauche du thorax. Les troisième, quatrième, cinquième et sixième côtes étoient rongées à moitié, les cartilages étoient disparus, le péricarde étoit distendu et rempli de beaucoup de sérosité jaunâtre, le cœur diminué de volume, égalant à peine un œuf de dinde. Cet organe étoit flétri, flasque et blanc; le poumon gauche, d'une couleur foncée brune, mais non désorganisé; le poumon droit, dans le même état; le cerveau, sain dans toutes ses parties, m'a paru plus petit qu'à l'ordinaire; la dure-mère très blanche, épaisse : sa prolongation dans le canal rachidien m'a offert une épaisseur de près de deux lignes, ce que je n'avois jamais vu dans aucun sujet. Le système nerveux m'a semblé entièrement développé en grosseur au moins du double de ce qu'il est ordinairement. L'odeur infecte qui s'exhaloit du cadavre étoit telle, qu'elle m'a empêché de pouvoir continuer une dissection détaillée, et que le jeune médecin qui m'aidoit dans cette ouverture s'est trouvé mal. Ce jeune médecin est le même qui fait le sujet de l'observation insérée plus haut, qui étoit atteint d'une fièvre intermittente, et que M. Broussais avoit envoyé à Versailles.

L'estomac étoit très distendu par des gaz infects; ses parois bien blanches, sans signe de phlogose; le duodénum dans son état naturel, le colon rempli de matières fécales moulées, les autres intestins parsemés de taches noirâtres à divers intervalles, que je pris d'abord pour des taches gangréneuses, mais que l'inspection m'a fait voir être produites par un mucus noir qui étoit dans l'intérieur. L'estomac, les intestins ouverts et lavés, étoient parfaitement blancs et sains ; ils contenoient, l'estomac, un mucus grisâtre, et les intestins un mucus noirâtre. Le pancréas sain ; la rate, adhérente au péritoine dans sa partie convexe, étoit d'une couleur violette particulière ; les glandes du mésentère généralement engorgées, les reins plus forts que dans l'état naturel, la capsule surrénale de même. Le foie adhérent au diaphragme, et très volumineux.

J'ai interrogé les parents du malade pour avoir quelque éclaircissement sur la nature de cette maladie : je n'ai pu avoir aucun indice à ce sujet. Ce qu'il y a de certain, c'est que cette maladie, qui a produit tant de ravages, qui a affecté tous les organes ensemble, ne peut être regardée comme une simple irritation locale : c'est bien plutôt un exemple d'une maladie générale. Vouloir nier ces affections, c'est vouloir nier la vérité la plus évidente. Cette maladie, que je regarde comme de nature scrofuleuse, a été traitée, dans l'origine, par les sangsues et les saignées générales : ce qui avoit contribué singulièrement à porter l'atonie dans tous les systèmes.

Quatre-vingt-dix-septième proposition.

CDXIV. Les irritations que l'on appelle dartres doivent être traitées par les saignées locales, les émollients à l'extérieur, tant qu'il existe des inflammations à la peau ; lorsqu'il n'existe plus qu'une irritation subinflammatoire les stimulants peuvent être appliqués à la peau, surtout les sulfureux, et la révulsion peut être tentée par la voie des sudorifiques, des diurétiques et des purgatifs; mais il ne faut pas pousser la stimulation intérieure jusqu'à produire la gastro-entérite; car elle fait disparoître les dartres, ou désorganise sans cela les viscères de la digestion, etc. C'est ce que l'on peut appeler dartres portées à l'intérieur. Tout ceci peut être appliqué à la lèpre des Grecs, ou tuberculeuse.

Réponse. — Les saignées ne guérissent pas les dartres. Elles peuvent modifier l'inflammation qui survient à force de se frotter, lorsque l'on est tourmenté par les démangeaisons; mais cette inflammation est toujours indépendante de la dartre, qui, étant isolée, ne présente jamais le caractère inflammatoire. Lorsque, pour faire cesser l'inflammation causée par le frottement, on emploie des sangsues, cette inflammation disparoît, mais la dartre reste. Je viens d'en avoir deux exemples tout récents sur une femme qui avoit une dartre sur le pouce de la main gauche, et une autre qui recouvroit toute la face dorsale de la main droite. Elle s'étoit frottée si fortement, qu'il lui étoit survenu une inflammation, avec un gonflement considérable au pouce gauche et à la main droite. Quelques sangsues appliquées sur ces parties diminuèrent l'inflammation; mais les dartres sont restées. Une autre femme avoit une large dartre à la cuisse ; par la même manœuvre, elle fit survenir une inflammation considérable, que je fis cesser par l'application de quelques sangsues. L'inflammation disparut, mais la dartre est restée. Les bains de Barrèges, les douches d'eau de Barrèges, les bains de vapeur au soufre, sont des moyens efficaces contre les dartres. Tout le monde connoît le traitement employé à l'hôpital Saint-Louis pour la guérison des dartres par la pierre infernale : moyen qui a été mis en usage par le docteur *Alibert*. C'est ce qui prouve que ces affections ne sont pas de nature inflammatoire. S'il existe des inflammations intérieures qui aient des connexions avec ce que l'on appelle phlegmons extérieurs, pourquoi n'y auroit-il pas des affections dartreuses à l'intérieur ? Je ne doute nullement que ce que nous appelons dartres répercutées ne doivent produire les mêmes phénomènes sur les organes intérieurs, que sur les tissus extérieurs. Mais ces phénomènes doivent recevoir des modifications selon le tissu qu'ils occupent. La gastro-entérite de M. Broussais ne se retrouve là que pour jouer son rôle ordinaire, c'est-à-dire qu'elle n'est pas à craindre ; et que presque jamais une dartre, dite répercutée, ne porte son action délétère sur l'estomac, mais bien plus généralement sur le foie, les poumons et les viscères à parenchyme. Quelquefois aussi cette action se fait ressentir sur les membranes séreuses, et occasionne des phénomènes particuliers, selon l'organe que la membrane affectée recouvre. C'est dans de telles circonstances qu'il faut chercher à ramener la dartre à l'extérieur, par les révulsions les plus énergiques. Trop heureux lorsqu'on peut y parvenir! car sans cela cette affection produit des engorgements, des squirrhes, des ulcères, et mille autres maux qui, tôt ou tard, amènent la perte du malade.

Quatre-vingt-dix-huitième proposition.

CDXV. Dans la guérison des phlegmasies, des subinflammations, des ulcérations, en un mot de toutes les irritations de l'extérieur du corps par le moyen des astringents, des narcotiques, des rubéfiants, des caustiques; dans les érithèmes, les ophthalmies, les bleunhorragies, les gales, les dartres, les scrofules, la siphilis, on ne peut voir que des irritations morbides qui cèdent à des irritations médicamenteuses.

Réponse. — Des irritations peuvent être détruites par des médications irritantes et révulsives, mais portées sur des parties éloignées du siége du mal. Mais des remèdes irritants qui détruisent des irritations, lorsqu'ils sont appliqués sur le mal même, n'agissent plus comme irritants : ils deviennent au contraire les modificateurs ou les calmants de ces irritations. Ainsi tel remède irritant, lorsqu'on le porte sur une partie saine, deviendra calmant lorsqu'on l'appliquera sur une partie malade.

C'est ainsi que, dans des ophthalmies, le sulfate de zinc, de cuivre, le sublimé, les diverses préparations arsénicales, agissent réellement comme sédatifs, en guérissant ces affections : tandis que dans d'autres circonstances, si on les employoit, ils produiroient des effets tout contraires. Ainsi, du moment où une substance reconnue généralement pour irritante sera devenue le modificateur d'une inflammation, nous ne pourrons certainement la considérer comme irritante ; ce qui s'accorde avec cet axiome latin : *Contrariis contraria curantur.*

Quatre-vingt-dix-neuvième proposition.

CDXVII. La guérison des phlegmasies intenses, telles que la péritonite puerpérale ou non, le rhumatisme aigu, la pneumonie, etc., par le tartre stibié, le calomel, les frictions mercurielles, l'opium, n'est pas l'effet d'une sédation directe : elle résulte du réveil d'un grand nombre de sympathies organiques qui ouvrent une porte à la révulsion. Aussi ne s'obtient-elle que par des évacuations critiques ; et si le stimulant est trop foible pour la produire, ou si l'irritation est trop intense pour se laisser déplacer, la maladie augmente, et la désorganisation aiguë ou chronique en est la suite. Cette méthode de traitement doit donc être précédée des antiphlogistiques ; et même avec cette précaution on joue à quitte ou double.

Réponse. — La péritonite puerpérale est le résultat d'une assimilation imparfaite du lait; le sang, étant privé des qualités nécessaires à la sécrétion de ce fluide, ne peut déterminer l'action sécrétive des glandes mammaires. Il se trouve alors chargé de principes imparfaits qu'il cherche à déposer comme excrémentitiels dans le canal intestinal, y occasionne une irritation inflammatoire que l'émétique détruit, en déterminant l'évacuation de ces principes délétères; et par la même raison rétablit l'équilibre rompu dans les diverses parties. D'après cela, la guérison de cette maladie n'est due qu'à l'action pure et simple d'une médication dont l'action, portée sur les organes affectés, les détermine à rejeter l'humeur qui les irrite et entrave leurs fonctions, que le sang contient. Ainsi ce fluide revivifié, les viscères délivrés de la cause irritante qui les gênoit dans leurs fonctions, l'ordre se rétablit, et le calme renaît dans l'économie. On peut appliquer cette théorie aux autres affections qui ont une cause différente, mais qui cependant tiennent toujours à une humeur quelconque. Les frictions mercurielles, l'opium, le kina, ne peuvent agir de même, parce qu'ils diffèrent de l'émétique dans leurs propriétés physiques et médicamenteuses; ils ne peuvent agir comme évacuants, mais comme modificateurs qui, se mêlant au sang, détruisent l'effet morbide qui l'altère, et par cette modification rétablissent l'ordre naturel, en détruisant les principes de maladies.

Pour employer un médicament avec succès, il faut joindre l'observation au raisonnement ; consulter non-seulement notre propre expérience, mais encore celle des autres. En suivant une marche aussi sage, aussi prudente, nous ne craindrons pas de nous tromper, et de jouer à quitte ou double, comme l'avance M. Broussais.

Centième proposition.

CDXXXIII. Il est des modifications parmi les agents externes qui éteignent la vitalité, sans produire de réaction appréciable. Alors la débilité constitue seule la maladie ; mais ces cas sont beaucoup plus rares qu'on ne l'a cru pendant long-temps.

Réponse. — L'on voit ici M. Broussais reconnoître une affection primitive causée par des agents tellement délétères, qu'ils constituent une maladie par débilité ; c'est une vérité reconnue de tous les temps que M. Broussais avoue, et qui est la plus grande preuve de la fausseté de son système. Puisque tout ce système tend à prouver qu'il n'y a qu'une seule espèce d'affection morbide, qui est l'irritation ou l'inflammation (et cette proposition admet formellement une maladie seule causée par la débilité), il me semble que voilà deux classes bien distinctes de maladies : une par irritation, et l'autre par l'atonie des parties. Mais c'est ainsi que s'exprimoient Brown et ses disciples: voilà donc M. Broussais devenu brownien. Il a cependant soin de nous dire, comme s'il étoit fâché de son aveu, que ces cas sont beaucoup plus rares qu'on ne l'a cru pendant long-temps. Cela est possible; mais enfin s'ils existent, c'est tout ce qu'il nous faut : nous avons gain de cause; et c'est comme si nous lui disions : Vos irritations sont bien plus rares que vous ne le dites : donc elles n'existent jamais. Nous nous garderons bien de lui tenir ce langage, car nous ne voulons pas être exclusifs.

Cent unième proposition.

CDXXXIV. Les miasmes provenant de la décomposition des corps animaux et végétaux morts, et des émanations des animaux malades ou sains rassemblés dans un local trop resserré, sont quelquefois assez délétères pour occasionner la débilité, et même la mort sans réaction; mais toutes les fois qu'ils produisent la douleur et la fièvre, il s'est établi une irritation dans la muqueuse digestive, et souvent par sympathies dans les autres viscères : et c'est elle qui fournit les indications principales. C'est ce qui constitue le typhus, et il est alors produit par infection. (*Voyez* les propositions sur le traitement des gastro-entérites.)

Réponse. — Cette proposition est une nouvelle

confirmation, de la part de M. Broussais, de sa division des maladies en deux classes; mais, voulant soutenir son système, il retombe dans ses erreurs accoutumées : il revient à ses gastro-entérites qu'il a si fort à cœur, et avance que, toutes les fois qu'il y a douleur et fièvre, il s'est établi une irritation dans la muqueuse digestive. Il est facile de démontrer le contraire, car les miasmes délétères putrides ne sont introduits que par la voie de l'absorption : ils sont portés par cette même voie dans le sang, élaborateur principal de nos humeurs, et le dispensateur de toutes les propriétés vitales dont jouissent nos systèmes et nos organes. Ce fluide se trouve modifié par leur présence dans ses principes; privé alors d'une partie de ses propriétés, il va exercer sur nos organes son influence délétère. Le cœur, principal agent de la circulation, se ressent le premier de cette influence, qui provoque les mouvements désordonnés qui constituent ce que l'on appelle fièvre. Le sang se répandant ensuite dans toute l'économie, y porte un désordre général qui opère des symptômes analogues à la nature des modifications qu'il a reçues. Tels sont les phénomènes particuliers qui distinguent le typhus, la fièvre adynamique. Dans ces maladies, cette influence se fait sentir à la fois sur le cœur, les muscles, le système gastrique et viscéral, et même le système nerveux. C'est ainsi qu'il altère toutes les sécrétions. Rien ne démontre qu'un organe soit plutôt attaqué qu'un autre ; c'est donc une grande erreur que de ne voir dans ces affections qu'une gastro-entérite. Supposons cependant l'existence de cette inflammation avec les symptômes adynamiques : il faudroit alors la distinguer, par le caractère qu'elle présenteroit, de celles qui n'offriroient pas les mêmes phénomènes, et lui donner le nom de gastro-entérite putride. Il faudroit encore être bien sûr que la phlegmasie a précédé les symptômes adynamiques : car autrement cette phlegmasie ne pourroit être regardée que comme une complication secondaire à l'adynamie.

Bien plus encore : pour prouver que les inflammations sont inhérentes aux fièvres putrides, qu'elles en sont constamment la cause, qu'elles sont inséparables de ces affections, il faudroit constamment trouver dans les ouvertures l'existence ou au moins des signes certains de cette inflammation : car si ces phénomènes manquent quelquefois, on en induira avec certitude que l'adynamie peut exister seule. Ce procès est déjà jugé par l'aveu précédent de M. Broussais, par la non existence des phlegmasies dans les ouvertures, par le manque de symptômes de ce mode morbide dans la vie : ceci est sans réplique.

D'ailleurs, comme la fièvre adynamique laisse des traces sensibles sur plusieurs systèmes et tissus à la fois, souvent même sur toute l'économie, elle est donc une maladie générale, et doit se distinguer essentiellement de l'inflammation locale d'un organe quelconque, comme formant une maladie *sui generis* bien distincte.

L'action contagieuse dont jouit le typhus doit servir encore à distinguer cette affection morbide; et quoique les praticiens ne soient pas d'accord sur le mode de propagation, il est constant que cette maladie peut être contagieuse dans des circonstances, tandis que dans d'autres elle ne jouit pas de cette propriété malfaisante. Par exemple, dans un air déjà empreint de miasmes putrides, où il y aura un grand rassemblement d'individus, il se dégagera une grande quantité d'effluves contagioniques qui vicieront l'air, d'autant plus qu'il sera moins renouvelé. C'est ainsi que, par un cordon sanitaire trop resserré, on rendra cette maladie meurtrière, et on fera périr une foule de victimes chez qui la frayeur, le désespoir et toutes les affections morales joindront leur influence délétère. Cet air, ainsi vicié, peut être transporté par certains vents, et se répandre dans des contrées éloignées.

Dès l'invasion de cette maladie, il faut écarter des mesures dont la sévérité ne sert qu'à rendre le mal plus meurtrier. Il sera bien plus prudent de laisser chaque individu malade libre de se retirer dans une campagne ou des endroits élevés et isolés; de faire évacuer les malades des villes, dont la grande population est un foyer sans cesse renaissant d'infection. Alors la contagion s'affoibliroit, et on ne verroit pas succomber à la fois une population à un fléau si destructeur. Dans les pays où l'on prend ces mesures de sûreté, où les malades ont la liberté de se séparer, où les émigrations se font facilement, l'air en est plus purifié, et la contagion à peine sensible : c'est pourquoi beaucoup d'observateurs, qui ont été témoins de ces effets, nient la propriété contagieuse. Il est en outre des climats où cette propriété ne peut s'impatrier. C'est ainsi qu'il n'y a pas d'exemples en France de l'existence de la fièvre jaune, parce que le climat, la propreté des habitants, l'air tempéré qu'on y respire, sont autant d'obstacles à son développement dans ce pays.

Le typhus qui a régné en 1814 parmi nos troupes, et parmi celles des puissances alliées, a causé des ravages terribles tant que les troupes ont été rassemblées dans un petit espace ; mais il s'est dissipé de lui-même, et sa propriété contagieuse a diminué aussitôt que les soldats ont été disséminés sur des points éloignés les uns des autres. Versailles a été le théâtre où s'est réuni un grand nombre de ces malades. La maladie s'est d'abord communiquée à quelques individus avec beaucoup d'intensité; mais elle a bientôt perdu de sa force et de son action contagieuse : un grand nombre d'individus n'ont été incommodés que légèrement. Quelques précautions, un vomitif, des évacuants, des boissons acidules, ont souvent suffi pour en arrêter la marche; et insensiblement le caractère contagieux a disparu.

Versailles, par sa position sur un site élevé, est une ville dont les rues larges et droites, les places très vastes, offrent à l'air un courant libre. Son étendue, qui seroit suffisante pour contenir cent à cent cinquante mille habitants, en contenoit à cette époque à peu près vingt-cinq mille. Chaque malade étoit donc, pour ainsi dire, isolé dans un endroit sain; l'air qu'il respiroit étoit pur. Alors la maladie a dû diminuer d'intensité facilement; car, je le répète, plus l'air est renouvelé, plus il est sain et moins il y a de maladies, et il donne moins d'accès à la contagion.

Plus récemment, en 1822, la maladie qui a régné à Saint Cyr à l'Ecole militaire, que quelques médecins se sont plus à caractériser de gastro-entérite, et qu'ils ont traitée comme telle sans succès, n'étoit qu'une espèce de fièvre putride qui avoit pris un caractère contagieux, mais qui a disparu aussitôt que l'on eut renvoyé chez eux les jeunes gens malades. Cette fièvre a présenté dans sa marche quelques irrégularités, et quelques symptômes particuliers à elle-même. J'ai eu occasion de soigner trois individus qui en étoient atteints, qui demeuroient à la Minière, au-dessus de Saint-Cyr. J'ai employé, à peu de chose près, les mêmes moyens thérapeutiques que j'emploie dans les fièvres putrides, et mes trois malades se sont parfaitement rétablis; tandis que la méthode de M. Broussais, mise en pratique par quelques médecins, a été sans succès, et que la plupart de ceux qui y ont été soumis ont succombé sous son emploi.

Cent deuxième proposition.

CDXXXV. Tout malade affecté de typhus peut devenir un seul foyer d'infection pour les personnes saines, et leur communiquer sa maladie s'il est renfermé dans un local étroit, et si les émanations sont stagnantes autour de lui : c'est la contagion fébrile. Mais s'il est dans un lieu bien sain, bien aéré et tenu proprement, cette communication est difficile. Le typhus pestilentiel et le varioleux sont-ils les seuls qui puissent contagier, malgré ces précautions?

Réponse. — Ce qui se trouve énoncé dans cette proposition, je l'ai développé dans ma réponse à la proposition précédente; mais la contagion pestilentielle est plus énergique, et se communique bien plus facilement que le varioleux : car peu de personnes peuvent affronter la peste, tandis qu'un grand nombre peuvent s'exposer impunément à la contagion varioleuse sans en être atteintes.

Mais une maladie bien dangereuse sous ce rapport, et qui se contracte facilement de personne à personne, malgré l'air sain et renouvelé, par le contact des vêtements, des lits, l'habitation d'une chambre où il est mort des individus qui en étoient atteints, c'est la phthisie pulmonaire.

Cette cruelle maladie, dont le caractère contagieux n'a pas fixé assez l'attention des médecins, a causé d'autant plus de ravages que l'on a eu de sécurité. Je viens d'envoyer à l'Académie de Médecine plusieurs observations qui constatent l'effet contagieux de cette maladie ; j'ai manqué moi-même d'en être victime. Je ne puis entrer dans de plus grands détails à ce sujet; cela m'éloigneroit trop de celui que je traite.

Cent troisième proposition.

CDXXXVII. **La syncope est l'effet de l'interruption du cours du sang qui se rend au cerveau ; elle fournit toujours l'indication des stimulants : mais après qu'elle a cessé, il se présente des indications contraires, lorsque la cause de l'interruption du sang est une irritation.**

Réponse. — La syncope est l'effet d'un resserrement spasmodique des vaisseaux capillaires, qui produit la révulsion sanguine à l'intérieur. Dans cet état, les organes intérieurs, même le cerveau, jouissent d'une activité vitale dont se trouvent privés les extérieurs : c'est une espèce de sommeil forcé. Je me rappelle qu'étant élève à l'Hôtel-Dieu de Rouen, je suis un jour tombé sur le genou. Je reçus un coup assez violent pour me faire tomber en syncope, qui dura plus de trente minutes. Dans cet état, je rêvois que je faisois une partie de plaisir avec un de mes amis, que nous allions au bois de Boulogne dans un cabriolet, et que, pendant toute la route, nous nous entretenions de choses très gaies; mais qu'arrivé à la porte du bois, je détournai trop court; j'attrapai la borne, et le cabriolet se renversa. La frayeur que me causa cette chute me fit revenir. On avoit employé, m'a-t-on dit, une foule de moyens, sans pouvoir me faire reprendre connoissance. On alloit m'ouvrir la veine, lorsque je revins à moi. Ceci prouve que la circulation intérieure existoit dans toute sa force, et que les facultés internes avoient conservé leur intégrité. Depuis ce moment, j'ai rencontré plusieurs personnes qui m'ont assuré avoir éprouvé les mêmes effets dans des syncopes.

Cent quatrième proposition.

CDXXXVIII. L'asphyxie, qui dépend des gaz dits délétères, est une abirritation; mais lorsqu'elle est dissipée, il reste toujours une irritation dans les principaux viscères.

Réponse. — L'asphyxie par les gaz délétères est une altération subite de la contractilité organique sensible du tissu pulmonaire, qui refuse d'admettre ces gaz dans son intérieur. Cela tient à ce que ces gaz ne sont pas doués des mêmes principes que l'air respirable, qui seul est susceptible, pour entretenir la vie, de pouvoir pénétrer dans l'intérieur des voies respiratoires. Que signifie le mot abirritation dans cette circonstance ? Je pense qu'il ne peut convenir pour exprimer ce qui se passe, et qu'il faut conserver celui que l'usage a consacré depuis si long-temps. Je ne sais si réellement il reste aux asphyxiés réchappés une irritation dans les viscères; ce que je puis assurer, c'est que chez les individus que j'ai réchappés de cette affection je n'ai jamais remarqué à la suite qu'une très grande foiblesse.

Cent cinquième proposition.

CDXXXIX. La débilité qui succède aux passions dites dépressives, telles que la terreur, suppose toujours une irritation des principaux viscères, qui devient ensuite la maladie principale.

Réponse. — Les maladies qui succèdent à la terreur sont de nature nerveuse : ainsi les tremblements, les convulsions, l'épilepsie, la manie, l'idiotisme, en sont souvent le résultat. Cependant les phénomènes qui suivent ces passions varient autant que les individus qui en sont l'objet. Lorsque l'effet se fait ressentir dans les viscères, les accidents qui surviennent sont presque toujours atoniques, et présentent rarement le caractère phlegmasique. Comme la terreur n'est qu'une cause, il est sûr que les phénomènes qui surviennent à la suite doivent fixer seuls notre attention.

Cent sixième proposition.

CDXL. La débilité du scorbut ne fournit les indications principales que lorsqu'il n'existe pas d'inflammation simultanées.

Réponse. — S'il existoit quelque inflammation dans le scorbut, cette inflammation ne pourroit être qu'atonique, cette complication ne pourroit nuire au traitement principal ; elle se guériroit en même temps que le scorbut. (*Voyez* plus haut ce que j'ai dit à ce sujet.)

Cent septième proposition.

CDXLI. Lorsque la gastro-entérite la plus violente se prolonge jusqu'à certain point, la débilité fournit les indications qu'il faut remplir avec des matériaux alibiles pour prévenir la mort (*per inediam*) ; car il arrive une époque où la digestion est possible, malgré la persistance de l'inflammation , sans produire l'exaspération de celle-ci.

Réponse. — J'ai déjà traité ce sujet dans une des réponses précédentes. Je répète que dans une maladie aiguë on ne sauroit être trop réservé à l'égard du régime. Je sais qu'il y a des personnes à qui il faut plus de nourriture : les vieillards et les enfants sont dans ce cas. Mais il faut prendre garde de causer une rechute, qui seroit funeste, ou beaucoup plus grave que la maladie primitive.

Cent huitième proposition.

CDXLVI. La débilité générale sans phlegmasie n'exige que les bons aliments, et une dose modérée de vin, si la digestion s'exécute : si elle se fait avec peine, les amers sont nécessaires.

Réponse. — La débilité générale annonce toujours une profonde altération dans quelques fonctions assimilatrices. Il faut en rechercher la cause ; et, si on peut la découvrir, la combattre ; permettre les aliments, si l'estomac les supporte. Mais si les digestions sont pénibles, les amers, les vins toniques, la rhubarbe, la camomille, la petite centaurée, sont utiles. Si à cette inappétence il y a dégoût, nausées, que la bouche soit amère ou pâteuse, la langue jaune, céphalalgie, un vomitif rendra la santé.

Cent neuvième proposition.

CDXLVII. La débilité avec phlegmasie, située ailleurs que dans le canal alimentaire, exige des aliments légers qui laissent peu de résidu, si la phlegmasie est aiguë ; mais elle proscrit les stimulants, dont l'irritation se répéteroit dans l'organe enflammé. Si la phlegmasie est chronique, cette débilité exige des aliments substantiels, mais toujours de facile digestion : quant aux toniques, ils n'y conviennent qu'à doses légères, et momentanément.

Réponse. — Une des précautions les plus essentielles dans le traitement d'une phlegmasie aiguë, c'est la diète. Certainement on ne prescrira jamais d'aliments dans une pneumonie, une pleurésie, et encore moins dans une gastrite. Des boissons d'orge, de l'eau panée, des bouillons de veau légers, des limonades, des boissons avec le sirop de vinaigre, de groseille, telles sont les seules prescriptions nutritives que l'on puisse permettre. Dans les inflammations chroniques, il faut se conformer à l'état du malade, et suivre en tout point la marche et la nature de la maladie, et régler la dose des aliments d'après les indications qui se présentent.

Cent dixième proposition.

CDXLVIII. La débilité avec un catharre, qui épuise par une expectoration trop copieuse et sans fièvre, demande des aliments substantiels et de facile digestion, avec l'emploi des toniques astringents à doses très ménagées : tels sont le kina, le lichen et l'acétate de plomb ; elle veut aussi des révulsifs, mais sans suppuration prolongée.

Réponse. — Il faut toujours soutenir les forces dans les catharres prolongés qui attaquent presque toujours des personnes épuisées et d'un tempérament foible : les toniques, tels que M. Broussais les conseille ; mais l'acétate de plomb est d'un emploi dangereux : il ne jouit pas d'une vertu assez prononcée pour être compensé avec le danger que son usage peut faire courir. Les préparations de plomb sont celles qui s'assimilent le moins avec nos humeurs : elles causent presque toujours des coliques violentes. Ce remède doit être banni de la matière médicale.

Cent onzième proposition.

CDLII. La débilité qui succède aux convulsions violentes et sans gastrite nécessite l'emploi des mêmes aliments que celle qui résulte des hémorragies ; mais il faut y joindre quelques antispasmodiques diffusibles.

Réponse. — Cette débilité n'a jamais de suite. Si les convulsions ne reviennent pas, des aliments de facile digestion, de légers antispasmodiques, suffisent pour rétablir l'état naturel.

Cent douzième proposition.

CDLIV. Lorsque la débilité prédomine dans les gastro-entérites produites par un exercice musculaire outré, et par l'emploi des stimulants, dont on abuse souvent dans ce cas, les saignées ne doivent être pratiquées qu'avec modération, et doivent être toujours locales. Les stimulants, tant internes qu'externes, sont utiles après la submersion dans toutes les asphyxies, qui exigent d'ailleurs également l'introduction dans les poumons d'un air respirable.

Réponse. — Un exercice forcé ne produit jamais de gastro-entérite ni d'inflammation, à moins qu'il n'y ait suppression de transpiration. Dans ce cas, la matière transpirable est déversée sur les organes internes, et peut produire des phénomènes inflammatoires. Mais le plus souvent un exercice immodéré produit une grande fatigue qui, lorsqu'elle est accompagnée de fièvre, forme ce que l'on appelle fièvre éphémère simple, ou une fièvre inflammatoire, ou angéoténique, mais presque jamais avec l'inflammation locale d'un organe. Cette affection légère n'a besoin pour se guérir que du repos et de l'usage de boissons chaudes et délayantes, unies à la diète. En suivant cette marche si simple, les sueurs et les urines établissent une crise salutaire, et le malade se rétablit promptement; tandis que par des saignées indiscrètes on augmente la débilité, on provoque des symptômes bilieux ou adynamiques, qui viennent en former des complications, ou changer la maladie de simple en une beaucoup plus grave. C'est bien, si je ne me trompe, jouer à quitte ou double.

L'asphyxie par submersion diffère peu ou pas des autres asphyxies, si l'on excepte peut être l'action immédiate des gaz sur les organes; mais cette action doit se borner à peu d'endroits, car ces gaz ne peuvent pénétrer dans les voies aériennes, puisque le resserrement de la glotte les en empêche.

Cent treizième proposition.

CDLVIII. Lorsque, dans le début d'une affection aiguë, il existe une extrême débilité, un profond découragement, cela signifie que l'inflammation occupe un grand espace dans les organes respiratoires, ou dans ceux de la digestion, ou dans les uns et les autres à la fois : alors si une saignée générale ou locale, proportionnée aux forces ou aux symptômes, au lieu de relever les forces, les diminue, on ne doit pas la répéter ; car c'est une preuve que les viscères, introducteurs naturels des matériaux conservateurs de la vie, n'ont pas rempli cette fonction, et par conséquent l'économie n'a plus les moyens de réparer des pertes de quelque abondance : les adoucissants à l'intérieur, le froid, la révulsion à l'extérieur, sont les foibles ressources qui restent à la médecine dans ces malheureux cas. (*Voyez* les propositions sur les typhus et les gastro-entérites.)

Réponse. — Dans le début d'une maladie aiguë, l'extrême débilité, le profond découragement, loin d'annoncer des inflammations, sont les signes de l'atteinte profonde morbide et atonique portée sur nos organes : une pareille atteinte repousse fortement l'usage des saignées, comme nuisibles.

M. Broussais, en les regardant comme les sujets d'une inflammation profonde, ne sait si c'est des organes respiratoires ou des viscères. Cependant il est essentiel de savoir faire cette différence, avant d'employer un traitement quelconque; car chacune de ces inflammations demande des moyens différents. Quoiqu'il en soit, M. Broussais saigne; et si, de ce moyen, il n'en résulte que des accidents plus graves, il ne faut pas le répéter, dit-il; car c'est une preuve que la nature, ou l'économie, n'a plus des moyens de réparer des pertes de quelque abondance. Comment peut-on avancer une doctrine aussi subversive? Quelles expressions assez énergiques pourra-t-on employer pour combattre de pareilles erreurs? Combien sera coupable le médecin qui, par de pareils moyens, aura retiré au malade le peu de force qui lui restoit! Tels sont les écueils où seront entraînés les jeunes médecins, s'ils s'en laissent imposer par le jargon trompeur de ce novateur dangereux.

Cent quatorzième proposition.

CDLXI. Pour pratiquer la médecine avec succès, il ne suffit pas de rapporter des symptômes à des organes, il faut encore déterminer en quoi ces organes diffèrent de l'état de santé: c'est-à-dire la nature de la maladie.

Réponse. — On ne peut déterminer une chose

que par les phénomènes qui la représentent à notre vue ou à notre imagination. Ce n'est donc que par la comparaison des symptômes entre eux, que nous pouvons caractériser la lésion d'un organe d'avec celle d'un autre organe; c'est bien là ce qui s'appelle chercher à connoître la nature de la maladie. Si vous vous écartez de cette marche, vous serez dans l'erreur; et c'est ce qui arrivera toujours lorsque l'on se conduira selon les préceptes contenus dans la proposition précédente. Ce n'est donc que par la considération exacte des symptômes que vous pourrez porter un diagnostique sûr, et qui vous mettra à même d'appliquer un traitement basé sur un raisonnement juste.

Cent quinzième proposition.

CDLXII. La nature de la maladie doit être pour le médecin ce qui fournit les indications curatives. Elle résulte donc, 1° de la connoissance des modifications qui ont exalté, ou diminué, ou dénaturé d'une manière quelconque l'action de l'organe primitivement affecté; 2° de celle de l'influence de cet organe sur les autres; 3° enfin de celle des modifications qui peuvent rétablir l'équilibre, ou du moins diminuer l'intensité de la maladie. La nature des maladies résulte donc, pour le médecin, de la modification physiologique appréciable des organes.

Réponse. — Pour bien connoître la nature d'une

maladie, il faut étudier soigneusement ses causes, examiner avec attention son début, suivre sa marche progressive : cette étude est celle des symptômes. C'est encore en suivant cette même marche, que le médecin pourra juger de la nature des modifications qui auront lieu dans le cours de l'affection primitive, et qu'il pourra fixer un jugement certain. Mais, pour parvenir à ce but, il faut se dépouiller de toute prévention, mettre de côté l'esprit de système : alors il apercevra les changements ou les complications qui pourront survenir dans une affection primitive. Car il est hors de doute qu'une maladie peut changer, et prendre un caractère tout-à-fait différent de celui qu'elle avoit dans son début ; de même elle peut se compliquer de divers phénomènes étrangers à son essence, sans pour cela que sa marche soit interrompue. Ce que je viens de dire s'accorde avec les préceptes contenus dans cette proposition. Pourquoi faut-il que M. Broussais s'en écarte, en niant ailleurs la nécessité de connoître ces symptômes, puisqu'il est vrai que ce n'est que par eux que nous pouvons juger de la nature des modifications qui ont lieu dans une maladie ?

Cent seizième proposition.

CDLXIII. Les groupes des symptômes que l'on donne pour des maladies, sans les rapporter aux organes dont ils dépendent, ou bien en les rapportant aux organes sans avoir bien déterminé la nature de l'aberration physiologique de ces dernières, sont des abstractions métaphysiques qui ne représentent point un état morbide constant, invariable, et dont on se soit assuré de retrouver le modèle dans la nature : ce sont des entités factices ; et tous ceux qui étudient la médecine par cette méthode sont des ontologistes.

Réponse. — Lorsque le médecin est appelé auprès d'un malade, il ne commence pas, comme M. Broussais, par lui dire : Vous avez une gastro-entérite (parce que, selon lui, toutes les maladies sont des gastro-entérites) : mais bien plus prudent, et guidé par la marche que lui ont ouverte ses prédécesseurs, il commencera par s'informer du début de la maladie, de la cause qui l'a produite, et des symptômes qu'elle a présentés depuis son invasion. Si le malade se plaint de mal de tête, de lassitude, de frissons généraux ou partiels ; si ces frissons sont suivis de chaleur, de sueurs ; si le pouls est accéléré : à ces symptômes il annonce la fièvre. Si à ce groupe la langue est jaune, les yeux de même ; s'il y a céphalalgie susorbitaire, si la bouche est amère, s'il y a des nausées, quelquefois des vomissements, il prononce qu'à la fièvre il se joint des symptômes gastriques, et que par conséquent c'est une fièvre bilieuse, que M. Broussais appellera mal à propos une entéro-gastrique, et que cependant il ne pourra lui-même qualifier ainsi sans prendre en considération de ces mêmes symptômes; alors il sera lui-même un ontologiste. Au reste, il vaut beaucoup mieux passer pour être dans cette classe de médecins, que de se hasarder à qualifier une maladie dont on n'aura pas saisi l'ensemble par la considération des symptômes qui la caractérisent.

Cent dix-septième proposition.

CDLXIV. Considérer les entités morbides factices comme des puissances malfaisantes qui agissent sur les organes, et les modifier en y produisant tel ou tel désordre, c'est prendre les effets pour les causes, c'est faire de l'ontologie.

Réponse. — Admettre pour cause de toutes les maladies un seul mode morbide, l'inflammation, c'est créer des entités morbides factices; c'est le cas où se trouve M. Broussais. Il est alors le plus grand ontologiste qui ait jamais existé: car, en supposant l'existence de cette phlegmasie, elle ne seroit que l'effet d'une cause générale; par conséquent c'est M. Broussais qui prend les effets pour les causes. J'ai déjà démontré la foiblesse de la théorie de ce médecin, en la fondant sur une base qu'il désigne sous le nom d'irritation ou d'inflammation, qui sont deux modes différents, puisqu'il est constant qu'il y a des irritations de plusieurs natures, et que l'irritation peut provoquer l'inflammation, mais que l'irritation peut exister sans que cette dernière affection ait lieu.

D'ailleurs l'irritation comme l'inflammation ne peuvent être que des effets: car il est certain qu'une irritation quelconque ne peut avoir lieu sans être provoquée par un agent irritant. Or, en partant de ce principe incontestable, il faudra donc, en reconnoissant l'irritation comme effet, en rechercher la cause, et tâcher de déterminer la nature de l'agent irritant. Cette recherche nous menera à nous convaincre que cette cause réside dans l'agent principal de toutes nos fonctions dans le sang; que ce fluide modifié, et contenant des principes délétères, ne peut fournir aux propriétés vitales des systèmes; et qu'en transmettant aux organes, au lieu de la vitalité, son influence délétère, il y détermine des phénomènes qui ne peuvent être considérés que comme effets.

D'après ce que je viens de dire, on voit qu'en admettant cette inflammation avec M. Broussais, il faut encore, pour la bien connoître, considérer les modifications qui sont survenues dans les fonctions physiologiques d'un ou de plusieurs organes : c'est ce qui constitue les phénomènes morbides que nous appelons symptômes; et c'est de la considération et de la réunion de ces symptômes que nous formerions, toujours en admettant son existence, une entité morbide vraie, que nous qualifierons d'irritation ou d'inflammation.

Ainsi, nous ne pourrions caractériser une inflammation extérieure, si préalablement nous n'avions pas remarqué tumeur, douleur, rougeur, qui sont les symptômes sans lesquels nous ne pourrions créer l'entité morbide réelle, que nous appellerons phlegmon, etc. Il en sera de même pour distinguer une inflammation, une maladie quelconque : on sera obligé de grouper une série d'effets ou de symptômes, dont la réunion formera des entités morbides vraies, que l'on appellera gastrite, pneumonie, scorbut, siphilis, scrofule ou autres, etc.

Cent dix-huitième proposition.

CDLXV. Considérer la succession des symptômes que l'on a observés comme la marche nécessaire et invariable d'une maladie, et en faire des caractères essentiels à son diagnostique, et par conséquent à son traitement, c'est créer une entité factice, puisque les affections des organes se comportent différemment, suivant les modificateurs qui agissent sur eux ; c'est se mettre dans l'impossibilité de traiter cette maladie avant sa terminaison, sans être en contradiction avec ses propres principes ; c'est toujours faire de l'ontologie.

Réponse. — Si les affections des organes se comportent différemment suivant les modificateurs qui agissent sur eux, ne fera-t-on pas ce que M. Broussais prétend éviter, en n'admettant qu'un seul mode morbide ? Ne se mettra-t-on pas dans l'impossibilité de traiter, comme il le dit, les maladies avant leur terminaison, et d'adresser les remèdes qui conviendront à une autre qu'à celle que l'on traitera ? Car comme il est impossible de se faire une idée exacte de ce que l'on n'a pas vu, et que, si l'on n'a pas reconnu ce qui caractérise une maladie, ou, en un mot, ses symptômes, il est impossible de s'en faire une idée vraie, il ne pourra lui-même créer son inflammation, sans qu'il en ait reconnu la prétendue existence par les symptômes qui la démontrent à son imagination ; or il créera donc lui-même une entité morbide factice, en admettant la gastro-entérite ? Cependant il y a une différence entre lui et les autres médecins : c'est que vraiment ils parviendront à bien connoître une maladie, tandis que lui n'aura jamais enfanté qu'une abstraction chimérique.

Les chimistes auroient-ils connu la composition de l'air, de l'eau et du feu, s'ils n'étoient parvenus à décomposer ces anciens éléments, et ensuite à les recomposer, en opérant artificiellement la combinaison des différentes substances, dont la réunion forme un seul objet ?

Peut-on raisonnablement admettre une si grande variété dans les modificateurs qui agissent sur les organes et dans leurs affectations morbides, et ne reconnoître cependant qu'un seul effet, que l'on déguise encore en cause ? Non, certainement : on devra reconnoître autant de variétés dans les effets qu'il y en a dans les causes ; donc l'irritation de M. Broussais est une entité factice ; donc il est un ontologiste.

Cent dix-neuvième proposition.

CDLXVI. Adresser des remèdes à une entités morbide factice, sans apprécier leurs effets sur les organes qui les reçoivent, et sur ceux qui sympathisent avec ces organes, c'est guérir ou exaspérer une maladie, sans en connoître la raison.

Réponse. — Saigner pour une affection goutteuse, saigner pour une siphilis, saigner dans une fièvre putride ou maligne, saigner pour la moindre indisposition, c'est adresser un remède à des entités morbides factices, parce qu'alors c'est appliquer un remède, sans en apprécier l'effet : c'est avoir pris une maladie pour une autre. Ce n'est, certes, pas le cas de dire : C'est guérir ; mais c'est agir à tort et à travers, et chercher à exaspérer une maladie que l'on méconnoît, et qui, par un traitement plus rationel, fondé sur sa nature, sa cause, par la considération de ses symptômes, se seroit terminée d'une manière favorable.

Cent vingtième proposition.

CDLXVIII. Celui qui guérit une maladie, sans avoir apprécié avec justesse les modifications physiologiques au moyen desquelles il a opéré cette cure, n'a pas la certitude de reconnoître ni de guérir la même maladie lorsqu'elle se présentera de nouveau ; d'où il résulte nécessairement que ni les succès ni les revers des ontologistes ne peuvent servir à les rendre bons praticiens, ni à leur donner les moyens d'en former d'autres.

Réponse.—Si on apprécie avec justesse les symptômes d'une maladie, si on l'a bien caractérisée, le traitement répondra de la sagesse du praticien ; car la réussite lui confirmera la juste application de son traitement. Or, dans une autre circonstance, si les mêmes symptômes ou à peu près se présentent, en faisant de même, on obtiendra le même résultat. Alors on pourra dire, sans crainte de se tromper : Telles modifications physionomistes sont survenues dans telles circonstances : d'après ces modifications, il en est résulté des effets que j'ai considérés comme symptômes, que j'ai réunis en un groupe, lequel j'ai constitué en maladie ; et cette maladie, je l'ai combattue par des remèdes qui ont détruit les modifications morbides : j'ai rétabli l'équilibre rompu ; en un mot, j'ai guéri mes malades. Ces mêmes circonstances se sont multipliées dans ma pratique : mon expérience m'a confirmé, par de nombreux succès, la justesse de mes raisonnements : donc j'ai adopté une marche conforme à une saine doctrine : donc ceux qui professent l'opposé ont tort, et sont ce qu'ils veulent que les autres soient, et bien pis encore, peut-être des imposteurs.

Tous les médecins les plus distingués ont suivi la même marche ; leur expérience les a confirmés dans l'excellence et la sagesse de ces principes : ai-je tort, ont-ils eu tort eux-mêmes ? Sont-ils des ontologistes, des créateurs d'entités morbides factices, comme le prétend M. Broussais ? Je laisse au lecteur à juger ce procès, qui sera bientôt décidé aux yeux de tout homme sensé et impartial ; et M. Broussais sera seul jugé incapable, tant qu'il suivra ses errements, de pouvoir guérir ses malades, et encore moins propre à former de bons élèves.

OBSERVATIONS

SUR LE TYPHUS DE 1814.

Malgré les prétendues découvertes des médecins soi-disant physiologistes, l'histoire des fièvres, l'origine de leurs causes, sont encore loin d'être connues. Ce sujet a fait naître depuis des siècles une foule de systèmes : nombre de médecins ont exercé leur plume et leur talent pour créer des théories plus ou moins ingénieuses, dont le brillant s'est éclipsé devant l'expérience.

Hippocrate nous a donné une description exacte des fièvres. Ami de la simple nature, la vérité se dévoile dans ses écrits, et les travaux du père de la médecine, dignes de servir de modèle, survivront à tous les systèmes enfantés depuis.

Erasistrate, élève de Chrysippe et de Théophraste, célèbre médecin grec, inventeur de la théorie des qualités occultes, admettoit un fluide subtil qui, selon lui, lorsqu'il étoit dérangé dans sa marche, étoit la cause des maladies ; il rejeta la théorie de l'altération des humeurs, émise par Hérophyle et Protagoras, et prétendit

que la fièvre et l'inflammation se déclarent toutes les fois que ce fluide, dévié par le sang qui pénétroit dans les artères, recevoit une impulsion nouvelle et un mouvement désordonné. Si la déviation de ce fluide se borne aux petits vaisseaux, il ne survient qu'une inflammation; tandis que si le trouble se propage jusqu'au cœur, la fièvre s'allume. « Ces idées, dit le docteur Jour-
» dan (*Bibliographie médicale*), méritent d'être si-
» gnalées, à cause des rapports qu'elles ont avec
» celles auxquelles la doctrine physiologique de nos
» modernes médecins les a conduits dans leur
» lutte victorieuse contre les partisans des fièvres
» essentielles, et des autres altérations pathologi-
» ques. D'après cela, Erasistrate ayant été ame-
» né à rapprocher les fièvres de l'inflammation,
» doit être regardé comme le premier auteur de
» cette idée, dont s'empara Boërhaave, ainsi que
» je le dirai plus bas.

Mais pour prouver jusqu'où l'on peut pousser l'erreur et le vague des hypothèses, lorsque nos avancés ne sont pas fondés sur l'expérience et l'observation, on vit Erasistrate bannir la saignée du traitement de ces inflammations, et ne prescrire que l'eau d'orge, l'huile, et les ventouses; ce qui équivaut à peu près à l'eau gommée de M. Broussais. Erasistrate signala comme pernicieux l'usage des purgatifs; nouveau rapport avec la théorie physiologique, qu'une étude approfondie des lois de la vie, si on en croit le docteur Jourdan, a solidement établie depuis peu.

Il paroît qu'à l'époque où florissait Erasistrate, la saignée étoit, comme de nos jours, prodiguée à outrance. Il falloit, pour la mettre en discrédit, une théorie abusive, contraire; car les excès conduisent aux excès. La saignée et les purgatifs prodigués tour à tour, souvent sans discernement ou par système, par des partisans outrés ou ignorants, ont dû nécessairement produire, dans leur emploi mal calculé, peu d'heureux effets. Il a fallu combattre ces moyens, non avec modération comme il auroit convenu, mais avec ce ton exclusif qui tend à tout renverser, et qui en impose à la classe vulgaire; car c'est ainsi que l'on parvient pendant un temps à se faire un nom, à passer pour chef de secte. Mais bientôt la réflexion et l'observation réunies rappelant à des vues plus saines, ces futiles théories disparurent.

Galien, un des génies les plus brillants de l'antiquité, imbu des principes d'Aristote, y puisa sa nouvelle doctrine. Il créa des maladies de divers symptômes, et en multiplia singulièrement les distinctions. Il divisa le premier les tempéraments en chauds, froids et humides, dont il déduisit toutes les causes et les différences des fièvres; et, ne pouvant se rendre raison d'une foule de phénomènes, il enfanta une théorie nouvelle des qualités occultes, que M.

Broussais, de nos jours renouvelle sous le nom de phénomènes sympathiques. Sa théorie devint une source féconde d'erreurs pour les médecins qui suivirent.

Paracelse, Vanhelmont, tout en combattant les principes de Galien, créèrent de nouveaux systèmes, et achevèrent de plonger la médecine dans le chaos de la superstition. Cette confusion ne cessa que lorsque les travaux de Bacon, la découverte d'Harvey vinrent dessiller les yeux: on commença à sentir la nécessité de s'appuyer de l'expérience ; et l'on vit alors les médecins s'appliquer à étudier la marche des maladies, et les effets des remèdes.

Willis nous a donné une description de la peste qui ravagea l'Angleterre en 1643.

Sydenham, Morton, après avoir observé la marche des fièvres pendant vingt ans, ont signalé les avantages qu'ils ont retirés du quinquina.

Borelli, en 1676, rapporta à la mécanique toutes les fonctions de l'économie animale. Bellini, Lower, Keil, Freinds, marchèrent sur ses traces, et proposèrent de résoudre le traitement des fièvres comme un problème mathématique ; et l'on vit le calcul remplacer l'observation : mais l'absurdité de la théorie de cette école la couvrit de ridicule, et elle disparut pour faire place à une autre.

Sthall, Hoffman, en se déclarant contre elle, ressuscitèrent celle non moins absurde de Vanhelmont ; mais Boërhaave parut, et tout cet échafaudage fragile s'écroula. Ce médecin, zélé admirateur d'Hippocrate, adopta d'abord sa doctrine ; et, en préconisant Sydenham et les partisants du père de la médecine, il imprima aux sciences médicales une impulsion salutaire. Boërhaave, doué d'une brillante imagination, professeur éloquent, voulut créer un système à lui. C'est alors que, donnant essor aux écarts de son imagination, et abandonnant la marche qu'il avoit suivie jusqu'alors, il saisit la théorie dont il s'empara, et se perdit dans le vague des hypothèses. Il fit dépendre les fièvres d'un embarras dans les capillaires, et d'un mouvement désordonné du fluide nerveux. Il forma des différentes fièvres continues, de la continente putride, de la fièvre ardente et des fièvres intermittentes, un seul genre, qui ne diffère que par la violence de chacune : telle est la base du système de M. Broussais. Il considéra la première espèce comme le premier degré d'inflammation ; quand cette inflammation augmente dans le sang, elle produit des engorgements dans les vaisseaux capillaires : M. Broussais s'est encore emparé de ces idées, et porte tout son traitement sur le système capillaire. Quand cette inflammation est accompagnée d'une acrimonie particulière dans les humeurs, la fièvre devient putride. Selon ce médecin, la fièvre ardente n'est autre qu'une intermittente dont les accès sont redoublés : les fièvres tierces quotidiennes dégénèrent souvent en fièvres ardentes malignes.

Boërhaave, appuyé par le prestige de l'éloquence, a eu l'influence la plus grande sur son siècle. Il eut pour disciples les plus fameux médecins de l'Europe, et sa doctrine fut générale. Malgré ce succès éclatant, elle n'a rien fait pour la science; et malgré qu'elle ait contribué à faire rejeter plusieurs distinctions inutiles, sa théorie des nerfs, répondant à celle des qualités occultes des anciens et des sympathies de nos jours, a plus servi à cacher l'ignorance qu'à découvrir la vérité. On ne vit plus qu'obstructions et qu'inflammations, et cette doctrine fut la source d'abus et d'erreurs les plus graves. Huxam, Horn, Pringle, Gringer, Cleghorn, Roussel, Tissot, Monro, Lind, nous ont laissé des descriptions de fièvres qui ne laissent rien à desirer. Presque de nos jours, Sauvages, Cullen, Macbride, Selle, et beaucoup d'autres, ont cherché à classer les maladies, et à les distinguer, à l'instar des botanistes, en classe, ordre ou genres et espèces. Cette méthode, qui semble d'abord naturelle, a offert des difficultés à ces nosographes qu'ils n'ont pu vaincre, et leurs nosologies se sont éclipsées tour à tour devant le flambeau de l'expérience. (Lafisse, *J. de Méd.*)

Il étoit réservé à un médecin français à débrouiller ce chaos autant que possible. Philosophe éclairé, ami de la vérité, observateur infatigable, le professeur Pinel, en simplifiant les espèces, groupant des séries de symptômes propres aux diverses fièvres, les a rapportées à l'irritation de chacun des organes splanchniques, ou des tuniques artérielles. Ainsi, la fièvre angéoténique est marquée par une irritation fixée principalement sur les tuniques des vaisseaux sanguins.

L'adéno - méningée, dont les symptômes indiquent une irritation des membranes muqueuses qui revêtent les voies alimentaires.

La méningo-gastrique, dont le siége primitif paroît correspondre à la région épigastrique, et être dans les membranes muqueuses de l'estomac, du duodénum et de leurs dépendances.

L'adynamique, qui consiste dans une diminution de la sensibilité générale, et un état d'atonie dont semble frappés les muscles ou les fibres musculaires.

L'ataxique, qui manifeste des symptômes nerveux ou spasmodiques, dans une sorte de désordre, par une atteinte dirigée sur l'origine des nerfs.

L'adéno-nerveuse, sorte de fièvre ataxique, avec affection simultanée des glandes (*Nosograp. philos.*, classe première, fièvres, pag. 11).

Dans cette division des fièvres du docteur Pinel, on reconnoîtra sans peine la théorie de l'irritation : sa fixation sur un organe n'appartient pas *à priori* à M. Broussais. Je n'ai rapporté ici cette classification que pour démontrer la mauvaise foi de ceux qui veulent en faire honneur à M. Broussais, tandis que M. Pinel l'a émise avant lui. (*Journal général des sciences médicales*, t. VIII, vingt-neuvième cahier, pag. 54.)

La théorie de M. Pinel, sa classification si naturelle, fondée sur l'observation, appuyée par l'expérience, a facilité, pour la première fois, l'étude des fièvres, qui jusqu'alors avoit été embrouillée. Elle a rendu leurs différences si sensibles, qu'il est impossible de méconnoître les symptômes qui les caractérisent les unes des autres. Le savant et modeste Pinel a, par ses travaux, reculé les bornes de la science. C'est à sa profonde sagacité, à sa manière simple, précise et claire, qu'il doit la célébrité qu'il a si justement acquise. En effet, quelle école a été plus suivie que la sienne? Sa théorie est encore celle de tous les médecins célèbres. Ses nombreux élèves, en la propageant, l'ont rendue pour ainsi dire européenne : beaucoup l'ont répandue dans les autres contrées du monde. C'est en vain que, pour ternir sa gloire, on l'accuse de devoir ses lumières à Bichat, comme on accuse ce dernier d'avoir profité de celles de Bordeu : Pinel et Bichat n'en ont pas moins bien mérité de leur patrie et du monde entier.

A M. Pinel succèdent deux écoles dont les principes se rapprochent beaucoup, et semblent vouloir tout renverser, en écartant encore une fois l'observation et l'expérience : l'école d'Italie, qui a pour chef Razori, et celle du Val-de-Grace en France, à la tête de laquelle se trouve M. Broussais. Ce dernier surtout ressuscite la théorie de l'inflammation d'Erasistrate et de Boërhaave, s'empare des idées émises par M. Pinel; et, en bâtissant un système à lui, il aspire à devenir chef de secte. Il fait jouer à l'inflammation, qu'il appelle irritation, le rôle principal dans les fièvres, la fixe constamment sur la membrane muqueuse de l'estomac, la désigne sous le nom de gastro-entérite, et veut la faire considérer comme la cause de toutes les maladies. Ne pouvant, à l'exemple de ses prédécesseurs, se rendre compte d'une foule de phénomènes qui contredisent sa théorie, il en fait des abstractions, et ressuscite la théorie des qualités occultes des anciens et les principes des chimistes, l'influence de l'archée de Vanhelmont, et la théorie des nerfs de Boërhaave, et la désigne sous le nom de sympathies; mais ces sympathies sont des abstractions qui prouvent son impuissance, et l'ignorance où il est du mécanisme de nos affections maladives. « Tant d'écarts dans l'imagination, tant d'erreurs mises en avant par l'ambition, font desirer que les médecins se bornent à cultiver leur art avec la candeur et la simplicité qui seules peuvent le mettre à l'abri des imposteurs, et le rendre aussi utile aux hommes qu'il a été trop souvent funeste. » (Lafisse, *Journal de Medecine*, tome Ier.)

De cette diversité de théories est née cette différence qui a existé dans le traitement des fièvres. Hippocrate recommande l'hydromel, les boissons délayantes. Asclépiade emploie le vin dans les maladies, et a émis le premier l'opinion que la fièvre étoit elle-même un remède. Erasistrate blâme la saignée, malgré qu'il ne fasse de la fièvre et de l'inflammation qu'une même abstraction; il recommande l'eau d'orge, l'huile, et les ventouses. Galien prescrivit les bains, la saignée; multiplia les remèdes, et en fit de nombreuses distinctions. C'est à lui qu'appartiennent les dénominations de rafraîchissants, d'apéritifs, d'échauffants, de desséchants, d'humectants, d'incrassants, d'atténuants, de relâchants, d'astringents, de céphaliques, de stomachiques, d'hépatiques, d'hystériques, etc., qui sont en partie bannis actuellement de la science. Enfin il ne fut pas plus heureux dans le choix des médicaments que dans l'explication des maladies. Bientôt l'heureuse découverte d'Harvey, les applications qu'on en fit, rectifièrent les idées à ce sujet; et il ne fut plus permis de juger de la vertu des médicaments que par leur effet. Celle du quinquina vint changer toute la face de la médecine; et son efficacité, éprouvée dans les fièvres par les médecins les plus distingués, fit écrouler tous les systèmes bâtis par l'ignorance, malgré l'opposition la plus acharnée des hommes à préjugés.

L'ignorance, la superstition, l'amour-propre,

et l'intérêt, premier mobile des hommes, enfin la mauvaise foi et toutes les passions réunies, parvinrent à le faire proscrire pendant un temps; mais la vérité, qui finit toujours par l'emporter, mit ses vertus en évidence, et la victoire fut le partage de ses partisans.

Willis, Sydenham, Morton, et beaucoup d'autres médecins non moins distingués, l'ont fortement préconisé. Les choses étoient dans cet état lorsque Boërhaave parut : sa théorie de l'inflammation fut un nouveau signal de proscription contre ce remède. Malgré cette alternative fâcheuse, cette écorce conserva de chauds partisans, et Vanswiéten en fut un des plus célèbres; son autorité fixa avantageusement l'opinion de tous les médecins qui suivirent. Depuis ce moment, l'efficacité du kina dans les fièvres sembloit être à l'abri de nouvelles attaques, lorsque de nos jours M. Broussais semble de nouveau, par sa théorie renouvelée de l'inflammation, l'écarter de la pratique médicale.

La théorie de Boërhaave rapportant les fièvres à des inflammations, il a fallu y opposer les saignées abondantes et un traitement analogue, et exclure l'usage du kina. La doctrine de M. Broussais, étant fondée sur le même phénomène, demande les mêmes moyens : aussi voyons-nous le kina subir des attaques réitérées de la part des nouveaux sectaires, et voyons-nous aussi leur chef saisir l'idée de Boërhaave sur l'engorgement des vaisseaux capillaires, y porter toute son attention, et diriger sur ce système le traitement le plus actif, en y appliquant outre mesure les sangsues.

J'ai parlé plus haut de la réputation de M. Pinel, de la simplicité de sa classification qui fera, quoi qu'en dise M. Broussais, toujours époque dans les fastes de l'art. En sera-t-il de même de la théorie de M. Broussais? peut-on l'admettre sans se permettre des réflexions qui sont loin de lui être avantageuses, et qui nous font découvrir le vol dont il s'est rendu coupable envers ceux qu'il traite avec tant d'arrogance? Ne voit-on pas ce qu'il doit à M. Pinel; que son idée de l'inflammation n'est que celle de Boërhaave, ainsi que je l'ai dit plus haut; que ses sympathies n'ont fait que changer de nom? Cependant une foule d'élèves, dit-on, se presse pour l'entendre. Plusieurs médecins, avides de systèmes et de nouveautés, adoptent son opinion, quelque erronée qu'elle soit. Un plus grand nombre, plus sage et plus circonspect, attend pour se déclarer que l'opinion et l'expérience en aient fait justice.

« Les sciences physiques, ainsi que les phy-
« siologiques, se composent de deux choses,
« 1° de l'étude des phénomènes qui sont les effets;
« 2° de la recherche des connexions qui existent
« entre elles et les propriétés physiques ou vi-
« tales, qui sont les causes. » (Bichat, *Anat. générale*, *Consid. gén.*, page xxxvij.)

Puisque les phénomènes, ou les effets qui se développent dans une maladie, se montrent les premiers à notre observation, on a dû les rassembler, les grouper, pour en former des maladies; il a fallu aussi reconnoître ceux qui se présentent le plus fréquemment dans chaque maladie, et avoir remarqué ceux qui étoient appropriés à certaines affections morbides, préférablement à d'autres. C'est cette série de phénomènes particuliers que l'observation nous a fait connoître, que nous avons désignés sous le nom de symptômes, qui nous conduit insensiblement à la connoissance distincte de la différence des maladies. Bien assurés de cette variation, il a fallu les distinguer nominativement, et leur assigner un nom, selon la nature, le caractère que nous avons cru y reconnoître: de là les diverses dénominations des maladies. De l'examen des effets, nous avons dû porter notre attention vers les causes; nous en avons remarqué la différence. Nous avons cru voir qu'elles agissoient différemment, selon les systèmes, les organes ou les tissus sur lesquels elles développoient leurs effets. Nous avons vu aussi qu'elles répandoient leur influence sur tous les systèmes à la fois; mais quelquefois nous avons remarqué que leur action sembloit se borner à un seul organe : de là la distinction des maladies en générales et en locales. C'est surtout lorsque la cause a été ignorée, et lorsque l'effet a semblé être porté sur un organe seul, que cette dernière dénomination a été employée. Mais, abstraction faite des causes évidentes, provenant d'agents extérieurs particuliers, un organe ne peut être malade avec fièvre, sans que la cause ne devienne générale; et c'est cette cause, si difficile à saisir et à définir, qui a été et qui sera encore long-temps le sujet de toutes les disputes qui se sont élevées parmi les nombreuses sectes qui ont paru tour à-tour. Les anciens médecins l'ont trouvée dans les humeurs âcres, dégénérées. Ils avoient remarqué que les humeurs prédominoient dans notre économie, et nous imprimoient une teinte particulière qui influoit sur notre physique : ils en ont formé les divers tempéraments. D'après ce raisonnement, les humeurs étant formées par le sang, c'est donc dans le sang qu'il faut chercher le principe de la perversion des humeurs, et par conséquent la cause des maladies.

La médecine humorale, tantôt admise, tantôt rejetée, est tombée de nos jours dans l'oubli; et cependant, tout en l'excluant dans la théorie, elle existoit dans la pratique en principe; car on n'a pu s'empêcher de voir les effets pernicieux de la bile, ceux de la contagion, de l'absorption morbide portée dans le sang, dont on admettoit tacitement l'altération, qui existe véritablement dans presque toutes les maladies. J'ai, je crois, développé suffisamment cet avancé dans les chapitres précédents pour n'être pas obligé d'y revenir.

L'école moderne de M. Broussais, écartant toute cause humorale, revient au système de localité des affections morbides sur les fièvres; elle la généralise à toutes les affections, et fait, de la simple irritation admise par le professeur Pinel, une inflammation commune, et cause de toutes les maladies. Un seul principe de maladie, un seul mode de traitement, seroient, si cela pouvoit être admis, un système bien attrayant. On pourra le faire valoir dans une chaire, lorsqu'il ne s'agira que de théorie; car on sait jusqu'où les écarts d'une imagination exaltée peuvent porter une évidence apparente sur les systèmes les plus erronés et les plus ridicules : mais au lit du malade, lorsque ce système sera soumis à l'observation, lorsque des complications sans nombre, des phénomènes tout-à-fait étrangers à ce seul principe viendront s'offrir à l'observateur attentif, toute illusion cessera : le prestige disparoîtra pour faire place à la crainte qu'inspirera le danger que l'on a couru en s'écartant de la marche naturelle.

Si l'on s'obstine à ne voir qu'inflammation, on peut facilement prévoir quelle issue aura cet entêtement. Celui qui saignera dans les adynamies, dans le scorbut, méthode mise en avant par les prôneurs de l'irritation inflammatoire, et que l'un d'eux a préconisée dans une observation consignée dans le *Dictionnaire des Sciences médicales*, dans laquelle l'auteur prétend avoir employé avec succès les sangsues à outrance dans une affection scorbutique; celui, dis-je, qui saignera dans de telles affections, et d'après de telles autorités, courra certainement la chance de jouer à quitte ou double.

Qui ne sait que les inflammations ne suivent pas la même marche, et ne cèdent pas aux mêmes moyens? Telle disparoîtra par l'application des émollients, des saignées; telle autre sera exaspérée par ces moyens, dégénérera en gangrène, dont les progrès seront si rapides qu'on aura à peine le temps d'y apporter le remède. J'ai donné dans le cours de cet ouvrage une observation analogue. N'en est il pas de même d'une fièvre bilieuse que l'on traitera par les saignées? On verra ce traitement être suivi d'accidents consécutifs très graves. Qui n'a pas vu d'exemples d'ictères, ou d'engorgements profonds des organes splanchniques, suivre un traitement si peu indiqué: tandis qu'un émétique donné à propos, en imprimant une secousse salutaire, et procurant l'évacuation de la bile sur abondante, fait cesser les accidents?

Je connois une femme qui perdit la vue aussitôt après une saignée faite dans une fièvre bilieuse; j'en connois une autre qui, dans la même circonstance, après une application de quarante-huit sangsues, fut atteinte d'un rire convulsif immodéré. Un vomitif, dont l'effet fut l'évacuation de matières bilieuses, jaunes, vertes, rendit la vue à l'une, et fit cesser le rire chez l'autre.

L'application en médecine des systèmes et des théories que l'expérience n'a pas corroborés, est cause que l'on s'écarte de la route vraie, celle de l'observation qui nous a eté tracée par nos maîtres. Celui qui ne voit que des inflammations fait la guerre à outrance au sang, qu'il ne considère pas comme la cause de l'inflammation, mais comme un agent inerte dont l'abord seulement excite l'irritation préexistante; et celui qui ne voit que les ravages causés par la bile prodigue l'émétique : de là naît l'abus des vomitifs et des saignées. Laissons de côté tout esprit de système, éclairons-nous du flambeau de l'expérience, suivons une marche analytique, considérons les phénomènes que nous offre la maladie, saisissons-en bien les symptômes; et lorsqu'il y aura réellement inflammation, opposons à sa marche les délayants, les rafraîchissants, les saignées, les sangsues même, s'il est nécessaire: mais, en revanche, ne nous refusons pas à administrer l'émétique lorsqu'une prédominance bilieuse sera bien démontrée. Soyons avares des évacuations sanguines, même dans des circonstances où elles sont préconisées; et (je ne crains pas de l'affirmer ici de nouveau) mon expéeience m'a prouvé que l'on guérit plus promptement et plus sûrement les esquinancies et les péritonites avec des vomissements et des évacuations provoquées, que par les sangsues. Dans d'autres inflammations, on retire souvent un grand avantage de l'emploi de l'émétique dans les érésipèles en général, ceux de la face surtout. Dans les péripneumonies, je n'hésite pas, vers le septième ou huitième jour, de l'employer en lavage, soit dans du bouillon aux herbes ou du bouillon de veau; dans certaines pleurésies, il facilite la crise salutaire, soit par l'expectoration, soit par les sueurs, etc. : ce que l'on tenteroit souvent en vain de provoquer par d'autres moyens. Dans les fièvres putrides, en l'unissant tantôt à un sel neutre, tel que le tartrite de potasse, à la dose de deux gros avec deux grains d'émétique, dans une pinte du véhicule ci-dessus ou de limonade, j'ai obtenu, au début de ces maladies, nombre de résultats avantageux. Je fais prendre une tasse de cette boisson tous les quarts-d'heure ou les demi-heures, qu'elle provoque ou non le vomissement. J'ai réitéré ce moyen avec succès jusqu'à sept ou huit fois dans le courant de ces fièvres, lorsqu'il se manifestoit des symptômes gastriques.

L'apoplexie, maladie si fréquente en Normandie (dans le pays de Caux où j'ai exercé longtemps la médecine), qu'elle attaque indistinctement homme, femme dès l'âge de quarante ans, a toujours cédé à l'emploi de l'émétique; et je l'ai presque toujours trouvée plus rebelle lorsque, par condescendance pour mes confrères, j'ai employé avec eux les évacuations sanguines. Depuis dix-neuf ans que je pratique à Versailles, rarement ai-je eu recours aux saignées et aux sangsues, et j'ai toujours obtenu le même résultat.

Tâchons donc de ne point nous écarter de l'observation, ne craignons pas de dire la vérité, franchissons tous les obstacles, signalons l'erreur où nous la trouvons, apportons dans nos avancés et nos recherches un esprit calme et philosophique, éloignons toute espèce de préventions systématiques, cherchons à ne voir que ce qui est, mettons à part le desir de briller, l'ambition de s'élever au-dessus de nos contemporains en cherchant à abaisser les autres; méditons, scrutons la nature dans ses plus profonds secrets, et nous parviendrons, sans efforts et sans cabale, à nous faire distinguer du vulgaire; et, en profitant des leçons que nous ont données les Morgagny, les Bonnet, et une foule d'autres, nous réussirons à rendre, comme ces profonds observateurs, nos travaux utiles à nos neveux.

J'entends sans cesse préconiser l'anatomie pathologique, mais c'est la pierre d'achoppement des esprits systématiques. Chacun invoque cette science en faveur de son avancé; chacun prétend avoir mieux vu que son antagoniste. « Mais ne « poussons pas trop loin les analyses anatomi-« ques, dit le docteur Lobstein, et ne portons pas « un esprit trop minutieux dans l'étude de l'or-« ganisation, lorsqu'il s'agit d'en découvrir les « ressorts et les lois. Celui qui ne voit dans un « viscère malade que de petits détails insignifiants,

« qui ne s'attache qu'à poursuivre avec solli-
« citude les ramifications d'une artériole; qui,
« le microscope à la main, ne s'arrêteroit qu'à
« considérer la disposition d'une aréole du tissu
« cellulaire, celui-là, n'en doutons pas, est perdu
« pour la science. »

En effet, ne peut-on pas prendre pour une inflammation du poumon les infiltrations sanguines que l'on trouve si fréquemment après la mort dans cet organe, qui le rendent si lourd, et d'un rouge foncé, tandis qu'il est avéré que ce n'est qu'un effet de la mort même ?

Il en est de même des infiltrations générales de tous les systèmes, même de celles trouvées dans l'encéphale, qui le plus souvent n'ont lieu qu'après la mort, dont elles sont la suite : c'est bien là ce qui a jeté M. Broussais dans l'erreur où il est ; c'est que, voulant fixer la cause unique de sa prétendue irritation sur une partie, il a été obligé de considérer comme cause ce qui n'est qu'un effet. Il en est de même des inflammations que lui et ses disciples prétendent avoir trouvées lors des ouvertures de malades morts de fièvre ; car on ne supposera jamais qu'un malade qui succombe à une maladie qui a duré quarante, cinquante, soixante jours, chez qui on trouve, ou plutôt on croit trouver des signes de phlegmasies, soit mort de cette inflammation : certainement le bon sens nous dit que ces phénomènes, quels qu'ils soient, ne sont que des effets. Je persiste donc à dire que M. Broussais prend des effets pour des causes ; qu'il ne peut y avoir de lésion d'un organe avec fièvre, sans une cause première, et sans que le plus souvent les autres organes ne soient altérés en même temps, soit primitivement ou consécutivement ; que lorsqu'il y a plusieurs organes affectés, il est difficile, pour ne pas dire impossible, de reconnoître lequel a été lésé le premier. J'ai prouvé que la définition qu'il donne de la fièvre est en contradiction avec lui-même, puisque les phénomènes qu'il offre comme la caractérisant prouvent qu'elle ne peut être que l'effet d'une affection générale. J'en ai conclu que la doctrine de ce médecin est fausse dans ses principes, incohérente avec la saine logique, perturbatrice dans son application ; tant il est vrai que l'homme dominé par l'esprit de système marche au hasard, et se laisse diriger par la force de ses opinions, sans apercevoir l'écueil où il doit échouer.

J'ai démontré le vague de la définition de son irritation, qu'il qualifie d'énergie vitale, de surabondance de vie ; j'ai fait voir que l'irritation diffère de l'inflammation ; qu'il y a des irritations absolument étrangères à la phlegmasie ; que lorsque l'irritation est susceptible de produire l'inflammation, elle a souvent, avant d'y arriver, des degrés plus ou moins forts, qui varient selon la cause qui les produit, les organes qu'elle occupe ; qu'elle est non une énergie vitale, mais un défaut contraire, qui tend à la désorganisation par la foiblesse de vitalité. Je répète que M. Broussais est dans l'erreur en voulant tout rapporter à ses gastro-entérites, 1° parce que dans les fièvres l'inflammation n'existe réellement pas; 2° en ce que les phénomènes divers qui accompagnent chaque espèce de fièvres diffèrent essentiellement entre eux selon le siége qu'ils occupent ou la cause qui les produit; 3° en ce que les fièvres ont toujours leurs causes dans une modification délétère du sang et des humeurs, dont l'effet se fait sentir dans une partie de nos organes, et le plus souvent sur tous nos systèmes à la fois; 4° en ce que si l'on a trouvé des traces d'inflammation, ces traces n'étoient que des effets, et non des causes. Cela est si vrai, que si les inflammations étoient réellement la cause des fièvres, elles se trouveroient constamment dans ces affections, et occuperoient presque toujours le même organe; et il arrive précisément le contraire: ou l'inflammation manque, varie dans le siége qu'elle occupe, ou elle existe sur plusieurs organes à la fois. 5° Une affection morbide qui porte atteinte à une fonction principale ne peut manquer de réagir sur les autres, altérer ensuite les fluides, et par conséquent produire des phénomènes généraux. 6° Ce qui se passe dans les fièvres adynamiques, le typhus, la peste, la fièvre jaune, etc., étant totalement opposé aux phénomènes de la phlegmasie, atteste sans réplique la différence qui existe entre ces maladies. 7° Le succès obtenu constamment par le traitement affecté particulièrement à ces sortes de fièvres, est une preuve bien convaincante que l'on n'a pas eu à traiter des inflammations ; car si ce mode existoit, comment expliqueroit-on les guérisons opérées par des irritants d'une manière si prompte, tandis que le mauvais succès du traitement opposé a été cause que l'on a été obligé de l'abandonner à des reprises différentes ? 8° Les ouvertures sans nombre, où l'on n'a trouvé aucune trace inflammatoire ; 9° les ouvertures que M. Broussais a pratiquées, ne méritent pas qu'on y ajoute foi, non plus qu'à celles faites par ses élèves, qui, enthousiastes de son système, considèrent dans leurs dissections la plus petite rougeur, la plus légère injection, la moindre tache noire, comme des signes et des preuves de l'inflammation. 10° M. Broussais, pour s'entendre avec ses confrères et se comprendre lui-même, sera obligé, pour distinguer ses gastro-entérites, d'ajouter les épithètes d'inflammatoires, de nerveuses, de malignes, de contagieuses, d'épidémiques, de bilieuses, de muqueuses, de putrides enfin ; ou bien il faudra qu'il emploie les diverses dénominations de M. Pinel, ou des autres nosographes : car il ne pourra jamais faire distinguer les diverses nuances de maladies sans cela. Il résulte de tout ce que je viens de dire, que le médecin qui s'éloignera de tout esprit de prévention et d'hypothèse, qui voudra n'avoir que la vérité pour guide, se gardera bien de ne voir que des inflammations, et s'abstiendra de prodiguer les saignées, qui sont toujours nuisibles dans les fièvres bilieuses, muqueuses ou putrides, dont elles augmentent la gravité en produisant la foiblesse.

C'est en vain, je le répète, qu'on nous oppose le flambeau de l'anatomie pathologique, dont je suis loin de nier l'utilité, mais dont on a abusé constamment. Combien de fois n'a t-on pas vu les médecins anatomistes prendre pendant longtemps des concrétions albumineuses qu'ils trouvoient dans le cœur, pour des polypes: tandis que ces concrétions se forment spontanément, au moment de la mort, dans les maladies où la foiblesse prédomine, comme dans les fièvres adynamiques ou putrides, où l'on trouve à la vérité des organes qui portent un caractère de phlogose, où les intestins semblent quelquefois, par une injection générale, démontrer l'inflammation? Mais ces engorgements ne sont, la plupart du temps, que des stases produites par un défaut de *stimulus* dans les fluides et les solides.

Dans le scorbut et les apoplexies, ces phénomènes se remarquent constamment. Rien n'est plus remarquable que le *facies* d'un apoplectique : sa figure est gonflée, ses levres épaisses, sa bouche béante, même avant que l'attaque soit déclarée; la salive s'écoule involontairement, sa parole est gênée : bientôt une teinte bleuâtre se répand partout ; le système cellulaire se distend, et annonce la prédominance sanguine veineuse, signe de l'atonie générale ; le sang, privé de sa vitalité, se coagule dans les vaisseaux, s'y décompose, et forme des épanchements de toute nature, que l'on a pris souvent pour des causes, lorsqu'ils ne sont réellement que des effets. Combien nous sommes encore loin d'apprécier les causes éloignées des maux nombreux qui affligent l'espèce humaine ! Nous connoissons parfaitement les symptômes qui caractérisent l'inflammation, mais nous ignorons presque toujours la cause qui la produit. Il n'est pas rare de voir des individus, qui se portoient bien en apparence, être atteints de pleurésies ou autres inflammations, sans être sortis de leur chambre.

On voit aussi des fièvres de toute espèce se développer spontanément sur des individus bien portants, sans que l'on puisse en deviner la cause.

Combien d'obscurités nous offre encore l'histoire des fièvres ! La nuance qui existe entre celles qui sont contagieuses et celles qui n'ont pas ce caractère, nous est inconnue : nous ignorons la différence qui existe entre l'adynamique simple, la peste, le typhus, la fièvre jaune ; par quelle voie et comment la contagion a lieu. Enfin on n'est pas encore certain si la contagion existe réellement dans ces sortes de maladies : ce n'est encore que l'observation et une expérience prolongée qui pourront un jour éclaircir ces matières encore en litige.

Mon but est, ainsi que le comporte le titre de cet ouvrage, de faire connoître quelques observations sur le typhus qui a régné en 1814 dans nos armées, et qui s'est répandu ensuite à Paris et dans certains départements de la France. Versailles, où nombre de militaires de tout grade se sont retirés dans leurs dépôts, a été en proie à cette maladie, dont la contagion se communiqua des militaires aux habitants. En soumettant au jugement du public le résultat de ma pratique et de mes propres observations, j'ai pensé que je pourrois exciter quelque intérêt. Le typhus, que je considère comme une fièvre adynamique tantôt simple et souvent compliquée d'ataxie, a pris quelquefois le type d'une fièvre continue, rémittente, maligne ou pernicieuse, et s'est toujours montré avec le caractère contagieux. Je lui ai reconnu beaucoup d'analogie avec les descriptions de fièvres de mauvais caractères que nous a données Hippocrate, et que l'on retrouve dans Celse. Elle se rapproche aussi beaucoup de celles dont Willis et Morton nous ont donné la description : l'une ravagea l'Angleterre en 1643, et l'autre en 1658, et dura jusqu'en 1664. Huxam, Horn, Pringle, Tissot, Monro, Lind, ont laissé des descriptions de fièvres qui ont aussi la plus grande analogie avec le typhus de 1814. Invasion ordinairement subite, frissons, malaise général, insomnie, céphalalgie tantôt générale, tantôt partielle, tantôt susorbitaire, ou dans les régions temporales, ou à l'occiput. Les yeux perdent leur vivacité; on a l'air interdit, hébété; la face se gonfle, devient rouge foncé; le pouls vif, dur, fréquent ou petit, serré, profond, irrégulier; la langue se charge d'une croûte jaune ou noire au milieu; la bouche devient amère. On a des nausées, des vomissements de matières jaunes, noires, âcres, fétides, quelquefois sanguinolentes; toute la surface du corps se tuméfie, devient brune; le ventre se tend, se ballone. Il y a constipation opiniâtre ou dévoiement continu, hocquet; le vomissement augmente, le pouls devient petit, serré, rémittent, profond, misérable; les forces s'abattent insensiblement. Souvent même, dès l'invasion, les symptômes les plus formidables ont lieu: l'aphonie, le râle, l'oppression, la suffocation, des mouvements convulsifs des tendons, un coma prolongé pendant des jours, des semaines. La langue devient noire, fuligineuse; les dents se recouvrent d'un enduit muqueux noir, épais; des taches rouges, noires, livides; des éruptions miliaires, pétéchiales, de petits boutons remplis d'une sérosité limpide, paroissent tantôt sur une partie du corps, tantôt sur toutes à la fois. Un délire souvent furieux, plus souvent sombre, taciturne, vient se mêler à ces symptômes; l'affaissement devient plus fort; longue agonie, taches gangréneuses qui dégénèrent en eschare de même nature, sans apparence inflammatoire; enfin le terme à tant de maux, la mort.

Quelquefois les symptômes, dans cette maladie, parcouroient dans toute leur force des périodes très longues; souvent on avoit à peine le temps de les reconnoître : ils prenoient une telle intensité, que les malades succomboient avant même que l'on pût y apporter remède. Aux symptômes que je viens d'énoncer, je vais ajouter aussi que la langue étoit souvent rouge, rugueuse, sèche, recouverte d'une matière muqueuse qui se durcissoit promptement, et devenoit noire. Les yeux sécrétoient une humeur pareille, et, au lieu d'être abattus, ils étoient clairs, vifs, fixes; la figure animée, le pouls fort et irrégulier. Des hémorragies nasales, auriculaires, eurent lieu. Des diarrhées sanguinolentes, les urines rares, claires, d'autres fois très épaisses, rouges, puantes; les sueurs fétides, gluantes, froides, partielles, souvent générales; les pieds et les mains froids comme du marbre, et enduits d'une sueur visqueuse. Souvent j'ai remarqué un resserrement du pharynx qui empêchoit le passage des boissons; et lorsqu'elles parvenoient dans l'estomac, elles faisoient entendre l'effet d'une masse de plomb dans sa chute. La respiration étoit souvent peu apparente, pénible, ou fréquente et stertoreuse; les symptômes d'ataxie ou de malignité se combinoient à un haut degré : ainsi un délire furieux, des convulsions, les soubresauts des tendons, des crampes violentes, etc. Il y eut des dépôts froids, sans caractère inflammatoire, ne suppurant pas, et qui s'ouvroient par la formation d'un eschare gangréneux; les plaies des vésicatoires, d'abord blanchâtres, blafardes, prenoient ensuite une teinte noirâtre, rendoient une sanie épaisse, fétide, mêlée de sang; des ulcérations y survenoient, et la gangrène.

Telle est la série des symptômes que m'a présentés cette cruelle maladie dans ses divers degrés, ses complications; et lorsque, par un traitement rationel, je suis parvenu à sauver les malades, il en est qui sont restés en proie à des douleurs considérables long-temps après, et ils avoient la plus grande peine à se rétablir entièrement. Quelques femmes eurent à la suite des cancers utérins. Le nommé Bizard, qui fait le sujet d'une des observations suivantes, homme très robuste, a conservé pendant deux ans des douleurs violentes dans les jambes, que rien ne put faire disparoître que le temps, malgré qu'il ait consulté les plus célèbres médecins de la capitale. Telle sera donc la série de symptômes que je vais décrire dans chacune des observations qui suivent. Certes ces symptômes sont bien éloignés de démontrer une affection simplement locale : tout porte à confirmer, dans l'opinion contraire, qu'ils ne sont que les effets d'une affection morbide générale, et à démontrer l'absurdité de la théorie de M. Broussais.

Le traitement qui m'a réussi est bien différent de celui qui convient dans les inflammations. Evacuer les humeurs irritantes, soutenir les forces du malade, retenir le principe de vie prêt à s'exhaler, rétablir l'équilibre rompu dans les systèmes et les diverses fonctions de l'économie, tel a été le but que je me suis proposé. S'il a été couronné de succès, je dois conclure que j'ai bien vu; que je n'ai pas forgé d'abstractions, ni d'entités morbides factices. Guérir ses malades, tel est le but après lequel doit aspirer tout médecin jaloux de sa réputation.

Dès le début, j'ai toujours fait évacuer l'estomac avec deux grains d'émétique dans un verre d'eau tiède, quelquefois sucrée, partagé en trois doses, chacune prise de quart-d'heure en quart-d'heure. Quelquefois je donnai ces deux grains dans un verre d'eau de casse; et souvent je remplaçai cette prescription par celle-ci :

Tart. émét. gr. j ou ij.

Ipécacuanha gr. x ou xij.

Sirop de roses pâles ℥ ij.

pour une pot. émét. purg. en un verre, à prendre en une dose. Faciliter les vomissements avec de l'eau tiède, et les selles avec du bouillon aux herbes; ensuite pour boisson une limonade cuite sucrée, ou de l'eau d'orge acidulée avec le sirop de vinaigre; l'émétique en lavage, si quelques symptômes gastriques survenoient de nouveau. Ces moyens terminoient en général la maladie, prise à son début, en dix ou douze jours; dans le cas contraire, en débarrassant les premières voies, ils facilitoient la marche de l'affection morbide.

Lorsque, malgré tout, je n'étois pas parvenu à mon but; que la maladie prenoit un caractère inquiétant, j'employois la potion antiseptique suivante :

Kina jaune ℥ j.

Racine de valériane } de chaque gros ij.
de serpentaire }

Faites bouillir dans une pinte d'eau jusqu'à réduction du tiers; ajoutez éther sulf. gros ij.

Sirop de fleur d'orange, ou d'écorce de citron, ou du miel q. s.

A prendre une cuillerée tous les quarts-d'heure. Si les symptômes de putridité continuoient, j'ajoutois la limonade nitrique suivante :

Acid. nitriq. q. s., pour aciduler agréablement une bouteille d'eau miellée. J'en faisois prendre une petite tasse toutes les demi-heures, et, dans l'intervalle, une cuillerée de la potion ci-dessus.

J'ai retiré les plus grands avantages de ces deux prescriptions, seules ou données alternativement.

Souvent j'ai employé le kina en substance de la manière suivante :

De meilleur kina ℥ j.

Rhub. pul. gros ij.

Mêlez et divisez en douze prises, à prendre une toutes les demi-heures dans de l'eau sucrée rougie, quelquefois délayée dans du vin pur.

Par intervalle, lorsqu'il survenoit des symptômes gastriques, je faisois prendre les premières prescriptions émétisées, ou bien le sel composé suivant :

Tart. de pot. ant. gr. ij.

Tart. de potasse, ou sulf. de soude, gros ij.

Mêlez par un paquet de sel, que l'on faisoit dissoudre dans du bouillon aux herbes.

Une tasse tous les quarts-d'heure, qu'il y ait vomissement ou non. Cette prescription produisoit souvent des vomissements et des évacuations alvines salutaires. Je la renouvelois au besoin, selon que les symptômes gastriques se représentoient.

Les vésicatoires m'ont été d'un grand secours, et je les ai réitérés sur différentes parties. Sur cent trente-cinq individus que j'ai eus à soigner, soixante ont été guéris du dix au vingtième jour, sans autres moyens que les évacuants, la diète, et la limonade cuite au citron : quarante autres par l'emploi des évacuants et l'usage des autres prescriptions, tantôt seules, tantôt données alternativement. Ceux qui sont le sujet des observations ci-après m'ont présenté le *nec plus ultrà* des symptômes, et m'ont offert le plus de gravité. Les malades ont été traités avec la même méthode.

Neuf sont morts. J'en donne l'autopsie, qui ne m'a offert aucunes traces d'inflammations. J'ai souvent employé seule, avec le plus grand succès, la limonade nitrique dans les fièvres putrides ou adynamiques; mais je n'ai pas cru, dans le typhus de 1814, qu'il seroit prudent de s'en tenir à l'usage de cette seule limonade : le caractère contagieux de cette affection a été un motif puissant pour me prescrire l'emploi d'une marche plus composée et plus énergique, quoique l'expérience m'avoit prouvé depuis long-temps que cette limonade pouvoit remplacer le kina, comme tonique et comme un puissant antiputride.

Je n'ai pas insisté sur l'usage du camphre, parce que, outre que je n'en ai jamais retiré beaucoup d'avantages, j'ai remarqué que les malades avoient toujours pour ce remède une répugnance invincible.

La fin de l'année 1813 a été marquée par un temps pluvieux, humide et froid : ce qui a occasionné des catharres, des pleurésies, et quelques pneumonies. Cette température a régné presque constamment dans le premier trimestre de 1814; et la plupart de ceux qui furent atteints du typhus venoient d'avoir une de ces affections, ou étoient encore fortement enrhumés, et par conséquent présentoient déjà une tendance à l'atonie, et par cela même étoient plus susceptibles de contracter l'influence contagieuse. Presque tous ceux qui en ont été atteints avoient été soumis à l'influence directe de la contagion, soit en fréquentant les hôpitaux, ou les lieux où des malades avoient été déposés.

Si, à cette prédisposition atonique, nous ajoutons l'influence débilitante des passions qui, à cette époque, dominoient tous les esprits, telles que la peur, le chagrin et les contrariétés sans nombre que l'on éprouvoit, l'air froid, humide et mal sain, les pluies fréquentes, on verra que tout sembloit concourir à diminuer la vitalité. Joignons encore le succès obtenu par un traitement tonique, plus encore l'absence des traces phlegmasiques dans les organes des individus morts, nous trouverons une masse importante de faits plus que suffisants pour nous convaincre que cette maladie n'étoit pas due à une gastro-entérite, mais qu'elle étoit une maladie générale, dont la cause résidoit dans les fluides ou les humeurs altérés. Les observations qui suivent, et que j'ai recueillies soigneusement moi-même (et à cette époque on ne pensoit guère à la doctrine physiologique), n'étoient pas alors destinées à être mises en opposition avec cette doctrine : mais sûr de leur véracité, de leur précision, et riche de ma propre expérience, je ne crains pas aujourd'hui de les présenter, pour servir de preuves dans la lutte que j'entreprends. C'est de leur contact avec la doctrine erronée du médecin du Val-de-Grace, que j'attends le jugement qu'en porteront des médecins amis de la vérité, et exempts de tout esprit de parti. J'ai desiré faire le bien, garantir de l'erreur, et encourager de plus habiles que moi à réunir leurs efforts aux miens pour terrasser cette nouvelle hydre. Déjà une foule de médecins ont combattu cette doctrine : le docteur Castel est un de ceux dont le style serré, plein de logique, a fait voir le ridicule de cette théorie. Beaucoup d'autres aussi distingués gardent le silence, parce qu'ils croient que le seul moyen de faire oublier de telles absurdités est de les laisser tomber d'elles-mêmes. Mais le public, amateur de nouveauté, incapable d'apprécier la cause de ce silence, le prend pour un aveu tacite de l'excellence de cette doctrine : ce qui sert très bien l'auteur et ses partisans, qui ne manquent de crier victoire, faute d'antagonistes. Il est d'autant plus urgent d'arrêter dans sa marche cette théorie que les jeunes étudiants adoptent avec avidité, en raison du peu de difficultés qu'elle offre dans les études, et qui, imbus de ces faux préceptes, iront un jour porter la désolation dans les familles, en la mettant en pratique. Il est à desirer que chaque médecin se prononce, afin que ce procès soit jugé. En médecine, comme en politique, les opinions mixtes ou cachées sont nuisibles; il faut aborder franchement la question, et rendre justice à qui il appartient. Si M. Broussais a raison, ses confrères ne sauroient trop préconiser sa doctrine; mais s'il est vrai qu'elle soit fausse et sans vraisemblance, on doit la bannir à jamais de l'enseignement.

Première observation.

Sophie Pessé, âgée de vingt-deux ans, tempérament bilieux sanguin, d'une constitution robuste, avoit eu une indigestion vers le 15 septembre 1813, pour avoir mangé des fruits et des raisins non mûrs. A cette indigestion succéda une constipation opiniâtre, qui dura près de trois semaines, pendant lesquelles elle eut de fortes coliques, et un malaise qui lui fit perdre son embonpoint. Elle traîna dans cet état jusqu'au mois de février 1814, époque où, ayant eu à loger des soldats malades, elle le devint elle-même, et fut obligée de s'aliter. Appelé pour la voir le 8 février, je trouvai la malade avec une forte fièvre, et la présence de tous les signes d'un engorgement gastrique et intestinal. Un éméto-cathartique produisit une évacuation abondante par le vomissement et des selles copieuses. Le 9, la malade étoit beaucoup mieux. Elle reste dans cet état jusqu'au 14, sans fièvre, et prenant un peu de nourriture. Dans cet intervalle, cette fille voulut sortir, malgré le temps froid et humide; et en rentrant, elle fut obligée de se mettre au lit. Le 15 février, je fus mandé de nouveau. Je lui trouvai la figure fort rouge, la langue aride, noire, les dents enduites d'un limon noirâtre, les lèvres de même, surdité, délire taciturne, pouls petit, déprimé, profond, peu sensible; prostration absolue des forces, hémorragie nasale, déjections involontaires, vertes, noires, haleine puante, douleurs dans le dos, épigastre sensible, agitation dans tous les membres. Cet état dura jusqu'au 27, pendant lequel j'employai tour-à-tour le kina uni au camphre et au nitre, les potions fortifiantes et calmantes, le vin, les boissons vineuses, acidulées; l'application variée des vésicatoires. Le 28, délire sombre, insomnie, même état : vésicatoire aux jambes. Le 1er mars, état léthargique, sans sentiment : sinaspismes aux pieds, qui lui rendent la connoissance; taches gangréneuses sur diverses parties du corps, aux pieds et aux plaies des vésicatoires : pansement avec le kina infusé. Le 2, ces taches sont peu de chose, la suppuration des vésicatoires est abondante. Le 3, mieux, sueur abondante. Le 4, la malade est tout-à-fait bien, et semble hors de danger. Malheureusement il s'étoit formé une excoriation au croupion : et la malade, à qui il étoit resté une foiblesse dans les voies urinaires, ne pouvant retenir ses urines, cette excoriation prit un aspect gangréneux; il s'y forma un escharé de la largeur des deux mains. Obligée de se coucher tantôt sur un côté, tantôt sur l'autre, l'incendie gangréneuse éclata sur les deux côtés répondants aux deux trochanters ; un quatrième se forma bientôt sur l'os des iles, proche l'épine antérieure et supérieure. La chute des eschares se fit bien lentement; je fus obligé de les enlever par parties, pour diminuer l'odeur infecte qui s'exhaloit des plaies. Cette opération sembla produire quelques changements : les plaies devinrent vermeilles, des bourgeons charnus poussèrent, et j'eus un moment quelque espérance de cicatrisation. Mais bientôt cet espoir s'évanouit : les plaies devinrent blafardes, couenneuses, parsemées de tubercules noires; les bords se renversèrent, et la totalité prit un aspect hideux et une odeur insupportable : ces plaies, qui se réunissoient presque toutes, offroient un aspect effrayant par leur grandeur et leur profondeur.

Cet état dura près d'un mois; et malgré l'emploi des boissons légèrement toniques et nourrissantes, du kina, des acides, des cordiaux et des antiseptiques les plus puissants, chaque jour vit éclore des étincelles de cet incendie gangréneux : des taches noires, livides, parurent sur la totalité du corps ; les apophyses épineuses des vertèbres étoient marquées par autant d'eschares gangréneux, et la mort vint mettre un terme à une existence trop prolongée par les souffrances inouïes, la puanteur et les suites les plus terribles de cette maladie, dont il est difficile de dépeindre l'horreur, et qui heureusement offre peu d'exemples d'un degré aussi grand.

Je n'ai pas obtenu de faire l'ouverture de cette malade, et par conséquent je n'ai pu constater les lésions intérieures qui auroient pu exister. Mais ce que je puis assurer, c'est que cette fille, exténuée par toutes les pertes qu'elle éprouvoit, est morte dans un état de marasme, d'amaigrissement, qui annonçoient la perte graduelle de la vitalité, plutôt qu'un excès de vie.

Deuxième observation. (10 *mars* 1814.)

Moreau, âgé de dix-huit ans, tempérament sanguin bilieux, avoit un fort rhume depuis quinze jours, lorsque, le 10 mars, ayant fréquenté des malades à l'hôpital, il est pris, en rentrant chez lui, de frissons généraux avec fièvre, fréquentes envies de vomir. Un vomitif fut administré de suite : évacuations vertes, jaunes, bilieuses. Soulagement marqué les 11, 12, 13 et 14. Son état reste stagnant, il s'améliore plutôt : le malade desire sortir de son lit, il le fait avec peine : ce jour, hémorragie nasale, abondante, qui l'affoiblit extraordinairement ; il se recouche, se trouve beaucoup plus mal. Le 15, supination, délire sourd, gonflement subit de la face, la toux redouble, les yeux s'injectent, affoiblissement général : vésicatoires aux jambes, potion antiseptique avec le kina, la serpentaire et la valériane, et l'éther sulfurique. Le 16, même état, délire fugace, pouls petit, misérable. Le 17, langue noire, pouls plus régulier, plus développé; dents fuligineuses, yeux fixes vers un point : boisson d'orge acidulée, mêmes prescriptions. Le 18, renouvellement de l'hémorragie nasale, plus forte que la première : kina en substance dans de l'eau vineuse ; il le rejette : potion éthérée camphrée ; il la rejette aussi. Il prend bien l'eau d'orge acidulée et la potion antiseptique. Le 19, foiblesse extrême, que l'hémorragie avoit augmentée : nouveaux vésicatoires aux cuisses; même état. Le 20, délire taciturne toute la journée, toux fréquente sans expectoration : eau d'orge avec le sirop de gomme, limonade cuite ; langue sèche, noire, aride. Le 21, rêvasseries, même état : nouveaux vésicatoires sur la partie externe des cuisses, sans effet. Jusqu'alors les plaies des vésicatoires étoient sèches, elles brunissent : on les panse avec une décoction de kina. Le 22, il ramasse ses draps ; toute la journée il se passe la main sous le nez; du reste, même état. Le 23, progression de tous les symptômes, aphonie, râle; mort dans la nuit.

Autopsie. — L'encéphale gorgé d'un sang noir, sain dans toutes ses parties; habitude externe en assez bon état, mais parsemée de taches noirâtres éparses sur la totalité; nez très noir. Les vésicatoires couverts d'une sanie épaisse, noire, sanguinolente et fétide; les bronches remplis d'un mucus épais, brun; les poumons sains, le cœur et les oreillettes remplis d'un sang noir, épais. L'estomac contenant une quantité de matières noires, verdâtres, fétides : ses parois, nettoyées et lavées, sont très blanches ; le duodénum rempli de bile verte et noire, le foie noirâtre ; la vésicule gorgée d'une bile verte foncée ; la rate injectée d'un sang noir, de même que les reins, le pancréas ; les intestins remplis de gaz puants.

Réflexions. — Cette observation nous offre une fièvre putride ou adynamique bien caractérisée. Le sujet, prédisposé et affoibli par un rhume violent, contracte la maladie spontanément, en allant voir un malade du typhus à l'hospice. Certainement il est impossible de trouver aucuns signes inflammatoires, ni d'une lésion principale et isolée d'un organe. Les divers engorgements de sang noir dans les différents organes, causes de la mort, sont dus à l'appauvrissement successif des humeurs et du sang. Tout concourt à faire regarder cette maladie comme une affection dépendante d'une action morbide et délétère portée sur toute l'économie. On est donc autorisé à prononcer que cette affection n'est nullement inflammatoire, et qu'elle ne ressemble en aucune manière à une gastro-entérite.

Troisième observatioon. (17 *mars* 1814.)

M. Desbarras, capitaine d'infanterie, âgé de trente-quatre ans, tempérament bilieux sanguin, homme fort et robuste, revenant de prendre les eaux d'Aix-la-Chapelle, pour des anciennes blessures reçues dans les campagnes d'Espagne, a fait route avec plusieurs militaires déjà malades du typhus. Arrivé à Versailles chez un de ses amis, il s'alite. Le 17 mars, mal de tête, frisson général, forte fièvre. Le 18, céphalalgie violente, yeux fixes, tremblement des membres supérieurs, parole brève, pouls irrégulier, petit, profond; supination, langue épaisse, jaunâtre; envies de vomir: émétique gr. ij dans un verre d'eau tiède, en trois doses; boisson acidulée après son effet. Le 19, soulagement marqué. Le 20, même état. Le 21, vomissement de matières vertes porracées. Le 22, constipation, ventre tendu, envies de vomir fréquentes: émétique en lavage dans du bouillon aux herbes; évacuation abondante: il se trouve mieux. Le 23, il a une contrariété violente, suivie d'une hémorragie nasale qui l'abat entièrement; prostration générale, délire sombre, langue noire, dents fuligineuses: vésicatoires aux jambes; les symptômes augmentent progressivement; il refuse toute espèce de boisson. Le 24, aphonie, râle; mort à onze heures du soir.

Autopsie. — Habitude externe, teinte jaune générale, ventre balloné. Encéphale, rien de particulier; thorax sain dans toutes ses parties. L'estomac plein de matières vertes noires; le duodénum rempli des mêmes matières, les intestins remplis de gaz puants, ayant une teinte jaune. Le foie, la rate et les autres viscères, rien de particulier.

Réflexions. — Si l'on prend en considération toutes les causes qui ont amené la fin de cet officier, nous ne trouvons que des causes débilitantes : aucuns symptômes inflammatoires n'ont eu lieu ni dans le début, ni dans le cours de la maladie ; au contraire, un émétique, opposé à un embarras gastrique primitif, soulage le malade. L'exaspération de sa maladie semble être occasionnée par une contrariété, et aggravée par l'effet bien plus débilitant d'une hémorragie nasale, qui a amené une décomposition prompte, et la mort.

Quatrième observation. (13 *mars* 1814.)

Mortellet, peintre et vitrier, âgé de vingt-cinq ans, tempérament bilieux, petit et foible de complexion, à peine guéri d'un gros rhume, communique dans l'intervalle avec des malades atteints du typhus. Le 13 mars 1814, mal de tête, fièvre, frisson général. Le 14, son mal empire ; supination, resserrement du larynx, impossibilité de rien avaler, délire sombre, pouls petit, serré, irrégulier. Le 15, même état ; langue noire ; ne peut rien avaler : vésicatoires aux jambes. Le 16, affaissement, délire violent, yeux fixés au plancher. Le 17, je le vois pour la première fois ;

délire continuel, face gonflée, traits décomposés, yeux injectés, langue brune, sèche; pouls petit, profond, misérable; la nuit, râle, aphonie. Mort à trois heures du matin.

Autopsie.—Habitude externe parsemée de taches violettes dispersées sur le corps; ventre balloné, cerveau injecté d'un sang noir, léger épanchement dans les ventricules; les bronches, les poumons remplis d'un mucus brun, mais sains; le cœur plus gros que dans l'état ordinaire; les oreillettes gorgées d'un sang noir.

L'estomac distendu par des gaz puants et rempli d'une humeur noire verte, et beaucoup de liquide noirâtre; le duodénum rempli de matières bilieuses noires, les intestins de même; les autres viscères, rien de remarquable.

Réflexions. — Cette observation offre une adynamie compliquée avec des symptômes nerveux, tels que le resserrement du larynx, etc. On ne retrouve pas plus que dans les précédentes des signes d'inflammation : les épanchements et les engorgements sont le résultat nécessaire de l'atonie des fluides et des solides. Le gonflement du cœur sembleroit faire croire à la préexistence d'une maladie de cet organe; mais cela ne m'est pas bien démontré, et je suis porté à croire que chez beaucoup d'individus cette affection, en apparence morbide, est une conformation naturelle.

Je connoissois Mortellet depuis plusieurs années, et jamais il ne s'étoit plaint de symptômes qui aient pu faire soupçonner une maladie organique du cœur. Il faudroit admettre que cette affection se soit formée spontanément, et en si peu de temps : ce qui n'est pas présumable. On ne doit donc regarder cette maladie que comme une affection morbide générale, sans aucune inflammation.

Cinquième observation. (20 *février* 1814.)

Azemar, marchand de vin, âgé de cinquante ans, tempérament sanguin, loge chez lui des militaires malades du typhus, a un fort rhume depuis quinze jours, tombe malade le 20 février. Frisson général, céphalalgie intense, toux très forte sans expectoration, affaissement, vomissement de matières vertes porracées ; face gonflée d'un rouge brun, ventre tendu, balloné ; langue noire, aride ; lèvres et dents recouvertes d'une croûte muqueuse noire ; délire fugace, sans connoissance ; pouls petit, profond, serré : tel est l'état où je trouvai le malade le 28 février, jour où je fus mandé près de lui. Il n'avoit fait usage que d'infusion de violette avec l'eau gommée, avoit eu une saignée du bras. Le 22, quatrième jour de sa maladie, dans la nuit il empire beaucoup; le râle survient. L'aphonie et la mort le 29 février matin.

Autopsie. — Habitude externe, excès d'embonpoint, taches noires répandues généralement sur sa surface, *facies* apoplectique, gonflé, rendent une écume noire par le nez et la bouche.

Encéphale généralement injecté d'un sang noir, léger épanchement dans les ventricules latéraux, poumons et bronches farcis de matières puriformes, sains; le cœur fort gros gorgé d'un sang noir.

L'estomac très distendu de gaz puants, le colon de même, et rempli de matières noirâtres. Les autres viscères sains.

Réflexions. — Ce sujet offre les mêmes résultats à l'inspection que le précédent; il est encore un de ceux dont le cœur, plus gros en apparence, étoit cependant dans son état naturel, proportion gardée avec cet homme très fort et corpulent. Les liquides noirâtres, les gaz fétides se retrouvent de même, et dénotent bien la même cause. L'engorgement encéphalique ne peut être considéré que comme un des effets généraux; enfin aucuns phénomènes ne viennent à l'appui de l'existence d'une phlegmasie.

Sixième observation. (26 *mars* 1814.)

La femme Pincherot, âgée de trente ans, tempérament lymphatique, est prise, par contagion, de frissons avec fièvre. Céphalalgie intense, vomissements, stupeur, prostration générale des orces, figure rouge noire, yeux ternes. Les 27,

28 et 29, son état empire beaucoup. Le 1er avril, je suis appelé pour la voir. Surdité complète, délire sourd, pouls petit, profond, serré; langue noire, dents fuligineuses, râle. Morte le 2 avril.

Autopsie. — Habitude ext. parsemée de taches noires, ventre tendu, balloné; cerveau peu injecté; thorax, rien de remarquable. L'estomac, le duodénum et les autres intestins, remplis de matières noires, verdâtres, et distendus par des gaz puants; les autres viscères dans l'état naturel.

Septième observation. (24 *mars* 1814.)

Le capitaine Pourcelles, âgé de trente-trois ans, arrive le 24 mars à son dépôt, harrassé de fatigue, ayant une toux violente. Le 25, frisson général, fièvre, délire sombre, air égaré, figure pâle, bouffie; ventre tendu, balloné; selles involontaires, langue noire humectée, pouls petit, profond, serré, irrégulier. Le 26, même état; figure et yeux naturels, bégaiement, délire, désordre extrême du pouls, ventre énormément distendu, applications émollientes, lavements adoucissants, selles involontaires. Le 27, même état, aphonie, râle. Mort le 28 au matin.

Autopsie. — Habitude externe très grasse; le cerveau ni la poitrine n'ont rien de remarquable; l'estomac et le duodénum remplis de matières vertes, noires; les intestins énormément distendus de gaz puants; les autres viscères, rien.

Huitième observation. (26 *mars* 1814.)

D'Eucorrée, malade par contagion, âgé de cinquante-six ans, le 26 mars, au seizième jour de sa maladie, a été pris au début comme ceux des observations précédentes. Le 26, face énorme, gonflée, livide ; yeux injectés. Il sort du sang par les oreilles, surtout par la droite. Langue sèche, noire ; dents fuligineuses, pouls précipité, petit, profond, irrégulier ; délire sombre, oppression, respiration bruissante, stertoreuse ; aphonie, râle. Mort dans la nuit : il n'avoit pris pour tout remède que de l'eau de violette et d'orge miellée.

Autopsie. — Habitude extérieure, maigreur extrême, léger épanchement séreux et sanguinolent dans les ventricules du cerveau ; les vaisseaux engorgés d'un sang noir. Le cerveau m'a paru plus mou que dans l'état naturel : l'os temporal scié ne m'a donné aucuns éclaircissements sur la nature du sang qui a sorti par les oreilles pendant la maladie. Les poumons sains, mais gorgés de mucus écumeux ; l'estomac rétréci, ou au moins très petit, contenant de la bile, du mucus noir ; le duodénum rempli de bile noire, les intestins distendus de gaz fétides ; les autres viscères, rien.

Réflexions. — On n'accusera certainement pas le malade d'avoir été victime d'un traitement perturbateur, puisqu'il n'a rien fait, et que son traitement par l'eau de violette et l'eau d'orge se rapproche beaucoup de celui que prescrit M. Broussais dans ses gastro-entérites, excepté que l'on n'a pas employé les sangsues. La mollesse du cerveau ne peut s'expliquer que par le défaut de vitalité de cet organe, et en dénote la foiblesse, puisque l'on regarde l'endurcissement de cet organe comme un effet de l'inflammation. Du reste, la nature sèche de cet homme a fait offrir quelques nuances dans les observations cadavériques; mais cependant elles diffèrent peu des précédentes.

Neuvième observation. (22 *mars* 1814.)

Joly, menuisier, âgé de cinquante-cinq ans, tempérament bilieux, déjà malade depuis quinze jours. La maladie a débuté comme dans les observations précédentes, et est le produit de la contagion. Appelé le 22 mars, je trouvai le malade avec un air égaré, la face gonflée, livide; les yeux injectés, la toux violente, sèche, sans expectoration; pouls petit, fréquent, irrégulier; rêvasseries, délire sourd, langue noire, dents fuligineuses : vésicatoires aux jambes, eau d'orge, sirop de vinaigre, potion antiseptique qu'il refuse. Les 23, 24, prostration générale, délire continuel. Le 25, perte absolue des idées, air égaré, assoupissement; les vésicatoires suppurent. Le 26, refus de toute espèce de boissons, surdité complète : j'ordonne la limonade nitrique miellée.

Le 27, il a pris avec plaisir cette limonade; respiration stertoreuse, face noire et gonflée, langue et dents fuligineuses, ventre balloné, tendu; croûte épaisse sur les lèvres, le nez et les yeux; aphonie. Mort le 28.

Autopsie.—Habitude externe parsemée de taches violettes, face apoplectique, maigreur extrême.

Cerveau gorgé d'un sang noir, épanchement de sérosité jaunâtre dans les ventricules, poumons et les bronches remplis de mucus épais, sanguinolent; le parenchyme des poumons sain, le cœur gorgé de sang noir.

L'estomac rempli de matières noires vertes, de même que le duodénum; les intestins remplis de gaz infects, le foie gorgé d'un sang noir visqueux, la vésicule du fiel remplie de bile; quelques ascarides dans les intestins grêles.

Réflexions. — Ces neuf observations terminent la série d'ouvertures que j'ai eu occasion de faire, ayant eu le bonheur de sauver les autres malades qui se sont confiés à mes soins. Parmi les effets qui se sont offerts à mon inspection lors de l'ouverture, la distension des intestins, et l'épanchement de matières noires, bilieuses, dans l'estomac et le duodénum, sont les plus constants. Aux yeux des partisans de la nouvelle doctrine, ces phénomènes ne seront que le résultat de la lésion principale de l'organe splanchnique par l'inflammation; mais comme il s'est trouvé en même temps des épanchements dans le cérveau et le thorax, ces engorgements ne peuvent être regardés que comme des effets d'une unique cause, savoir : la modification morbifique du sang et des humeurs. Ces humeurs, noires, viciées, sont déposées par le sang, au lieu des excrétions ordinaires, dans le tube intestinal, canal destiné par la nature pour le rejet des humeurs excrémentitielles; mais ces viscères ayant perdu leur ressort ne peuvent exécuter ces fonctions, et se distendent par les gaz qui s'y accumulent. Alors toute espèce d'assimilation est interrompue; le sang s'appauvrit continuellement : il en résulte l'atonie générale, et une prostration de toutes les forces. Les accidents augmentent progressivement jusqu'à ce que le malade, accablé par la foiblesse et privé entièrement de ses facultés vitales, dont le sang est dépourvu, succombe après des hémorragies nasales abondantes qui détruisent encore ses forces, et qui, par leur effet pernicieux, sont loin d'encourager le médecin à employer les sangsues, ou les émissions sanguines, dans de telles circonstances. Au surplus, les partisans de la doctrine inflammatoire verront que sur ces malades il n'a été fait aucun traitement qui ait pu aggraver l'inflammation, si elle avoit eu lieu. Une partie est morte sans traitement, c'est-à-dire en ne prenant que des tisanes insignifiantes; un d'eux avoit été saigné dans le début : ce qui s'accorde avec la doctrine des médecins physiologistes; et cependant ils ont succombé. Peut-être que si ces malades eussent été soumis à un traitement méthodique, ils auroient pu en réchapper : c'est ce que les observations suivantes vont :) 1

Dixième observation. (10 *mars* 1814.)

Marguerite Molet, boulangère, âgée de vingt-huit ans, porte du pain dans les hôpitaux, est enrhumée depuis long-temps, s'est toujours négligée. Le 10 mars, frisson général, céphalalgie, toux férine, vomissement : un vomitif produit une évacuation bilieuse abondante, selles copieuses en même temps. Le 11, mieux. Le 12, même état : boisson d'orge miellée, lok gommeux. Le 13, à la suite de la toux, hémorragie nasale très forte. Le 14, affaissement, pouls déprimé, petit, profond, serré; langue brune, bouche amère, céphalalgie susorbitaire intense : eau d'orge acidulée avec sirop de vinaigre. Le 15, hémorragie nouvelle plus forte encore que la première, face tuméfiée, yeux fixes ternes. Le 16, délire, prostration générale, face décomposée, d'un rouge noir; rêvasseries, pouls petit, profond, précipité : vésicatoires aux jambes, potion antiseptique. Le 17, l'état empire : nouveaux vésicatoires aux cuisses. Le 18, même état. Le 19, langue noire, dents fuligineuses. Elle est beaucoup plus mal : les vésicatoires ont une teinte livide. Du 20 au 22, même état; elle rejette tout indistinctement.

Cependant elle se dit mieux ; elle n'a pas de délire. Le 23, limonade nitrique qu'elle ne rejette pas. Le 24, elle boit bien cette limonade, et l'eau d'orge avec le sirop de vinaigre; le soir, elle a une frayeur très grande par le bruit d'une porte qui tombe; hémorragie nasale nouvelle. Le 25, le ventre est tendu, balloné, douloureux à l'épigastre; prostration extrême, air hébété, langue jaune, noire. Elle vomit de nouveau de la bile. Emétique en lavage, vomissement, et selles copieuses. Le 26, langue plus belle, humectée: elle supporte mieux les boissons. Le 27, plus de vomissement, langue belle, figure colorée, pouls vif, régulier : les vésicatoires des jambes rendent prodigieusement, et sont vermeils. Le 28, beaucoup mieux. Le 29, ce mieux continue. Le 30, pas de fièvre, convalescence.

Onzième observation. (*26 mars* 1814.)

Elisabeth d'Encorrée, fille du malade de ce nom qui fait le sujet d'une des observations précédentes, âgée de vingt-quatre ans, tempérament sanguin bilieux. Cette maladie a débuté par des frissons généraux, malaise, céphalalgie violente, envies de vomir. Le 26 mars, sixième jour de sa maladie, je la vois avec son père. Face rouge foncé, yeux injectés, éruption séreuse et générale semblable à des gouttes de sueurs transparentes. Cette espèce d'éruption, que je n'avois jamais observée ailleurs dans le cours de ma pratique, s'est présentée assez souvent à mon observation à Versailles. Le 27, sueurs abondantes la nuit, fièvre forte, envies de vomir; langue jaune, brune; bouche sèche, amère; boisson d'orge acidulée avec le sirop de groseille. Le 28, langue noire, dents fuligineuses, prostration générale, délire sombre; vomitif, évacuations abondantes par haut et bas. Le 29, mieux, diminution de l'éruption. Le 1 avril, ventre tendu, douloureux; envies de vomir, langue jaune, noire : boisson émétisée. Le 2, mieux, l'éruption s'affaisse. Le 3, peau écailleuse, mieux sensible. Le 4, bouche infecte, envies de vomir, langue chargée, jaune: tart. de pot. ant. avec sulf. de soude dans du bouillon aux herbes, évacuations abondantes de matières bilieuses, fétides et noires. Le 5, elle est beaucoup mieux. Le 6, le mieux continue, la fièvre cesse, et elle entre en convalescence.

Douzième observation. (28 *février* 1814.)

Heister, Prussien, âgé de vingt-six ans, tempérament bilieux, habite Versailles depuis quatre ans, est ouvrier à la manufacture d'armes. Le 28 février, frisson général, céphalalgie intense, envies de vomir; reste sans secours jusqu'au 2 mars, où je le vois pour la première fois. Figure décomposée, air hébété, hémorragie nasale abondante, prostration absolue des forces, langue noire, sèche; pouls déprimé, soubresaut des tendons, supination, envies de vomir : vomitif sans effet. Les symptômes augmentent, langue noire, dents fuligineuses, croûte noire épaisse formée sur la bouche et le nez, respiration stertoreuse, anéantissement total, perte de connoissance, bouche béante, sans aucun mouvement. Si on lève un de ses membres, il retombe de suite. Le 4 mars, renouvellement du vomitif, deux vomissements de matières vertes porracées, une selle copieuse de même nature. Le 5, même état : vésicatoires aux jambes, potion antiseptique camphrée; il la rejette. Je supprime le camphre : elle passe. Le 6, même état : limonade nitrique, alternée avec la potion. Le 8, son état semble empirer. Le 9, râle, respiration bruissante, pouls à peine sensible, toujours la langue, la bouche, le nez, les dents, recouverts d'un enduit noirâtre muqueux, épais : vésicatoires aux cuisses. Le 10, même état. Le 11, il ouvre les yeux fixes, insensibles à toute espèce d'excitation; pouls insensible, misérable : nouveaux vésicatoires portés à la partie externe des cuisses; insensibilité générale absolue. Les 12, 13, 14, 15, même état; la vie semble être prête à s'éteindre : eau d'orge vineuse, alternée avec la limonade nitrique et la potion antiseptique. Les 16, 17, 18, 19, 20, même état. Je fais réitérer plusieurs fois les synapismes. Le ventre est tendu, balloné, résonne sous le tact; immobilité constante, état léthargique : autres vésicatoires volants aux cuisses au-dessus des autres, qui n'ont fait aucun effet. Il rejette tout ce qu'il prend. Le 21, les vésicatoires sont blafards. Le 22, ils sont couverts d'une sanie épaisse, fétide et sanguinolente. Le 23, les vésicatoires forment des taches gangréneuses : pansements avec le kina et le charbon pilé ; le ventre est tendu et balloné extraordinairement : applications émollientes bien chaudes sur tout l'abdomen. La limonade et la potion passent, les vésicatoires restent stagnants. Cet état est toujours le même jusqu'au 2 avril ; alors la déglutition, qui a été toujours gênée, l'est un peu moins : il avale un peu mieux les boissons. Eau d'orge avec le sirop de vinaigre. Pas de changement jusqu'au 28, pendant lequel temps le malade est resté comme une machine sans mouvement, recevant le peu de liquide qu'on lui mettoit dans la bouche, et qui tomboit dans son estomac comme une masse : à chaque instant je m'attendois à sa mort. Le 29, je me hasarde à lui faire prendre un peu de bouillon aux herbes émétisé, qui procure des évacuations énormes par les selles. Je crus entrevoir un peu de sensibilité. Le 30, trois selles involontaires. Le 1er mai, la bouche se nettoie, mais pas plus de sensibilité ; cependant le pouls semble un peu se ranimer. Le 2, nouveau bouillon aux herbes émétisé : évacuations considérables ; les vésicatoires sont un peu sensibles, la gangrène ne fait pas de progrès; ils prennent, au contraire, un meilleur aspect. Quelques mouvements imperceptibles se laissent plutôt deviner que voir ; les yeux s'éclaircissent. Le 4, je renouvelle encore la boisson émétisée. Vomissements considérables de matières noires fétides, selles copieuses des mêmes matières ; la sensation revient graduellement ; mouvements des membres ; la lumière lui cause une forte impression. Le 6, progrès sensibles du mieux. Les 7 et 8, les mouvements se prononcent fortement. Le 9, la parole revient ; il demande lui-même ce qui lui est nécessaire ; et, à partir de ce jour, les fonctions se rétablissent progressivement. Il entre en convalescence.

Réflexions.— Si jamais la mort m'a semblé imminente, certainement c'est dans cette circonstance ; et lorsque je me retrace la position d'Heister, je me demande encore par quelle voie surnaturelle il a pu échapper à une maladie aussi longue, aussi insidieuse. Chez lui, comme chez les sujets précédents, les hémorragies nasales ont été suivies d'accidents des plus graves : c'est ce qui m'a confirmé dans la persuasion où j'étois que les évacuations sanguines étoient pernicieuses dans ces maladies ; elles ont été constamment suivies d'une prostration considérable dans les forces, et les fonctions vitales en ont toujours reçu des atteintes profondes, qui ont toujours amené un état désespérant. Mais ce que l'expérience m'a confirmé, et que cette observation prouve indubitablement, c'est que l'évacuation des premières voies est l'indication la plus importante à remplir dans ces maladies, parce que le sang y dépose les matières morbifiques dont il est chargé ; que ces organes, n'ayant pas assez de force pour les expulser d'eux-mêmes, il est nécessaire de les exciter à remplir cette opération, qui est toujours suivie d'heureux résultats. Il faut aussi renouveler cette provocation, parce que le sang ne pouvant se débarrasser tout d'un coup de ces humeurs, le fait à différentes reprises : d'où viennent les diverses manifestations de symptômes gastriques. En effet, presque tous les sujets qui ont été atteints de cette maladie ont eu constamment le ventre tendu, balloné, douloureux : phénomènes que l'ouverture cadavérique nous a prouvé être dus à la présence des matières putrides, et des gaz puants qui distendoient ou irritoient l'estomac et le tube intestinal, qui finissoient par en détruire la sensibilité ; alors les intestins ne pouvant plus répulser ces humeurs, une nouvelle absorption en exportoit les principes les plus subtils dans la circulation, et donnoit lieu à de nouveaux phénomènes plus graves que les précédents. Ainsi, en ranimant le ton des viscères, en provoquant la sortie des matières qui y sont contenues, le malade en a été toujours soulagé; et Heister ne doit certainement son salut qu'aux évacuations abondantes que j'ai provoquées. Aussi n'est-ce que de ce moment qu'il a commencé à faire paroître quelques signes de sensibilité ; et le mieux s'est déclaré et soutenu en raison de l'abondance des évacuations.

Treizième observation. (1 *février* 1814.)

Hurrache, vélite lancier, âgé de dix-huit ans, tempérament bilieux, transporté au dépôt de son régiment par suite des fatigues qu'il a essuyées dans les campagnes de Dresde et de France, communique avec des malades du typhus, tombe lui-même malade le 1er février 1814 : figure bouffie, d'un rouge foncé, langue noire, sèche, aride ; frissons généraux, céphalalgie violente, lèvres couvertes d'un enduit noirâtre, et gonflées ; pouls petit, profond, serré ; prostration générale, vomissements de matières alimentaires anciennes, principalement de morceaux de fromage non digérés : ce qui paroîtra extraordinaire, lorsque l'on saura que le malade a assuré n'avoir mangé depuis plus de quinze jours. Un vomitif provoque l'évacuation de matières pareilles, mêlées de bile verte, noire. Les 2, 3, 4 et 5, les symptômes sont les mêmes : ventre tendu, balloné, fièvre avec redoublement, le soir, à six heures : boisson d'orge avec le sirop de vinaigre ; jusqu'au 9, même état : délire fugace, rêvasseries, soubresauts des tendons. Le 10, perte de connoissance, constipation, le ventre se ballone ; langue noire, sèche ; envies de vomir : émétique en lavage, suivi d'évacuations bilieuses abondantes. Le 11, la connoissance revient. Le 12, vomissement naturel de bile porracée, affaissement : potion antiseptique ; douze évacuations naturelles. Le 13, boisson émétisée ; fortes évacuations. Le 14, la connoissance est entière, la langue moins noire : limonade nitrique ; il ne veut prendre que cette boisson, et reste jusqu'au 20 dans un état stationnaire et sans empirer. Le 21, boisson émétisée ; évacuations copieuses. Le 22, mieux. Le 23, la langue n'est plus noire ; pouls toujours fébrile. Le 24, mieux, la fièvre moins forte. Le 25, huit selles non provoquées de matières bilieuses. Le 26, très bien. Les 27 et 28, le mieux se soutient, et le malade entre en convalescence, qui a été pénible.

Réflexions. — L'observation vient encore confirmer ce que je viens d'énoncer dans les précédentes réflexions : c'est que la rétention des matières dans l'estomac et les intestins augmente leur atonie ; que ces matières qui y sont déposées pour être expulsées au dehors, ne pouvant l'être, produisent tous les phénomènes de putridité, et leur évacuation doit être le but principal du médecin. Les aliments non digérés, rendus quinze jours après les avoir pris, prouvent que les fonctions de l'estomac étoient entravées, et que par conséquent il n'y avoit plus qu'une mauvaise assimilation : d'où il devoit nécessairement résulter l'affection morbide des fluides.

Quatorzième observation. (1er *février* 1814.)

Bizard, marchand de vin aubergiste, âgé de trente-huit ans, ancien militaire, homme corpulent, a logé un militaire malade. Le 1er février, après un rhume qui duroit depuis quinze jours, il est pris de frisson général, malaise, fièvre, mal de tête; sa toux augmente, il a mal à la gorge, la luette est racornie, dure; la langue raboteuse, sèche, rouge dans le milieu, brune sur les bords; prostration extrême des forces, délire fugace; ventre tendu et météorisé, face gonflée, fièvre intense, vomissements de bile : l'émétique fait rendre quantité de matières noires : vésicatoires aux jambes, limonade cuite végétale, eau d'orge avec le sirop de vinaigre. Cet état dure jusqu'au 11 : alors toujours prostration extrême, perte de sensibilité et de connoissance : vésicatoires aux jambes, potion antiseptique, limonade nitrique. Le 12, même état, langue noire, pouls concentré, petit : les vésicatoires n'ont pas pris. Vésicatoires nouveaux à la partie interne des cuisses, kina en substance délayé dans du vin (kina ℥ j en douze prises); il le prend facilement. Le 15, même état, les vésicatoires sont blafards; il prend toujours le kina en substance avec la limonade nitrique : la gorge et la langue s'humectent, la luette a repris son état naturel. Le 16, la langue n'est plus noire, le pouls se relève. Le 17, il a repris sa connoissance, ses vésicatoires sont sensibles. Le 18, les vésicatoires rendent singulièrement une humeur fétide. Le 19, envies de vomir, la langue jaune brune, pouls embarrassé : boisson émétisée ; évacuations fortes et salutaires. Le 20, le ventre a repris son état naturel : lavements avec une décoction de graine de lin, une poignée de sel de cuisine et du gros miel ; évacuations abondantes. Le 21, mieux ; selles sans provocation. Le 22, le mieux se soutient, et va ensuite toujours en augmentant : convalescence longue. Il a éprouvé une douleur violente dans les jambes pendant plus de deux ans.

Quinzième observation. (10 *mars* 1814.)

Victoire Bizard, femme du précédent, âgée de vingt-huit ans, tempérament sanguin, est enrhumée depuis quinze jours. Le 10 mars, frisson général, mal de tête, à la gorge, face gonflée, noirâtre ; yeux injectés, ternes ; langue jaune, noire, humectée ; envies de vomir : vomitif, suivi d'évacuations abondantes. Le 11, elle n'a plus de mal à la gorge, mieux. Le 12, hémorragie nasale, toux forte, frissons et douleurs dans tous les membres, prostration extrême. Le 13, rêvasseries, affaissement plus fort. Le 14, même état. Le 15, délire sourd : vésicatoires aux jambes, potion antiseptique. Le 16, toujours le délire, assoupissement, langue toujours brune, noire : limonade nitrique. Le 17, le délire continue, pouls misérable, perte absolue des idées. Le 18, même état : boisson émétisée ; fortes selles. Le 19, langue moins noire, idées nettes par intervalle. Le 20, je renouvelle la boisson émétisée ; vomissements abondants de bile verte, selles copieuses. Le 21, mieux, idées revenues, plus de délire. Le 22, même état. Le 23, trois selles sans provocation. Le 24, langue belle, moins de prostration. Le 25, le mieux continue. Le 26, envies de vomir : boisson émétisée ; évacuations copieuses de matières noires, un lombric. Le 27, beaucoup mieux. Son état s'améliore insensiblement ; elle entre en convalescence.

Seizième observation. (27 *mars* 1814.)

Delongpré, garde d'honneur, tempérament bilieux, âgé de vingt ans, revient malade de l'armée. Le 27 mars, face gonflée, brune ; yeux clairs, hébétés ; idées vagues, langue noire, sèche, aride ; dents fuligineuses, pouls petit, foible, déprimé ; dégoûts, envies de vomir : un vomitif provoque plusieurs vomissements et une forte selle. Le 28, ses idées sont plus nettes ; nuit agitée. Le 29, selles dans la nuit, sans être provoquées ; le pouls se relève, la langue sèche, mais moins noire, sueurs la nuit. Le 30, les symptômes augmentent d'intensité, la langue redevient noire, prostration extrême : vésicatoires, limonade nitrique , potion antiseptique. Le 1er avril, envies de vomir : boisson émétisée, fortes évacuations. Le 2, langue belle, lèvres vermeilles; trois selles dans la journée. Le 3, cette journée est bonne, la langue et la bouche se nettoient parfaitement, les idées sont bien nettes; pouls vif, fréquent, petit. Le 4, selles involontaires. Le 5, moins de foiblesse, même état. Le 6, mieux, face colorée, pouls développé, fébrile. Le 7, pouls souple, égal; langue belle, rouge. Le 8, même état; selles copieuses, urines claires, bonne nuit. Le 9, le mieux se continue, la fièvre cesse, le malade se rétablit.

M. Delongpré père, qui est venu exprès de Rouen pour soigner son fils, le ramène à Rouen, tombe malade lui-même de la même maladie, et meurt au bout de quinze jours.

Dix-septième observation. (18 *mars* 1814.)

Latour, âgé de dix-neuf ans, marchand de meubles, tempérament sanguin, a pansé des blessés. Le 18 mars, frisson général, douleurs de tête; il reste la tête appuyée toute la journée sur un poële. Le 19, céphalalgie violente, envies de vomir, langue jaune, face rouge foncé, éruption pourprée générale : l'émétique produit des vomissements considérables de matières vertes, jaunes; selles abondantes. Le 20, l'éruption est dans toute sa force : céphalalgie intense, langue noire, dents fuligineuses, délire sourd : vésicatoires aux jambes. Le 21, hémorragie nasale, prostration violente, douleur épigastrique : cataplasmes émollients sur l'abdomen, embrocation avec l'huile de camomille, le baume tranquille ; eau d'orge avec sirop de gomme, potion avec l'eau de fleur d'oranger, l'éther sulfurique et le sirop de stœchas. Le 22, l'épigastre est moins douloureux, l'hémorragie nasale se renouvelle; pouls petit, fréquent, irrégulier ; délire toute l'après-midi. Le 23, même état : vésicatoires aux cuisses, langue noire : limonade nitrique, potion antiseptique ; l'éruption existe toujours. Le 24, le délire continue, la langue est toujours noire, les dents fuligineuses, pouls irrégulier, petit, profond ; les vésicatoires rendent. Le 25, même état de délire ; toujours les vésicatoires sont blafards. Le 26, vomissements naturels de matières vertes porracées, ventre tendu, balloné, sans douleurs : compresses émollientes. Le 27, toute la journée dans une agitation extrême, nouveaux vomissements. Le 28, boisson émétisée, même état. Le 29, il a beaucoup vomi des matières vertes noires; plusieurs selles, mieux, ventre plus souple, plusieurs selles naturelles. Les 30 et 31, langue belle; les vésicatoires rendent, ont un meilleur aspect ; le pouls est relevé, l'éruption est disparue, léger délire. Le 1er avril, pouls régulier, diminution progressive des symptômes. Le 2 avril, le délire, qui avoit existé jusqu'à ce jour, cesse entièrement. Le 3 avril, beaucoup mieux; convalescence.

Dix-huitième observation. (18 *mars* 1814.)

Joly, âgé de trente ans, tempérament bilieux, a pansé des blessés. Le 18 mars, frissons, céphalalgie, envies de vomir, toux d'irritation, épistaxis, éruption pourprée. Le 19, langue noire, délire sombre, prostration générale des forces, vomissements naturels : l'émétique provoque des évacuations considérables. Le 20, mieux, langue moins noire, humectée, pouls petit, profond, serré ; éruption générale. Le 21, la langue plus noire, hémorragie nasale, violente prostration absolue : potion antiseptique. Le 22, même état : vésicatoires aux jambes, kina en poudre délayé dans de l'eau sucrée, à la dose de ℥ j en douze prises, une toutes les heures. Le 23, même état ; les vésicatoires n'ont pas pris ; affaissement, délire sombre. Le 24, même état : limonade nitrique. Le 25, pas de changement ; il ne prend que la limonade, et de l'eau d'orge avec le sirop de vinaigre. Le 26, pas mieux : vésicatoires aux cuisses. Le 27, il perd connoissance ; les vésicatoires ne font rien, efforts inutiles pour vomir, son état empire, l'éruption disparoît. Le 28, il a vomi dans la nuit des matières bilieuses vertes : boisson émétisée, évacuations considérables, qui semblent salutaires. Le 29, l'éruption reparoît ; pas de délire, langue plus belle, pouls développé, fébrile. Le 30, les vésicatoires rendent un peu. Le 31, même état ; les vésicatoires rendent beaucoup une humeur fétide. Le 1er avril, trois selles naturelles de matières vertes, suivies de mieux. Le 2, les vésicatoires rendent une matière plus louable; nausées : émétique en lavage ; évacuation abondante, la langue se nettoie, plus d'éruption. Le 3, léger délire ; par intervalle, pleine connoissance. Le 4, mieux. Le 5, le mieux se soutient. Le 6, langue belle, pouls régulier, plus de mauvais symptômes. Le 7, il y a plusieurs selles mêlées de lombrics. Le 8, assez bien. Le 9, colique forte, suivie de dix selles naturelles fort abondantes. Le 10, la nuit a été bonne, sans fièvre, très bien. Les 11 et 12, de même ; et vers le 15, il entre en convalescence.

Dix-neuvième observation. (18 *mars* 1814.)

Resson, âgé de trente-quatre ans, tempérament sanguin, a pansé des malades dans les hôpitaux. Le 18 mars, frissons, céphalalgie intense, face gonflée, rouge foncé; yeux injectés, langue brune au milieu, rouge autour; envies de vomir, pouls vif, irrégulier, petit : un vomitif produit des évacuations abondantes. Le 19e, mieux, tranquille toute la journée : boisson d'orge acidulée. Le 20, hémorragie nasale assez abondante, prostration des forces. Le 21, éruption pourprée dans la nuit.

Le 22, délire, éruption générale, foiblesse extrême. Le 23, même état; l'éruption est blanche, délire, pouls à peine sensible : vésicatoires aux jambes. Le 24, l'éruption a reparu. Le 25, même état, constipation, ventre tendu, balloné: fomentations, émollients, frictions avec l'huile de camomille camphrée, émétique en lavage. Le 26, plusieurs selles. Le 27, délire toujours, l'éruption très forte, pouls profond, petit, très fréquent. Le 28, l'éruption diminue, toujours délire, langue noire, dents fuligineuses. Le 29, délire plus tranquille, même état. Le 30, le ventre est détendu; il y a eu deux selles très fortes la nuit, pas de délire. Le 30, mieux. Le 31, affaissement léger, délire. Le 1er avril, pouls plus développé, plus régulier, moins fréquent; même état du reste : deux évacuations abondantes bilieuses. Les 3 et 4, assez bien. Le 5, le mieux se soutient. De ce jour, le malade va de mieux en mieux, et entre en convalescence.

Vingtième observation. (21 *mars* 1814.)

Vanes, Hollandois de l'ex-garde impériale, âgé de trente-deux ans, tempérament lymphatico-sanguin, malade depuis huit jours. Au début, frisson général, céphalalgie intense, envies de vomir. Le 21 mars, je le vois pour la première fois. Céphalalgie violente, face boursoufflée, noirâtre; langue jaune, noire; mal à la gorge, envies de vomir : émétique. Le 22, il y a eu des vomissements de matières noires, vertes, en grande abondance. Le 23, le mal de tête a diminué, langue moins noire. Le 24, une hémorragie nasale considérable a lieu, suivie de foiblesses très longues ; assoupissements, pouls petit, profond, misérable ; constriction du pharynx, dents serrées, suffocation ; il ne peut avaler aucuns liquides. Le 25, même état : injection avec une seringue, pour humecter le gosier, qui est d'une grande sécheresse. Le 26, même état, langue noire, aride, raboteuse au toucher ; il ne peut toujours avaler, les dents sont serrées. Le 27, je lui fais passer un peu de boisson, à l'aide d'une seringue de gomme élastique, introduite par le nez ; il a toujours les dents serrées, assoupissement continuel. Le 28, la bouche s'entr'ouvre ; on peut faire passer quelque peu de liquide d'eau d'orge, avec le sirop de vinaigre : vésicatoires aux jambes. Le 29, les boissons passent mieux, pouls petit, concentré, irrégulier ; délire vague ; le soir, éruption pourprée sur la totalité du corps, légère hémorragie nasale. Le 30, les taches sont pâles, ne sont presque pas prononcées ; la boisson passe facilement, foiblesse extrême, délire, sans connoissance. Le 30, l'éruption est si forte, qu'elle ressemble à une injection générale de tous les capillaires sanguins. Le 31, l'éruption est encore plus prononcée ; moins de délire, toujours sans connoissance. Les 1er et 2 avril, même état, quelques taches noires éparses sur les corps : limonade nitrique qu'il avale bien ; même état. Le 3, les vésicatoires rendent une matière sanieuse, fétide, épaisse ; ils sont bruns et noirs : potion antiseptique, alternée avec la limonade nitrique ; il rend par la bouche une quantité de mucus épais. Le 4, expectoration de mucus noir et brun ; la connoissance revient. Le 5, langue humectée : lok gommeux kermétisé ; expectoration abondante du même mucus ; le pouls se développe. Le 6, mieux, l'éruption diminue progressivement ; ventre tendu, douloureux, bouche amère, langue jaune, sale. Le 7, même état : boisson émétisée. Le 8, il a eu des évacuations copieuses par haut et bas. Le 9, mieux. Le 10, l'éruption diminue sur la tête, les bras et la poitrine ; celle des cuisses offre de petits boutons de la grosseur de la tête d'une épingle, remplis d'une humeur puriforme. Le 11, sueurs copieuses qui durent jusqu'au 13. L'éruption des cuisses offre des pellicules roulés par les sueurs. Le 14, vomissements de bile. Le 15, envies de vomir, léger délire : boisson émétisée ; évacuations considérables. Le 16, mieux, plus de traces d'éruption, pouls plein, régulier, sans fièvre. A compter de ce jour, le malade va de mieux en mieux. Convalescence.

Vingt-unième observation. (21 *mars* 1814.)

M. Sambin, médecin, âgé à peu près de vingt-cinq ans, tempérament bilieux sanguin. Après avoir donné ses soins, pendant plusieurs jours, à des soldats blessés, le 21 mars, il est pris de frisson général, céphalalgie intense, malaise, fièvre. Le 22, face rouge, colorée, foncée, langue jaune, noire, sèche; envies de vomir : vomitif. Le 23, il a eu des évacuations considérables ; mieux. Le 24, fortes sueurs, léger délire. Le 25, sueurs continues, air étonné, idées vagues, pouls irrégulier, petit, concentré. Le 26, les sueurs continuent ; langue noirâtre, lèvres gercées, brunes ; pommettes d'un rouge foncé délire, air hébété, face gonflée, pouls petit, irrégulier; apparence d'éruption. Les 27 et 28, même état; l'éruption fait peu de progrès; délire, oppression, ventre tendu : embrocations chaudes, émollientes, sur le ventre; boissons acidulées. Le 29, sueurs abondantes, difficulté d'avaler, agitation extrême : vésicatoires aux jambes; même état jusqu'au 1er avril : alors l'éruption paroît sur la figure et la poitrine ; elle offre de petites vésicules claires comme de petits globules de sueurs. Il desire boire froid, et demande des acides : limonade nitrique; langue brune. Le 2, l'éruption s'étend partout, a le même caractère, reste sept jours stationnaire; plus de délire, état de stupeur, prostration extrême, ne desire que la limonade nitrique. Le 10, l'éruption se fane et se plisse ; même état. Le 11, l'éruption n'offre guère que des écailles roulées sur elles-mêmes ; pouls toujours petit, irrégulier; douleur de tête, léger délire, face toujours décomposée. Il se plaint d'une douleur aux parotides, léger gonflement de cette partie : flanelle chaude appliquée dessus. Le 12, ce gonflement est disparu; envies de vomir, langue jaune : émétique en lavage. Le 13, il y a eu un vomissement bilieux, plusieurs selles très fortes. Le 14, mieux, plus de délire, pouls développé, sans fièvre. Le 15, la face reprend son état naturel; mieux continu. Le 16, l'état s'améliore sensiblement, selles copieuses naturelles. Le 17 et jours suivants, il entre en convalescence, qui est fort longue.

Vingt-deuxième observation. (20 *décembre* 1813.)

Bourdin, domestique, âgé de trente-huit ans, tempérament bilieux, avoit la fièvre tierce : ce qui ne l'empêche pas d'avoir communication avec des malades blessés, qu'il va soigner. Le 21 décembre, céphalalgie violente, envies de vomir, fièvres. Le 22, visage décomposé, yeux ternes, langue noire, prostration générale. Le 23, il a eu une hémorragie nasale la nuit, suivie d'une prostration plus grande; délire, yeux hébétés, pouls petit, profond, concentré. Le 24, langue noire, sueurs infectes, délire, pouls de même. Les 25 et 26, même état : je prévois une éruption. Le 27, totalité du corps injectée de taches marbrées, langue noire, brune; ventre tendu, météorisé : embrocations avec l'huile de camomille camphrée, fomentations chaudes, émollientes ; agitation sourde : eau d'orge, avec le sirop de limon. Le 29, ventre douloureux, sentiment de pesanteur sur le siége : deux onces de manne dans une bouteille d'eau d'orge ; trois selles. Le 30, même état ; a besoin d'aller à la garde-robe, ne peut le faire : six selles, provoquées avec huile de ricin ℥ ij, sirop de chicorée ℥ j, mêlez pour prendre une cuillerée de deux heures en deux heures ; les taches de la peau restent les mêmes. Le 31, mieux, moins d'affaissement, pouls plus développé. Le 1er janvier 1814, pas de changement. Le 2, ventre tendu sans être douloureux ni balloné ; même état. Le 3, rougeur des pomettes, langue humectée sur les bords, brune au milieu : limonade végétale cuite. Le 4, bouche amère, langue plus jaune : je renouvelle la potion huileuse ; amélioration sensible dans l'état du ventre, selles copieuses. Le 5, les taches pâlissent, pouls régulier, sueurs. Le 6, plus de taches ; mieux. Les 7 et 8, il chemine vers la convalescence, et va de mieux en mieux.

Vingt-troisième observation. (22 *février* 1814.)

Désirée Cantiniere, âgée de vingt-deux ans, tempérament sanguin, a donné des soins à des malades. Elle est prise, le 22 février, de frissons, mal de tête, malaise général ; elle reste à peu près dans cet état jusqu'au 1er mars, où je suis appelé pour la voir. Le 1er mars, face gonflée, toux violente d'irritation, mal de gorge; cette partie est très enflammée; les règles sont supprimées dès le début de la maladie : sangsues autour du cou, douze; le soir, un peu de délire. Le 2, prostration accablante de forces : je me repentis d'avoir appliqué autour du cou les sangsues; face décomposée, bouffie, yeux ternes, aphonies; la gorge toujours enflammée, langue noire, sèche, rude comme une râpe; les dents recouvertes d'un enduit muqueux noir; la bouche entr'ouverte, respirant avec peine. Je fis humecter la bouche avec un églegme trempé dans l'eau d'orge acidulée avec le sirop de limon. Le 3, même état; impossibilité d'avaler sans suffocation, respiration stertoreuse, pouls misérable, insensibilité générale : quelques gouttes de boisson d'orge passent à peine dans l'estomac. Le 4, les symptômes s'exaspèrent, délire sombre: quelque peu d'eau d'orge et de limonade nitrique passe. Jusqu'au 8, même état. Le 9, état désespéré : vésicatoires aux jambes. Le 10, les vésicatoires n'ont pas pris; je laisse les emplâtres, j'en fais remettre d'autres au bas des cuisses; les symptômes augmentent : épistaxis, suivi d'une plus grande prostration. Le 11, foiblesse extrême, pouls à peine sensible, langue sèche, aride, noire. Du 12 au 14, même état : un peu de boisson passe; j'ajoute la potion antiseptique. Ventre toujours tendu, balloné; toujours insensibilité: embrocations avec l'huile de camomille camphrée, fomentations émollientes, nouveaux vésicatoires à la partie externe des cuisses. Le 15, sueurs fortes, fétides. Le 16, éruption de la nature des précédentes sur tout le corps, un peu de sensibilité, avale mieux. Le 17, les vésicatoires s'animent; selles involontaires. Le 18, boisson émétisée, suivie d'évacuations copieuses. Le 19, tous les accidents diminuent comme par enchantement, les vésicatoires suppurent beaucoup. Le 20, bouche amère, envies de vomir : boisson émétisée, évacuations considérables. Le 21, mieux sensible. Le 22, l'éruption se plisse; quelques boutons se remplissent d'une humeur laiteuse puriforme. Le 23, l'éruption est plissée partout. Le 24, le mieux continue. Les 25 et 26, même état; l'éruption a disparu entièrement; convalescence longue.

Réflexions. — La suppression des règles, l'inflammation très forte de la gorge, m'ont engagé à faire appliquer des sangsues : j'ai eu lieu de m'en repentir. Je devois me ressouvenir que jusqu'alors tous les malades qui avoient eu une hémorragie nasale en avoient éprouvé des accidents très graves; j'aurois dû ne pas faire attention au phénomène qui nécessairement coïncidoit à l'éruption qui devoit avoir lieu, et qui a disparu avec tous les autres symptômes dans le cours de la maladie. Déjà un des sujets précédents m'avoit offert ce phénomène, auquel je ne m'étois pas arrêté : il n'en étoit résulté rien de fâcheux, et cela auroit dû me servir d'exemple dans cette occasion.

Vingt-quatrième observation. (21 *mars* 1824).

Crest, âgé de trente ans, tempérament sanguin, ouvrier à la manufacture d'armes, a été soumis à l'action de la contagion. Le 21, début, frisson, céphalalgie violente. Le 22, épistaxis tellement fort que j'ai eu toute peine à l'arrêter; il s'est renouvelé pendant trois jours de suite. Le 23, pouls petit, profond, misérable; figure décomposée, yeux fixes, ternes; langue noire, sèche, gonflée; le saignement du nez continue. Le 24, yeux injectés, délire, soubresauts des tendons, mêmes symptômes que la veille. Le 25, cris plaintifs, tremblements des membres. Le 26, aphonie, insensibilité absolue. Le 27, yeux fermés, évacuations involontaires : vésicatoires aux jambes, pilules de kina, de camphre, de nitre et de valériane; il les rejette : limonade nitrique. Le 28, même état, ventre tendu, embrocations d'huile, de camomille camphrée; fomentations émollientes, boisson d'orge avec le sirop de limon, nouveaux vésicatoires aux cuisses. Le 29, sueurs fétides considérables durant quatre jours, pendant lesquels l'état du malade ne s'améliore pas : les vésicatoires ne font rien. Le 2 avril, nouveaux vésicatoires à la partie externe des cuisses. Les 3 et 4, même état, les vésicatoires nuls. Le 5, prostration extrême des forces, sans connoissance; sueurs considérables. Je soupçonne une éruption : langue noire, dents fuligineuses; il avale difficilement la boisson qu'il prend en petite quantité. Le soir, délire, pouls concentré, irrégulier. Le 6, éruption commençante : et dans la journée elle a acquis une telle force, qu'elle semble ne former sur le corps qu'une seule cloche remplie de sérosité limpide; et cependant, en regardant de près, on distingue facilement chaque petit bouton isolé. Le 7, la sensibilité et la connoissance renaissent un peu. Le 8, les boutons de l'éruption se distinguent facilement et séparément. Les 9, 10, 11, 12, 13, l'état reste stationnaire : cependant l'amélioration se soutient, l'éruption se fane sur les parties supérieures. Le 14, elle se fane sur les membres inférieurs. Le 15, il y a encore beaucoup de boutons remplis de matières laiteuses. Le 16, elle est entièrement fanée. Le 17, forte fièvre, langue brune, forte foiblesse : il divague. Le 18, bouche mauvaise, envies de vomir : émétique en lavage, fortes évacuations par les selles. Le 19, mieux. Le 20, nouveaux symptômes gastriques : je renouvelle l'émétique en lavage; évacuations abondantes salutaires. Le 21, mieux sensible qui se continue les jours suivants : convalescence.

Vingt-cinquième observation. (17 *mars* 1814.)

Raboin, âgé de trente-quatre ans, tempérament sanguin, cocher de petites voitures, est enrhumé depuis trois semaines. Il a pris des lok, des tisanes adoucissantes : va voir un de ses amis malade à l'hôpital. Le 17 mars, frissons, dégoûts, mal de tête, envies de vomir. Le 18, les envies de vomir continuent. Le 19, la face est rouge, gonflée; les yeux injectés, la langue noire, les dents fuligineuses; il vomit des matières vertes, noires, foncées. Le 20, émétique, suivi d'évacuations copieuses des mêmes matières. Le 21, mieux. Le 22, oppression, langue noire, pouls petit, profond; figure plombée : boisson d'orge vineuse. Le 23, prostration générale : potion antiseptique, quelques cuillerées de bon vin. Le 24, sueurs fortes, pouls concentré, petit; ventre tendu, douloureux : embrocations et fomentations, comme dans les précédentes observations. Le 24, éruption de même nature en petite quantité. Le 25, mieux. Le 26, selles abondantes. Le 27, l'éruption est générale et assez abondante; sueurs fétides très fortes pendant trois ou quatre jours, sans interruption. Du 1er au 2 avril, l'éruption s'efface aux parties supérieures. Le 3, mieux. Le 4, même état. Le 5, l'éruption est effacée entièrement; l'épiderme est roulé comme de la crasse. Le 7, langue belle, constipation : émétique en lavage, selles abondantes. Le 8, mieux, et les jours suivants entre en convalescence.

Vingt-sixième observation. (25 *mars* 1814.)

Dessarsins, âgé de dix-neuf ans, tempérament bilieux, sort d'un rhume violent, fréquente des malades. Le 18 mars, frissons, mal de tête, fièvre, envies de vomir. Le 19, céphalalgie violente, épistaxis, envies de vomir : émétique, suivi d'évacuations bilieuses et d'une éruption pourprée sur tout le corps. Le 20, délire, face gonflée rouge, yeux injectés, prostration, langue noire, dents fuligineuses : vésicatoires aux jambes. Le 21, affaissement général, langue noire : potion antiseptique, limonade nitrique. Le 22, l'éruption est dans toute sa force. Les 23, 24, 25, état stagnant. Le 26, les vésicatoires rendent beaucoup ; délire. Le 27, selles copieuses, sans être provoquées. Le 28, sueurs très fortes. Le 29, l'éruption est considérable. Du 30 au 4 avril, l'éruption reste la même sans changement notable, le délire aussi. Le 6, la langue est belle, la connoissance revient ; le pouls plus développé et régulier, l'éruption diminue d'intensité. Le 7, pouls petit, profond, concentré ; délire. Le 8, nouvelle éruption de petits boutons remplis de sérosité limpide. Les 9, 10 et 11, cette éruption grossit. Le 12, plus de délire, le pouls se développe, et l'éruption se fane sur les parties supérieures. Le 13 et 14, elle suit la même marche sur les membres inférieurs. De ce moment le malade va de mieux en mieux, la convalescence suit de près.

Vingt-septième observation. (25 *mars* 1814.)

La fille Pourcelle, âgée de vingt-quatre ans, tempérament sanguin, a servi les malades. Le 25 mars, frissons, mal de tête, envies de vomir. Le 26, face gonflée, rouge; yeux injectés, langue rouge, aride; envies de vomir : émétique. Le 27, elle a eu des vomissements abondants, la langue est humectée, moins rouge; le pouls est petit, profond, foible. Le 28, éruption pourprée générale très forte. Le 29, violents efforts pour vomir : un deuxième vomitif, qu'elle a demandé elle-même avec instance. Le 30, elle a eu des vomissements si considérables de matières bilieuses vertes, noires, que je n'ai jamais rien vu de pareil. Le 2 avril, toute la surface du corps est rouge comme une écrévisse, langue noire, mais humectée. Le 3, diminution de la rougeur du corps, état meilleur, pouls développé et régulier. Le 4, presque plus de rougeur, langue humectée, rouge : eau d'orge acidulée. Le 5, rougeur entièrement disparue. Le 3, mieux, plus de fièvre. Le 7, un minoratif avec follicule, séné, sulfate de soude, de chaque ℥ ij, sirop de nerprun ʒ ij, produit des évacuations extraordinaires par les selles. Le 8, bien-aise; les jours d'après, convalescence.

Vingt-huitième observation. (1er *mars* 1814.)

Girard, frippier, âgé de vingt-trois ans, tempérament sanguin, très colérique, va voir, le 1er mars, un de ses amis malade à l'hôpital. Il est pris tout-à-coup de frissons, d'envies de vomir et de mal de tête. Le 2, vomissements bilieux, douleur violente à l'occiput et aux régions temporales, qu'il disoit être comme serrées dans un étau : émétique, suivi d'évacuation abondante de bile. Le 3, soulagement de ses douleurs. Le 4, langue noire, brune; pouls petit, profond, serré; face rouge, gonflée. Le 5, même état, yeux injectés, léger délire. Cet état dure jusqu'au 8. Boisson d'orge avec le sirop de vinaigre; sueurs très fortes. Le 9, éruption générale sans boutons distincts, plus de délire. Le 10, langue plus sèche, éruption très forte, pouls régulier et développé. Le 11, l'éruption diminue de sa force; mieux. Le 12, sueurs abondantes. Le 13, plus de traces d'éruption. Le 14, plus de fièvre; bien. Le 15, le mieux continue. A la fin du mois, il étoit entièrement en convalescence.

Vingt-neuvième observation. (25 *mars* 1814.)

Lefort, épicier, âgé de trente-quatre ans, resta chez Girard, son voisin, tout le temps de sa maladie. Le 26 mars, frissons, envies de vomir, mal de tête, éruption générale pourprée. Le 27, l'éruption a peine à sortir; toujours envies de vomir : émétique; évacuation abondante; l'éruption est stationnaire. Le 28, même état, affaissement, pouls profond, petit, déprimé; pesanteur à l'épigastre. Le 29, même pesanteur; langue jaune, noire, aride; vomissements avec des efforts violents : émétique, suivi d'évacuations considérables par haut et bas. Le 1er avril, sueurs très fortes; mieux. La peau est d'un rouge intense par tout le corps. Le 2, pouls développé, régulier; langue plus belle, humectée. Le 3, diminution de la rougeur, sueurs. Le 4, rougeur disparue, peau écailleuse, peu de fièvre. Les 5 et 6, même état; le mieux se soutient : convalescence.

Trentième observation. (1er *mars* 1814.)

Estrau, allumeur de réverbères, âgé de trente-deux ans, tempérament bilieux, a un catharre pulmonaire depuis le 1er février, va allumer tous les soirs les quinquets d'une des succursales de l'hospice. Le 1er mars, céphalalgie susorbitaire violente, frissons, malaise général. Le 2, figure gonflée, livide; langue noire, envies de vomir : émétique gr. ij dans un verre d'eau en trois doses. Le 3, il y a eu des vomissements abondants, délire le soir, agitation extrême. Le 4, soubresaut des tendons, figure pâle, égarée; délire continu. Le 5, convulsions des extrémités inférieures, évacuations involontaires, langue jaune foncé, noirâtre : vésicatoires aux jambes. Le 6, augmentation de tous les symptômes, oppression, suffocation, difficulté d'avaler : potion avec eau de tilleul, de fleur d'oranger, et l'éther sulf.; kina en poudre ℥ j, rhub. *idem* ʒ ij, divisés en quinze prises; en prendre une toutes les heures, délayée dans un peu de tisane de tilleul. Le 7, mieux. Le 8, le délire a cessé, selles copieuses. Le 9, mieux continu. Le 10, appyrexie complète; jusqu'au 16 mars il a pris ℥ vij de kina et gros xiv de rhub. en poudre. Le 17, il est sorti bien portant.

Trente-unième observation. (20 *février* 1814.)

Chapelle, domestique, âgée de soixante ans, tempérament bilieux sanguin, est prise tout-à-coup, sans cause apparente, de mal de tête, frissons, mal de gorge, et fièvre. Le 21, langue chargée, noire, épaisse; se plaint de mal à la gorge, sans rougeur dans cette partie; figure rouge foncé, vomissements naturels : émétique. Le 22, elle a beaucoup vomi; elle est soulagée. Le 23, délire violent, soubresauts des tendons, convulsion dans les membres, agitation extrême. Le 24, yeux fixes, augmentation des symptômes, oppression, respiration stertoreuse : kina en substance, comme dans l'observation précédente. Le 26, bons effets du kina; le délire a cessé, plusieurs selles. Le 27, la fièvre a cessé, très bien. Le 28, mieux soutenu; de ce moment elle acquiert des forces, et au 15 mars elle est en pleine convalescence.

Trente-deuxième observation. (Ier *mars* 1814.)

Madame Verdou, aubergiste, âgée de vingt-huit ans, tempérament bilieux, a logé des militaires malades. Le 1er mars, malaise, céphalalgie intense, frissons, envies de vomir. Le 2, face décomposée, bouffie; pouls prostré, délire, langue noire, envies de vomir : émétique. Le 3, elle a eu de fortes évacuations par haut et bas. Le 4, pas de délire, mieux. Le 5, les envies de vomir continuent, hémorragie nasale. Le 6, prostration extrême, délire : vésicatoires aux jambes. Le 7, les vésicatoires ont bien pris, moins de délire. Le 8, la langue est noire, les dents fuligineuses, pouls petit, profond, à peine sensible : potion antiseptique. Les 9 et 10, même état. Le 11, les vésicatoires sont noirs, rendent un pus sanieux; pansement avec le kina et le charbon en poudre : ℥ j de kina et gros ij rhub. en poudre en quinze prises, une toutes les heures. Le 12, elle prend bien le kina. Le 15, même état, même prescription. Le 16, les vésicatoires ont un meilleur aspect, plusieurs selles. Le 17, mieux en général. Le 18, les vésicatoires sont vermeils, langue moins noire, envies de vomir : émét. en lavage. Le 19, elle a eu de fortes évacuations. Le 20, pas de fièvre. Les 21 et 22, le mieux continue; à la fin du mois, en pleine convalescence.

Trente-troisième observation. (1er *mars* 1814.)

Batouflet, cultivateur propriétaire à Versailles, âgé de quarante-cinq ans, tempérament bilieux sanguin, d'une haute stature et d'une corpulence excessive, est pris par contagion de céphalalgie très forte, frissons, vomissements : gr. ij émétique. Le 2, l'émétique n'a rien opéré ; ventre tendu, balloné, douloureux ; supination : embrocation sur le ventre avec l'huile de camomille camphrée, fomentations émollientes. Le 3, rêvasseries, affaissement, constipation : lavements avec une décoction de graine de lin et du gros miel. Le 4, constipation soutenue : huile de ricin ℥ ij avec du sirop de chicorée ; légères selles, même état du ventre. Le 5, même position ; le soir, le mal empire. Le 6, prostration générale, délire, langue noire, figure bouffie, décomposée ; ne peut rien avaler ; le soir, tous les symptômes augmentent. Le 7, délire sombre, supination, immobilité ; reste étendu comme une masse ; cris aigus, soubresaut des tendons, dents fuligineuses, serrées. Craignant avec raison le redoublement du soir, j'ordonnai kina ℥ j, rhub. gros ij en quinze prises. Il crache la première prise au nez de la garde, frappe tout le monde, sort de son lit, et tombe par terre. De ce moment il se laisse remettre dans le lit, et n'oppose plus de résistance. Le râle, les soubresauts des tendons, une prostration générale, et tous les symptômes les plus alarmants, se monrent; les yeux ne laissent voir que le blanc, la langue devient noire, épaisse, couverte, ainsi que les dents, les lèvres, d'un enduit fuligineux; perte absolue de mouvement. Dès lors je portai un pronostic fâcheux, et considérai la mort comme imminente. A la prière de ses enfants et de ses parents réunis, je passai la nuit auprès de lui, et lui administrai moi-même le kina en substance; je rapprochai chaque prise d'une demi-heure, et les lui donnai dans du bon vin. Toute la nuit fut des plus orageuses. Depuis cinq heures du soir jusqu'au lendemain matin huit heures, 7 mars, il prit deux onces de kina et quatre gros de rhubarbe. Toute la journée du 7, il resta étendu comme mort, le pouls petit, profond, serré, irrégulier. Le 8, il avoit pris quatre onces de kina, huit gros de rhubarbe, et, par dessus chaque prise, une cuillerée de la potion suivante :

Eau de fleur d'oranger } de chaque ℥ ij.
de mélisse }

Ether nitrique demi-gros.

Extrait de kina ℥ j.

Sirop d'écorce de citron ℥ j et demie.

Le soir, pas de changement. J'ajoutai quelques cuillerées de temps en temps de la limonade nitrique. Cet état désespéré a duré jusqu'au 10 : il avoit alors pris huit onces de kina, et la rhubarbe en proportion de deux gros par once. Désespéré moi-même du peu de succès, j'étois décidé à ne plus rien faire, et à abandonner le malade à lui-même. Je voulois m'en tenir aux boissons, et à panser les vésicatoires qu'il avoit au nombre de quatre, deux aux jambes, deux aux cuisses, parties internes. Je fis renouveler la moutarde aux pieds, et lui donnai la dernière prise de kina. Aussitôt après avoir avalé cette prise, il jette un cri épouvantable qui nous remplit tous de terreur, et nous crûmes que c'étoit son dernier moment; mais, comme il se débattoit fortement, il eut une évacuation involontaire tellement forte et puante, que l'appartement fut empoisonné en un instant. On s'empressa de le nettoyer, et l'évacuation eut lieu toute la nuit. Le 11, il existoit, et les selles continuoient avec une abondance extraordinaire, et chacune étoit accompagnée de cris aigus. On n'avoit que le temps de lui passer des serviettes. Ces évacuations me parurent d'un bon augure: je continuai le kina seul, et à des doses plus éloignées. Le 12, il étoit encore sans connoissance. Le 13, il revient à lui, regarde tout le monde avec un air égaré. Le 14, le pouls devient régulier, plus fort; légère connoissance, la langue se nettoie. Le 15, mieux, selles abondantes. Le 16, il a repris entièrement connoissance: les vésicatoires rendent énormément. Le 17, il lui semble qu'il revient d'un long voyage, ne peut encore se remuer. Le 18, il sent le besoin d'aller, ne le peut. Je lui donnai une infusion a froid de deux gros de rhub. dans deux verres d'eau: ce qui lui fit rendre une quantité énorme de matières puantes, et du résidu de kina. De ce jour le mieux continua. Je le purgeai de cette manière trois fois, et la convalescence fut courte.

Trente-quatrième observation. (5 *mars* 1814.)

Verdou, aubergiste, âgé de trente quatre ans, tempérament bilieux sanguin, tombe malade quatre jours après sa femme. Le 5 mars, céphalalgie intense, maux de cœur, frissons, malaise général. Le 6, hémorragie nasale très forte. Le 7, figure décomposée, prostration générale, délire, pouls petit, profond, à peine sensible : vésicatoires aux jambes, émétique ; vomissements considérables de matières vertes. Le 8, même état. Le 9, selles sans provocations. Le 10, mieux. Le 11, l'hémorragie se renouvelle. Le 12, affaissement absolu : potion antiseptique, vésicatoires aux cuisses. Le 13, les vésicatoires ne prennent pas ; délire sombre, figure décomposée, pouls misérable : ℥ j de kina, gros ij de rhubarbe. Le 14, même état. Le 15, continuation du kina. Le 16, état stagnant. Le 17, selles copieuses. Le 18, le délire a cessé, le pouls se relève ; les vésicatoires rendent une sanie épaisse et puante. Le 19, fortes évacuations ; le mieux est plus marqué. Les 20 et 21, il continue. Le 22, évacuations encore plus fortes. Le 23, plus de fièvre ; et les jours suivants il entre en convalescence.

Trrente-cinquième observation. (10 *mars* 1814.)

Le Bon, cordonnier, âgé de vingt-huit ans, tempérament bilieux, a reçu la contagion. Le 10, malaise, céphalalgie intense, frissons, vomissements: émétique. Il a beaucoup vomi. Le 12, il se sent mieux. Le 13, il veut se lever, et est pris d'une hémorragie nasale assez forte; il perd connoissance; délire: vésicatoires aux jambes; figure décomposée, bouffie, langue noire: potion antiseptique. Le 14, même état. Le 15, selles sans provocation. Le 16, mieux; envies de dormir: émétique en lavage. Le 17, il a beaucoup évacué. Le 18, mieux. Le 19, kina, avec la rhubarbe. Les 20 et 21, son état reste stagnant. Le 22, selles énormes, soulagement marqué; les vésicatoires rendent beaucoup. Le 23, le mieux continue. Le 24, tous les accidents disparoissent, et de jour en jour il va de mieux en mieux; il entre en convalescence.

OBSERVATIONS

SUR LA MALADIE QUI A RÉGNÉ DANS L'ÉCOLE DE SAINT-CYR, ET DANS LES ENVIRONS.

Les mois d'octobre, novembre, décembre 1821, ont été influencés principalement par les vents d'ouest et du midi : le temps tantôt pluvieux ou serein, humide et froid ; le thermomètre de Réaumur a été constamment de 7, 8, 10 au-dessus de zéro. Beaucoup d'affections catharrales, des rhumes aigus ont suivi. La rougeole s'est déclarée sur une quantité d'enfants : il y eut aussi beaucoup de petites-véroles volantes, et des coqueluches opiniâtres ; on vît beaucoupde vieillards périr d'apoplexies foudroyantes. J'ai eu aussi à traiter un certain nombre d'esquinancies.

L'année 1822, dans son premier trimestre, a été marquée par la même température ; les mêmes maladies ont dominé. C'est sous cette influence débilitante que s'est manifestée la maladie de Saint-Cyr, qui a tant effrayé, et qui n'auroit été nullement alarmante, si on ne s'étoit mépris sur sa nature. Les médecins, imbus des préjugés de la nouvelle doctrine, crièrent à la gastro-entérite, adoptèrent un traitement analogue, et en conséquence déployèrent leur appareil formidable de sangsues, qui furent prodiguées outre mesure. Malgré l'assentiment du chef de l'école, le succès ne répondit pas au diagnostique, et plusieurs malades furent victimes de cette fausse manière de voir. On fut bientôt obligé de revenir à un traitement plus rationel. On fit évacuer prudemment les élèves, en les renvoyant chacun chez eux ; et on transporta les malades à Versailles, où ils furent éloignés de l'Ecole, et soumis à l'influence d'un nouvel air. Par ce moyen, on parvint à détruite les germes contagieux qui sembloient déjà se montrer dans l'Ecole.

Cette maladie ne se borna pas à la seule Ecole: des habitants de Saint Cyr et des villages environnants en furent atteints ; plusieurs personnes en sont mortes.

L'Ecole de Saint - Cyr, située à l'entrée du village, dans l'ancien monastère des dames de ce nom, fondé par madame de Maintenon, à environ trois quarts de lieue de Versailles, est adossée, du côté du midi, à une côte appelée côte de Saint-Cyr. Du côté de l'ouest, elle est bornée par le village ; vers le nord, elle n'est abritée par rien ; au levant, elle reçoit des émanations du canal de Versailles ; à l'ouest, elle en reçoit des étangs de Saint-Quentin. En général, le sol est enfoncé, humide, marécageux. Si nous joignons à ces causes prédisposantes l'état de l'atmosphère, nous serons convaincus que la nature de la maladie devoit être débilitante. C'est sous ces diverses influences que cette maladie se développa. Ayant eu occasion de donner mes soins à trois individus habitant un village voisin, je vais ici en transmettre les observations.

Première observation. (20 *décembre* 1821.)

Etienne Blanchard, batteur en grange, âgé de vingt-un ans, tempérament bilieux, très robuste, demeurant à la Minière, village situé à l'est et à un quart de lieue de Saint-Cyr. Cet homme étoit malade depuis huit jours, lorsque je fus appelé le 20 décembre 1821. Prostration générale de forces, supination, pouls irrégulier, petit, serré, profond; figure terne, plombée; yeux égarés, fixes, hébétés; lèvres gercées, langue noire; ventre tendu, balloné, douloureux; selles abondantes, noires, puantes; délire sourd, soubresaut des tendons : vésicatoires aux jambes, décoction blanche de Sydenham, potion avec eau de laitue, de mélisse, de fleurs d'oranger; quelques gouttes d'éther, et demi-gros d'extrait de kina. Le 21, les vésicatoires ont bien pris : ils sont très sensibles; figure toujours plombée; les yeux ne laissent voir que le blanc; la nuit, le dévoiement a cessé; dans la matinée, il a eu deux selles involontaires de même matière : le pouls à peine sensible; il y a prostration générale : potion antiseptique. Le 22, il a eu le transport la nuit, rêvasseries continuelles ; peu de selles, urines très claires ; du reste, même état. Le 23, même état, langue noire, dents fuligineuses : limonade nitrique ; selles involontaires ; reprend et perd tour-à-tour ses idées. Le 24, langue noire, brune, sèche ; du reste, même état. Le 25, pas de changement : nouveaux vésicatoires aux cuisses. Le 26, la nuit a été meilleure ; le jour, même état, même prescription. Le 27, la nuit a été fort orageuse ; le jour, langue plus nette, pouls plus régulier, plus développé. Le 28, toux forte avec expectoration puriforme : quelques cuillerées de lok blanc du Codex ; eau d'orge miellée. Le 29, les vésicatoires rendent beaucoup, le gauche a une tache noire, qui est produite par une contusion que le malade s'est faite avec l'autre jambe. Le 30, même état. Le 31, il a sué beaucoup la nuit ; évacuations très fortes, suivies de mieux ; le délire cesse, les idées reviennent. Le 1er janvier, langue belle, pouls développé, régulier ; les forces reviennent. Le 2, le mieux se soutient : eau d'orge vineuse. Les 3 et 4, le bien continue. Il demande des aliments qu'on lui permet progressivement, et la convalescence suit de près.

Deuxième observation. (21 *décembre* 1823.)

Théophile Blanchard, sœur du précédent, âgée de onze à douze ans, aussi malade depuis huit jours. Dévoiement excessif, fièvre avec redoublement l'après-midi. Le 21 décembre, prostration générale des forces, selles fréquentes, yeux clairs, fixes, hébétés; figure gonflée, livide; langue noire, dents fuligineuses, ventre tendu, balloné : décoction blanche de Sydenham, potion éthérée, et l'extrait de kina; eau d'orge vineuse, fomentations chaudes sur le ventre. Le 22, même état, pouls petit, concentré, profond, serré. Le 23, dévoiement excessif; prostration absolue : vésicatoires aux jambes. Le 24, elle a rendu quatre lombrics la nuit; elle en avoit déjà rendu les premiers jours de la maladie. Le 25, le dévoiement est moins fort : lavements avec la décoction de mauve et de miel; urines abondantes, pouls petit, foible, déprimé; léger délire. Le 26, la nuit a été agitée, foiblesse extrême. Le 27, même état. Le 28, légers frissons, redoublement de fièvre l'après-midi : sirop de kina par cuillerées, dans une infusion de tilleul. Le 29, elle a mieux passé la nuit; le dévoiement diminue. Le 30, la langue se nettoie, le pouls se développe, est régulier. Le 31, même état. Le 1er janvier 1822, mieux : quelques cuillerées de bon vin dans la journée. Le 2, les vésicatoires rendent beaucoup. Le 3, plusieurs selles copieuses sans provocation; mieux. Le 4, sueurs abondantes; bien. Le 5, les sueurs continuent. Le 6, elle va de mieux en mieux; convalescence.

Troisième observation. (26 *décembre* 1821.)

Alexandre Laborde, âgé de vingt ans, tempérament bilieux sanguin, garçon de ferme. Le 26 décembre 1821, frissons généraux, céphalalgie intense, dévoiement considérable, langue noire, aride; air hébété, yeux fixes, ternes; figure bouffie, décomposée; pouls déprimé, foible; ventre tendu, balloné; cinquante selles par jour, prostration extrême: décoction blanche de Sydenham, eau d'orge vineuse, potion éthérée, avec l'extrait de kina. Le 27, même état: fomentations sur le ventre, frictions avec l'huile de camomille camphrée. Le 28, selles abondantes moins infectes, soubresauts des tendons, délire sourd: vésicatoires aux jambes. Le 29, les vésicatoires n'ont pas pris. Le 30, état alarmant, augmentation de tous les symptômes, foiblesse extrême. Le 31, selles moins fréquentes: lavements émollients. Le 1er janvier 1822, même état: quelques cuillerées d'un vin généreux. Le 2, le pouls se relève, la langue est toujours noire, raboteuse. Le 3, même état; la nuit a été meilleure, idées toujours vagues. Le 4 et le 5, même état, mêmes prescriptions. Le 6, les vésicatoires rendent beaucoup, les selles diminuent, la langue est plus humectée, toujours noire. Le 7, deux vomissements de matières bilieuses, avec un ver lombric. Le 8, mieux. Le 9, quelques frissons, fièvre plus développée: demi-gros de kina en poudre, en deux prises délayées dans du vin. Le 10, langue belle, frissons dans l'après-midi, suivis de fièvre: même dose de kina. Le 11, mieux, la fièvre cesse; plusieurs selles copieuses. Le 12, pas de fièvre. Les 13 et 14, le malade va de mieux en mieux ; convalescence.

Réflexions. — En comparant ces observations avec les précédentes, nous retrouvons dans toutes les mêmes symptômes, au dévoiement près. D'après cela, nous sommes autorisés à regarder l'affection morbide, dont les trois malades ont été attaqués, comme identique avec le typhus. Pour se convaincre aussi de la différence qui existe entre cette maladie et celle que l'on appelle inflammatoire, il suffit d'analyser les symptômes que je viens de tracer, et les comparer avec ceux que nous offre une phlegmasie dans sa marche naturelle, et sans complication : d'un côté foiblesse, atonie générale, avec l'altération ou la modification des diverses fonctions de l'économie ; de l'autre, l'irritation partielle et isolée d'un organe avec les symptômes inflammatoires, qui ne ressemblent en rien à ceux-ci. Mais, pour bien sentir cette différence, il faut être médecin observateur ; car, malgré l'anathème lancé par M. Broussais contre ces médecins, et nonobstant l'épithète de barbares qui leur est prodiguée par ses disciples, l'observation devra toujours être l'objet du culte de tout médecin ami de son art et de l'humanité. Aussi les vérités que nous ont enseignées les anciens, et que nous ont développées les Bouet, les Morgagny, les Bichat, les Pinel, les Alibert, les Corvisart, vérités que l'expérience nous confirme tous les jours, prévaudront à jamais sur les erreurs grossières que les médecins physiologistes veulent nous faire adopter.

Le typhus ne diffère de la fièvre putride ou adynamique que par la propriété contagieuse que possède le typhus, et qui ne se remarque pas dans la fièvre putride. Et ce qui rapproche la maladie de St.-Cyr des maladies typhoïdes, c'est que cette affection morbide a pris un caractère contagieux assez prononcé pour engager les supérieurs de l'Ecole à isoler les élèves malades, en renvoyant chez eux ceux qui étoient encore bien portants. Ce moyen a suffi pour arrêter les progrès de la contagion. Dans les campagnes voisines, quelques individus ont reçu cette contagion, l'ont transmise à d'autres, mais elle n'a pas eu de suites; et l'alarme qui s'étoit déjà répandue jusque dans Versailles s'est bientôt dissipée, en voyant les précautions qui ont été si prudemment prises pour constater l'identité de ces deux modes morbides. Et afin de pouvoir comparer le typhus, la maladie de Saint-Cyr, avec des fièvres adynamiques ou putrides, je vais retracer ici quelques observations de fièvres adynamiques que j'ai recueillies, il y a plusieurs années, en Normandie, où j'exerçois alors à Fécamp, arrondissement du Havre.

Première observation. (*janvier* 1805.)

La fille Bellet, fille de ferme à Senneville près Fécamp, âgée de vingt-deux ans, tempérament bilieux, le 4 janvier 1805 est prise tout-à-coup de malaise, frissons et fièvres ; elle reste plusieurs jours alitée, sans prendre autre chose que du petit-lait de fromager, et du cidre pour boisson. Le petit-lait de fromager est le liquide qui résulte de la fromager passée au tamis. La fromager est le résidu du beurre, ou lait de beurre, que les gens du pays mettent dans des pots de grès au mois de décembre, et qu'ils gardent pour faire des soupers l'hiver : c'est un des aliments les plus usités dans ce pays. Tout le monde sait que le cidre est le jus de la pomme mêlé avec moitié d'eau de marre, faute d'eau de rivière. Quelque malade que l'on soit dans ce pays, on ne peut empêcher l'usage de ces boissons; c'est pourquoi je suis entré dans ces explications.

Le 8 janvier, je vis la malade pour la première fois. Supination, figure décomposée, bouffie; yeux ternes, langue noirâtre, encroûtée; dents fuligineuses : éméto-cathartique, émét. gr. ij dans un verre d'eau de casse, à prendre en une dose. Le 9, il y a eu des évacuations considérables de matières bilieuses, avec plusieurs lombrics, par haut et bas : limonade cuite, eau d'orge vineuse. Le 10, délire, langue toujours noire, pouls petit, irrégulier; soubresaut des tendons. Il faisoit très froid, et geloit à 6 degrés. Le 11, même état : vésicatoires aux jambes, pour boisson le petit cidre alterné avec le lait de fromager, et quelques cuillerées, de temps à autre, de la potion antiseptique dont j'ai parlé plus haut; mais le malade n'en veut pas. Le 12, même état. Je substitue à la potion la limonade nitrique. Le soir, ventre tendu, douloureux; délire sombre: fomentations émollientes sur le ventre. Le 13, même état, envies de vomir: émétique avec le sel végétal dans du bouillon aux herbes; vomissements de matières vertes, avec plusieurs lombrics. (J'observerai ici que les vieillards, les adultes, les enfants, n'importe le sexe, m'ont offert constamment dans toute espèce de maladie la présence des vers.) Le 14, mieux; langue plus belle, rêvasseries, pouls plus développé et plus régulier. Le 15, les vésicatoires rendent une matière épaisse, abondante; même état. Le 16, plusieurs vers sortent d'eux-mêmes par l'anus. Le 17, sueurs très fortes. Le 18, pouls petit, concentré, foible, irrégulier; le soir, éruption imperceptible sur la poitrine. Le 19, l'éruption s'étend sur la totalité du corps; elle est plus prononcée, et offre de petites vésicules remplies d'une sérosité claire. Le 20, l'éruption est déjà fanée entièrement, excepté sur le dos, où il y a encore des boutons remplis de matière blanche, et beaucoup plus forts; le malade est mieux. Le 21, langue humectée, assez belle, mais un peu jaune. Le 21, évacuation mêlée de vers, provoquée par l'émétique et le sel végétal. Le 22, beaucoup mieux. Les 23 et 24, le bien continue, la malade est purgée, et la convalescence suit de près.

Deuxième observation. (Mars 1805.)

Jean Lerouge, de Saint-Léonard, âgé de douze ans, tempérament lymphatique, tombe de suite sans connoissance. Le 1er mars, fièvre, figure décomposée, pâle; yeux à demi fermés, ne laissant voir que le blanc; prostration totale des forces, bouche entr'ouverte, langue et dents fuligineuses, pouls petit, misérable; soubresaut des tendons, supination : vésicatoires aux jambes, potion antiseptique, eau d'orge vineuse. Le 2, même état; les vésicatoires ont bien pris, les boissons ne passent nullement. Le 3, même état, ventre tendu, balloné : embrocation avec l'huile de camomille camphrée, fomentations émollientes sur le ventre. Le 4, même état : plusieurs vers trouvés dans le lit. Le 5, selles involontaires mêlées de vers morts et vivants. Le 6, délire sombre, aphonie. Le 7, même état, vésicatoires au bas des cuisses. On peut faire passer dans la journée quelques cuillerées de limonade nitrique. Le 8, les vésicatoires ont bien pris; état d'insensibilité générale, la langue toujours noire, le pouls misérable. Le 9, état aussi alarmant; il ne peut passer que quelques gouttes de liquide, le ventre est toujours tendu, douloureux, balloné : frictions avec un linimeu d'alcali volatil gros ij, huile de camomille camphrée ℥ ij, compresses chaudes, émollientes ensuite; lavements émollients. Le 9, il y a eu deux selles mêlées de beaucoup de vers, le ventre

28

est moins tendu. Le 10, même état, mêmes moyens. Le 11, nouveau délire taciturne, qui dure avec tous les autres symptômes jusqu'au 15. Le 16, état d'insensibilité encore plus marqué, le ventre toujours dans le même état. Lorsque l'on veut administrer le lavement, on retire une pelotte de vers qui se présentoit à l'anus. Le 17, vésicatoire volant à la nuque : ceux des jambes et des cuisses rendent prodigieusement. Le 18, glace sur la tête. Le 19, aucuns résultats avantageux : un lavement fait rendre plusieurs vers. Le 20, même état. Cet état me désespéroit; je ne voyois plus l'enfant que par égard pour les parents, m'attendant à le trouver mort à chaque visite. Jusqu'au 30, aucun changement apparent. Du 30 au 10 avril, il reste comme une masse inerte, sans mouvement, sans connoissance, ne prenant que quelques cuillerées de limonade qui avoit bien de la peine à passer, toute autre boisson étant rejetée aussitôt qu'elle étoit prise. Le 10, il me sembla remarquer dans le pouls un peu plus de développement : un peu de moiteur en même temps me fit espérer un changement quelconque prochain. Le 11, sueur très forte qui a duré jusqu'au 13, pendant laquelle le pouls se développa insensiblement. Le 13, la figure s'anime; quelques mouvements dans les membres ont lieu; la roideur en est disparue, la respiration devient sensible; mieux prononcé. Le 14, éruption de vésicules transparentes. Le 15, il remue la tête et la langue, qui jusqu'alors avoient été immobiles; il avale avec plus de facilité. Le 16, l'éruption est générale. Le 17, mieux progressif; il prend quelques cuillerées d'un bouillon léger. Le 18, l'éruption se fane aux parties supérieures. Le 19, elle en fait autant sur la totalité du corps. Le 20, évacuations naturelles considérables, avec des débris de vers. Les 21 et 22, il est revenu dans l'état naturel; entre, les jours suivants, en convalescence.

Troisième observatioon. (18 *mai* 1805.)

Jean Dubosc, cultivateur, tempérament bilieux sanguin, à la suite d'une marche forcée, pandiculation, baillements, frissons, fièvre; reste plusieurs jours dans ce malaise. Je fus appelé le 18 mai. Supination, figure gonflée, rouge; yeux hagards, pouls profond, concentré, petit; langue rouge, brune, rude au toucher. Il demande du petit cidre; on lui en donne. Le 19, langue noire, ventre tendu, envies de vomir : émet. cathart. Le 20, il y a eu évacuations considérables par haut et par bas : un ver dans le vomissement. Le 21, mieux : ne veut boire que du cidre; la langue est noire, mais humectée. Le 22, langue et dents fuligineuses : limonade nitrique, alternée avec son petit cidre, qu'il ne veut pas cesser. Le 23, délire fugace, prostration générale : vésicatoires aux jambes. Le 24, les vésicatoires ont pris. Le 25, même état. Le 26, évacuations involontaires;

deux lombrics. Le 27, même état ; les vésicatoires rendent beaucoup. Le 28 jusqu'au 31, état stationnaire. Le 1er juin, efforts pour vomir : émétique avec le sel végétal dans du bouillon aux herbes ; selles copieuses : trois vers par vomissement. Le 2, mieux ; pas de délire. Il demande du fort cidre et de la fromager ; on lui en donne avec la limonade nitrique, qu'il trouve agréable. Le 4, mieux, langue belle. Le 5, selles sans provocations : un ver. Le 6, pouls fébrile, mais régulier. Le 7, les vésicatoires rendent extraordinairement. Le 8, affaissement. Le 9, mieux ; toujours pouls fébrile. Le 10, envies de vomir, langue jaune, brune : émétique avec le sulfate de soude. Le 11, il a beaucoup vomi, a rendu deux lombrics. Le 12, langue belle, pouls moins fébrile. Le 13, pas de fièvre. Le 14, deux selles : quatre vers. De ce moment, le mieux va en augmentant ; convalescence.

Quatrième observation. (1er *décembre* 1804.)

La femme Binet, de Fraberville proche Fécamp, âgée de quarante-deux ans, tempérament bilieux, réglée irrégulièrement. Le 1er décembre 1804, frissons, malaise, fièvre ; reste jusqu'au 5 sans secours. Le 5, forte fièvre, teint plombé, yeux brillants, langue noire et jaune, envies de vomir : émétique. Le 6, elle a beaucoup vomi. Le 7, yeux ternes, langue toujours noire, ventre tendu, envies continuelles de vomir : bouillon aux herbes émétisé ; gros j d'émétique par pinte de bouillon. Le 8, elle a eu des évacuations considérables ; a rendu six vers par les selles. Le 9, mieux ; pouls toujours fébrile, ventre un peu moins tendu : cependant, embrocations ec av l'huile de camomille camphrée ; elle rend plusieurs vers sans s'en apercevoir. Le 10, la langue est humectée sur les bords, sèche et noire au milieu ; vomissements de bile noire, sans provocation ; un ver vivant lui sort en même temps par le nez. Le 11, même état : sa boisson est le petit-lait et la limonade nitrique. Le 12, mieux, bouche mauvaise, langue toujours chargée, brune : boisson émétisée. Le 13, elle a eu beaucoup de selles mêlées de vers. Le 14, mieux. Le 15, pas de fièvre ; langue belle. Le 16, fortes évacuations mêlées de vers, provoquées par la boisson émétisée. Le 17, bien. Le 18, mieux confirmé. Le 19, un minoratif ; ensuite convalescence.

Cinquième observation. (*Août* 1804.)

Pierre Poret, de Fécamp, cultivateur, âgé de cinquante-quatre ans, tempérament bilieux sanguin. Le 5 août 1804, en revenant du marché de Goderville, mal de tête violent, épistaxis considérable. Le 6, figure pâle, plombée ; prostration générale, supination, langue noire, pouls petit, profond, serré. Le 7, délire sombre : vésicatoires aux jambes, boisson émétisée. Le 8, même état ; la boisson n'a rien opéré : le soir, émétique gr. ij dans un verre d'eau en trois doses ; évacuations fortes. Le 9, moins de prostration, pas de délire, pouls toujours profond, serré ; langue toujours noire : limonade nitrique, qu'il boit avec plaisir. Le 10, nouveau délire ; les vésicatoires font beaucoup. Le 11, même état. Le 12, il veut manger ; et, malgré ma défense, on lui donne une soupe à la fromager. Le 13, je le trouve, à ma visite, dans un état désespérant, figure pâle, yeux ternes, des envies fréquentes de vomir, sueurs froides, ventre tendu, douloureux. Regardant le séjour des aliments comme la cause de ces nouveaux accidents, j'administre l'émétique : il vomit toute la soupe non digérée, avec un ver, et beaucoup de matières bilieuses : infusion de camomille avec le sirop de limon. Le 14, il n'a pas voulu de camomille, la langue est toujours noire, le ventre est toujours tendu : embrocations avec l'huile de camomille, fomentations émollientes. Le 15, il demande qu'on lui donne de la limonade nitrique, ou de l'eau froide ; on donne la limonade Le 16, il est un peu mieux ; les vésicatoires rendent beaucoup. Le 17, léger délire sur le soir. Le 18, plusieurs selles sans provocation ; un ver. Le 19, mieux. Le 20, langue belle ; demande à manger : quelques pruneaux lui sont accordés. Le 21, sueurs très fortes. Le 22, plusieurs selles ; deux vers. Le 23, mieux qui se soutient. Le 26, minoratif : les jours suivants, convalescence.

Sixième observation. (*Septembre* 1805.)

Veuve Hanée, fermière, a peur d'un soi-disant loup-garou, qu'un paysan contrefaisoit le soir autour de sa ferme. Le 9 septembre 1805, malaise général, frissons, fièvre, stupeur. Le 10, figure décomposée, air hébété, yeux fixes, ternes ; supination, prostration générale, pouls petit, concentré, débile ; langue noire : infusion de mélisse et de tilleul. Le 11, figure rouge, bouffie ; ventre tendu, douloureux, envies de vomir : émétique. Le 12, elle a beaucoup vomit même état. Le 13, oppression, soupirs prolongés, léger délire : vésicatoires aux jambes, potion antispasmodique éthérée. Le 14, le délire se prolonge. Le 15, même état ; constipation, efforts pour vomir : émétique renouvelé. Le 16, elle a vomi beaucoup, plusieurs vers avec les vomissements. Le 17, le délire a cessé, mieux. Le 18, le mieux se soutient. Le 19, langue nettoyée, pouls développé, régulier ; pas de fièvre. Le 20, figure gaie, animée, un peu de fièvre dans la journée. Le 21, évacuations avec dix vers. Le 22, mieux : de ce jour, convalescence.

Septième observation. (*Mai* 1806.)

La femme Rabiaud, d'Elétot, âgée de quarante-cinq ans, n'est plus réglée. Le 2 mai, par un temps pluvieux, humide, est prise de pondiculations, malaise, frissons, envies de vomir. Le 7, céphalalgie susorbitaire très forte, figure pâle, gonflée; fièvre. Le 8, le mal de tête s'étend à l'occiput, aux tempes; vertiges. Le 10, je la vois pour la première fois : supination, face altérée, morose; prostration générale, pouls petit, concentré; légère oppression : boisson acidulée, potion antispasmodique éthérée. Le 11, face livide, yeux fixés au plancher, ternes; pommettes d'un rouge brun, légers soubresauts des tendons; elle se plaint d'une douleur très forte le long du nerf sciatique. Le 12, langue noire, chargée de mucosités épaisses; envies de vomir : émét. cathart. Le 13, elle a eu des selles copieuses de matières noires, sans amélioration. Le 14, délire vague, soubresauts des tendons. Le 15, même état : vésicatoires aux jambes. Le 16, les vésicatoires ont bien pris, mais elle ne les sent pas. Le 17, potion antiseptique. Le 18, elle n'a pas voulu prendre cette potion. Respiration stertoreuse, même état. Le 19, ventre tendu, balloné, douloureux : embrocations d'huile de camomille camphrée, fomentations émollientes, émétique en lavage. Le 20, cris plaintifs, rêvasseries, ramasse et roule ses draps; yeux fixés vers le même point, pouls irrégulier, petit, concentré, fréquent. Le 21, je veux renouveler la potion antiseptique : elle la rejette aussitôt qu'elle en a une cuillerée dans sa bouche. Le 22, limonade nitrique qu'elle prend volontiers ; eau d'orge vineuse. Le 23, même état ; les vésicatoires sont restés bruns sans suppuration. Le 24, les vésicatoires blanchissent, suintent un peu de sérosité. Le 25, le délire continue, même état ; les vésicatoires rendent. Une absence que je fus obligé de faire m'empêcha de voir la malade jusqu'au 28 ; pendant ce temps elle a continué les mêmes prescriptions. Le 28, je la trouvai à peu près dans le même état. Je crus cependant remarquer dans son *facies* quelque chose de plus favorable : les vésicatoires étoient rosés, rendoient beaucoup ; la langue épaisse, sèche, noire ; les lèvres et les dents étoient recouverts d'un enduit muqueux noir ; toute la cavité buccale dans un état de siccité extrême ; elle n'avoit eu aucune évacuation depuis mon départ : émét. en lavage dans le bouillon aux herbes. Le 29, elle a eu des évacuations considérables par haut et bas ; elle a rendu un ver. Les 30 et 31, même état ; le ventre est moins tendu, les lèvres deviennent vermeilles. Le 1er juin, légères sueurs. Le 2, les sueurs sont plus fortes. Le 3, les sueurs augmentent beaucoup. Le 4, elle est mieux. Le 5, elle a une évacuation sans être provoquée par les selles ; elle rend quatre vers lombrics. Je continue la boisson émétisée : six selles abondantes, toujours mêlées de vers. Le 7, sa connoissance revient, la physionomie renaît, les forces s'améliorent. Le 8, mieux sensible ; je continue pendant trois jours la boisson légèrement émétisée : évacuations très fortes tout ce temps, expulsion d'une quantité prodigieuse de vers; le mieux s'est soutenu. Convalescence.

Huitième observation. (*Avril* 1806.)

Masson, de Fécamp, âgé de sept ans, tempérament lymphatique, le 15 avril 1806 tombe tout-à-coup sans connoissance. Lorsqu'il revint à lui, céphalalgie, frissons. Le 16, figure pâle, pommettes légèrement colorées, yeux demi fermés, langue noire, lèvres et dents fuligineuses, pouls petit, misérable; sortie d'un ver par le nez. Le 17, figure grippée, ramasse ses draps : vésicatoires aux jambes. Le 18, émétique gr. j en deux verres. Il a vomi plusieurs fois, a eu plusieurs selles : deux vers dans le vomissement. Le 19, il a un peu de connoissance, la bouche plus humectée, les dents moins recouvertes. Les 20 et 21, même état; la langue toujours noire, les yeux rendent un mucus épais, le nez est bouché par ce même mucus : boisson d'orge, sirop de vinaigre, limonade nitrique. Le 23, la langue est moins noire, les vésicatoires deviennent roses, rendent beaucoup d'humeur. Le 24, l'enfant se plaint d'étranglement et de resserrement dans le larynx; il rend de suite un ver par le nez, et un autre par la bouche. Le 25, mieux. Le 26, bouillon légèrement émétisé, selles très fortes. Le 27, mieux sensible qui continue jusqu'à la convalescence, qui suit bientôt.

Neuvième observation. (*Juin* 1805.)

La fille Boisnée, de Fécamp, âgée de douze ans, tempérament lymphatique très foible, a eu ses règles à onze ans pour la première fois; elles n'ont pas reparu depuis; naturellement pâle. Le 30 juin 1805, mal à la tête, envies de vomir : elle rend deux lombrics par le vomissement, qui n'est pas provoqué. Je la vois pour la première fois le 3 juillet : figure bouffie, pâle; yeux languissans, ternes; prostration des forces, langue épaisse, recouverte d'un enduit muqueux noir; pouls chétif, profond : infusé de camomille et de petite centaurée. Le 4, ventre tendu, douloureux; langue noire, rêvasseries, prostration extrême, peau terreuse, envies de vomir : boisson émétisée, plusieurs selles, trois vers. Le 5, respiration forte, se plaint d'un sentiment de piqûre à l'épigastre; ventre toujours tendu. Le 6, elle est dans le même état; pas de selles. Le 7, sentiment d'étouffement et de resserrement dans le gosier; elle fait des efforts pour vomir : un ver sort par la bouche. Le 8, j'ajoute le sel végétal à l'émétique : selles copieuses, avec un paquet de six vers entrelacés et plusieurs autres morts. Le 9, elle est beaucoup mieux. Le 10, même état, pas de selles. Le 11, huile de ricin ℥ ij, sirop de chicorée ℥ j et demie, une cuillerée à bouche le matin, une le soir. Le 12, évacuations de matières mêlées de débris de vers. Le 13, continuation de l'huile de ricin. Le 14, elle opère les mêmes effets. Le 15, mieux sensible. Les 16 et 17, le mieux se soutient. Le 18, renouvellement de la potion huileuse, mêmes résultats, trois vers vivants. Depuis ce moment, la malade alla de mieux en mieux : ses règles parurent vers la fin du mois, et depuis elle fut réglée régulièrement.

Dixième observation. (*Janvier* 1805.)

Sandré, employé dans les droits-réunis à Fécamp, âgé de vingt-cinq ans, a fait une longue tournée à cheval ; il a reçu la pluie sur le corps pendant plusieurs lieues. A son arrivée chez lui, frissons, malaise, pandiculations ; il se couche : fortes sueurs. Le 7 janvier, figure rouge, yeux animés, fièvre : eau d'orge miellée. Le 8, violent mal de tête, figure rouge, brune ; langue noire, affaissement, envies de vomir : émétique. Le 9, il a eu des vomissements abondants : eau d'orge acidulée. Le 10, langue noire, dents fuligineuses : limonade nitrique. Le 11, rêvasseries ; il demande de l'eau froide. Le 12, il se plaint de douleurs de ventre : embrocations avec l'huile de camomille camphrée. Le 13, le ventre n'est plus douloureux, mais il est tendu : lavements et fomentations émollientes. Le 14, envies de vomir : boisson émétisée, évacuations abondantes, un ver, le seul qu'il ait rendu. Le 15, ventre plus souple, plusieurs selles.

Le 16, langue belle : il a plus de force. Le 17, même état. Le 18, moiteur à la peau. Le 19, sueurs très fortes générales. Le 20, pas de fièvre, très bien, continuation. Les jours suivans, du bien ; convalescence.

Onzième observation. (*Décembre* 1805.)

Pierre Moustier, de Saint-Jean-du-Parc-d'Ansetaux, âgé de soixante-dix ans, cultivateur. Le 2 décembre, malaise, froid intense entre les deux épaules, lassitude générale, s'alite. Le 4, supination, face terne, pommettes rouge foncé, affaissement, pouls foible, profond, à peine sensible. Je trouve l'artère radiale ossifiée, et, par l'inspection générale, je reconnus cette affection pathologique dans presque toutes les artères. Le 5, même état, langue noire, enduit fuligineux des dents et des lèvres, prostration extrême : eau d'orge vineuse, limonade nitrique. Le 6, respiration stertoreuse, ventre tendu : lavements, et embrocations sur le ventre. Le 7, même état. Le 8, yeux et nez remplis de mucus épais et noir, langue noire, tremblotante ; pouls à peine sensible. Le 9, rêvasseries, yeux fixes, soubresauts des tendons. Le 10, envies de vomir : émétique en lavage. Le 11, pas d'évacuation, même état. Les 12 et 13, pas de changement : toujours des embrocations sur le ventre, quelques selles noirâtres. Les 14 et 15, même position, foiblesse extrême, resserrement des ailes du nez. Le 16, rêvasseries, même état. Le 17, sulfate de soude gros ij, émét. gr. ij dans une pinte de bouillon aux herbes : vomissements abondants, secousse salutaire. Le 18, il a rendu quatre vers par les selles. Le 19, le pouls est plus relevé, la langue est nettoyée. Le 20, mieux. Le 21, il a eu plusieurs évacuations. Le 22, beaucoup mieux. Le 23, cet état continue jusqu'à la convalescence.

Douzième observation. (*Octobre* 1805.)

La femme Dubois, de Memoulin, âgée de soixante-douze ans, forte, pleine de courage, alerte comme une femme de quarante ans bien constituée, reçoit beaucoup de pluie sur le corps en revenant d'un marché voisin. Rentrée chez elle, elle s'alite, prend une rôtie au sucre et au cidre bien chaude. Elle sue beaucoup, se croit guérie, veut se lever : alors elle éprouve une foiblesse considérable. Je suis appelé le 3 octobre. Figure décomposée, yeux fixes, ternes; pouls lent, foiblesse extrême. Le 4, mal de tête, point douloureux au milieu du front. Le 5, forte fièvre, langue brune, fendillée au milieu, rouge sur les bords, tremblotante; les dents sèches et ternes, les lèvres gercées, brunes. Le 6, envies de vomir : émét. cathartique, évacuations peu considérables, deux vers par les selles, pas de vomissements. Les 7 et 8, pas de changement; elle demande de l'eau froide : eau d'orge acidulée, limonade nitrique. Le 9, langue plus belle, pouls souple, régulier, vif. Le 10, sueurs fortes, fétides. Le 11, les sueurs continuent.

Le 12, éruption de petits boutons imperceptibles. Le 13, les boutons ne paroissent pas davantage; sueurs. Le 14, plus d'apparence de boutons. Le 15, trois selles sans être provoquées, trois vers. Le 16, huile de ricin, sirop de chicorée, à prendre par cuillerées toutes les deux heures. Le 17, beaucoup d'évacuations sans vers. Le 18, mieux. Le 19, sueurs nouvelles. Les 20 et 21, mieux sensible. Le 22, évacuations naturelles, le mieux continue. Elle est rétablie entièrement au commencement de novembre.

RÉSUMÉ.

En résumant ce que je viens de dire dans cet ouvrage, on verra que j'admets deux classes distinctes de maladies : 1° celle produite par la modification ou la dépravation morbide des fluides, dont l'effet se porte sur tous nos systèmes, et forme par conséquent des maladies générales ; 2° celle causée par la lésion d'un organe, ou ce que l'on désigne sous le nom de maladie organique ou locale. Il sera facile de voir que ces deux classes peuvent l'une et l'autre produire les mêmes phénomènes ; c'est-à-dire que la première peut causer des lésions organiques, qui alors ne sont que des suites ; et la deuxième, porter consécutivement ses modifications dans les fluides, et déterminer une affection générale. Tous nos systèmes, toutes nos fonctions sont tellement liées les unes aux autres, que je pense qu'il est inutile d'avoir recours aux sympathies, pour expliquer les effets qui se font ressentir dans des parties éloignées des organes primitivement affectés.

Je considère le sang comme un fluide rempli de vie, portant à nos organes leur nutrition particulière, leur fournissant les matières des sécrétions ; mais les organes, en recevant les facultés sécrétives, ne sont pas pour cela les formateurs des sécrétions; ils ne sont que les élaborateurs des fluides provenant du sang, qui forme l'essence de ces sécrétions. Par exemple, les humeurs qui se séparent du sang et forment le mucus gastrique, le suc pancréatique, la bile, etc., en passant par les vaisseaux et les organes qui leur sont propres, acquièrent en qualité, et se mêlent aux aliments déjà imprégnés de salive, qui n'est elle-même qu'un produit du sang; les rendent susceptibles de fournir aux bouches des lymphatiques le chyme et les matériaux propres à former le chyle, qui avec les humeurs contenues déjà dans le réservoir de *Péquet*, va, en se rendant dans le système pulmonaire, concourir à la formation du nouveau sang. D'après cela, ce ne sont pas les organes qui forment le sang; ils ne font que préparer et recevoir les matériaux nécessaires à sa confection; il se forme de lui-même par la combinaison de ces diverses substances entre elles, et le contact de l'air atmosphérique. Ces matériaux, comme l'on voit, ne sont eux-mêmes qu'un résidu du sang, qui s'est dépouillé de ses autres parties pour fournir aux divers organes leur nutrition. Ce fluide se régénère donc de ses propres éléments, unis à ceux que lui fournissent les aliments; ceux qui lui sont transmis par l'absorption cutanée et l'absorption pulmonaire, etc. Ces substances, pouvant être imprégnées de parties hétérogènes, doivent alors nécessairement introduire, dans la confection du sang, des modifications analogues à la nature des molécules étrangères qu'elles contiennent. Aussi ce fluide cherche-t-il à se débarrasser dans les cavités splanchniques et thoraciques sous la forme excrémentitielle, etc., des substances délétères dont il se trouve imprégné. Le séjour même de ces matières dans le sang même, ou dans les cavités où elles sont déposées pour être rejetées, peut causer des maladies par l'irritation, ou par leur action délétère atonique sur ces organes. Cela peut avoir lieu encore par de nouvelles absorptions de ces fluides mêmes dans le sang. De ces diverses causes résultent des maladies qu'il est impossible de considérer comme étant de la même nature; ainsi il faudra bien distinguer les maladies organiques ou locales, d'avec celles qui offrent une affection générale; celles qui, étant générales, ont eu pour cause une lésion organique, d'avec les maladies dont le siége primitif réside dans l'altération des fluides. Par conséquent, on ne pourra méconnoître les inflammations des maladies non inflammatoires. On sera encore obligé de considérer isolément les affections que présentent ces deux modes morbides réunis, dont la cause est souvent difficile à saisir. C'est sous ce dernier rapport que je classe les fièvres proprement dites, et en particulier les typhoïdes, les adynamiques ou putrides, qui sont certainement des maladies générales indépendantes des inflammations, et qui cependant peuvent offrir à l'inspection anatomique des lésions des organes principaux. Tout dans la marche, les symptômes, les effets que ces fièvres présentent, démontre la réalité de l'existence d'une modification délétère portée dans les fluides, qui réagit ensuite sur les solides, et y occasionne des désordres secondaires de toute nature; d'où je tire la conséquence que les fièvres proprement dites ne sont pas dues à l'état inflammatoire d'un organe particulier; qu'elles sont des maladies générales, dont le caractère est subordonné au tempérament, à l'idiosyncrasie du malade, à la cause de l'infection, aux saisons, aux lieux, aux climats et à la nourriture des malades, etc. Elles sont surtout le produit de l'altération des humeurs et du sang, et lorsqu'il se trouve quelque organe particulier affecté à leur suite ou dans leur cours. C'est, comme je l'ai déjà dit, l'effet de la réaction des fluides sur les solides : car il est hors de doute que le sang contient les principes nutritifs propres aux solides, de même que tous les matériaux des sécrétions; et que si ces principes ou ces matériaux sont modifiés d'une manière quelconque, ils doivent réagir sur eux selon la nature des modifications, puisqu'alors ils ne peuvent que gêner ou interrompre les fonctions des organes. Sans l'abord des fluides, nos solides seroient inertes, et constitueroient la matière proprement dite : c'est donc dans nos fluides que réside la vie. Je sais que l'on peut m'objecter que les solides sont aussi nécessaires à la vie, et que les fluides sans eux seroient nuls ; que leur harmonie est essentielle à l'intégrité de nos fonctions ; mais les solides ne sont que des organes en rapport avec nos fluides, que ces derniers mettent en jeu, et font mouvoir en leur communiquant les propriétés vitales propres à leurs fonctions. Du moment que ce rapport est interrompu, il y a maladie. Il est si vrai que les fièvres tiennent aux causes que je leur ai assignées, qu'on ne voit jamais une fièvre inflammatoire simple sur un tempérament bilieux : et ainsi de suite des autres fièvres sur les autres tempéraments, qui cependant peuvent être combinés les uns avec les autres, et alors fournir des effets mixtes propres à chacun d'eux. C'est à tort que l'on prétend confondre une fièvre bilieuse avec un simple état que l'on désigne sous le nom d'embarras gastrique, gastro-intestinal ou intestinal ; avec un état adynamique une fièvre adynamique, une phlegmasie avec ces dernières : ces divers états existent réellement ; il n'y a que des médecins peu versés dans la pratique qui peuvent contredire cet avancé, que l'observation confirme tous les jours. Aussi est-il important d'être réservé dans ces circonstances sur l'usage des saignées, qui entraînent après elles des jaunisses, des engorgements viscéraux difficiles à détruire, qui souvent deviennent chroniques, et tourmentent les malades toute leur vie. Dans les affections morbides, non seulément les émétiques agissent comme évacuants ; et au risque d'être appelé *Purgon* de Molière (expression favorite pour désigner les antagonistes de la nouvelle doctrine), les évacuations sont utiles ; mais encore, par leur action révulsive, ils portent vers les émonctoires cutanés les parties hétérogènes contenues dans le sang, les forcent à sortir sous la forme de sueurs visqueuses, ou bien déterminent sur la vessie cette même action, et les humeurs s'échappent par les urines. Il en est de même dans toutes les autres maladies où la prédominance du tempérament se laisse apercevoir, et le plus souvent forme le type essentiel de la maladie, auquel on doit avoir égard, si l'on ne veut pas commettre des fautes graves.

Cependant je conviens que dans une foule de cas les solides sont lésés primitivement, et qu'alors ils portent leur action sur les fluides ; c'est la réaction des solides sur les fluides. Mais l'effet qui en résulte sera toujours le même, c'est-à-dire que les fluides finiront par s'altérer, et produire des maladies dont les ravages se feront sentir sur tous les systèmes. C'est ainsi qu'une lésion du foie, de l'estomac ou des intestins, gênant les fonctions de ces organes, sera suivie d'une mauvaise élaboration des principes de la bile, du mucus gastrique et intestinal. Les humeurs, au lieu des qualités requises pour concourir à une bonne digestion, étant dénaturées, se mêlant aux aliments, devront porter dans le sang des mauvais principes qui le modifieront, et d'où résultera une affection générale. D'après cela, le solidisme et l'humorisme tendent au même but; car les mêmes phénomènes ont lieu dans l'un et l'autre cas. C'est pourquoi il est ridicule de vouloir tout rapporter à des maladies organiques de l'estomac, et de les désigner sous le nom générique de gastro-entérite ; et si quelque chose peut prêter au comique de Molière, c'est à coup sûr la doctrine soi-disant physiologique. Comment ceux qui adoptent cette théorie espèrent-ils convaincre de son excellence, lorsqu'ils avouent eux-mêmes que, le plus souvent, ce qu'ils appellent gastro-entérites ne laissent à leur suite aucune trace sensible de lésion d'organes? Ils s'imaginent que leur parole suffit pour faire croire que ce qui n'est pas existe; et, dans leur brillante imagination, ils trouvent facile de créer des systèmes, de fixer un siége factice aux maladies. Mais pour prouver un tel avancé, suffit-il de conjecturer, suffit-il de dire que telle fièvre a son siége dans tel organe; que s'il n'est pas dans cet organe, il est dans tel autre; et, à défaut de cet autre, dans le poumon, la matrice, le système musculaire, enfin dans une ou plusieurs parties du corps? Si ce raisonnement n'est pas démontré réel par l'autopsie, n'est-il pas le comble de la déraison? Ne vaudroit-il pas mieux avouer son ignorance ou son erreur? Et on ne courroit pas le risque d'être taxé de présomption, en voulant affirmer comme réelle une chose incertaine, qui ne peut se démontrer d'une manière palpable à nos sens. C'est pourtant ainsi que cela se passe de nos jours : chacun prétend en savoir plus que ses maîtres, et, d'un trait de plume, a bientôt détruit tout ce que les veilles, les travaux les plus assidus ont démontré, et que l'expérience nous confirme tous les jours. La vérité n'est plus qu'un fantôme, un jouet de notre imagination délirante : c'est l'effet de l'amour-propre : chacun veut être novateur, et rapporter toutes les opinions à la sienne exclusivement. Mais pour peu que l'on réfléchisse, on se persuadera bientôt que, par la nouveauté apparente d'une opinion émise avec assurance, on peut faire une espèce de diversion aux différentes manières de voir, à la nôtre même ; mais bientôt le jugement nous éclaire ; et l'on reste honteux, en pensant que l'on s'écartoit du droit chemin pour entrer dans une route tortueuse dont on auroit eu peine à sortir. Ainsi, malgré le ton transcendant du chef de la nouvelle école, malgré l'éducation médicale mal dirigée que nous avons reçue, selon lui, nous n'en persistons pas moins dans notre opinion, et nous lui répéterons que sa gastro-entérite est bien le roman qu'il veut trouver dans les anciennes doctrines. Nous lui soutiendrons que, jusqu'à ce jour, la classification des fièvres du docteur *Pinel* est encore la meilleure, la plus simple, la plus concise qui existe ; que toutes celles qui ont paru depuis ne peuvent lui être comparées ; qu'elles n'auront jamais le même succès, parce que trente-ans d'expérience en ont confirmé l'excellence ; et qu'avant qu'il se soit écoulé le même temps, ces nouvelles classifications seront toutes ensevelies sous la poussière.

En continuant la récapitulation de ce que j'ai avancé jusqu'alors, je répète que le sang est l'agent vital par excellence, doué par le Créateur de toutes les propriétés vitales ; il est la source féconde de la vie, en distribuant à chaque système et organe leur nutrition, et les propriétés qui leur sont nécessaires pour remplir les diverses fonctions dont ils sont chargés dans notre économie. Ce fluide contient en outre les qualités occultes des anciens, de même que les divers principes que l'on a désigné sous le nom d'archée, d'esprits vitaux, d'ame, de propriétés vitales des modernes. Il recèle en outre les rudiments de nos humeurs, qu'il dépose dans les organes propres aux sécrétions, en leur communiquant en même temps l'impulsion favorable à la confection de la sécrétion de ces humeurs. Il résulte de cela que c'est à tort que l'on a voulu placer exclusivement le principe de la vie dans le cerveau, les nerfs, la moelle allongée ou la moelle épinière : ces divers organes ne jouissent que de propriétés relatives à celles qui leur sont transmises par le sang. La section d'un nerf ne prive que de la perte de sentiment ou de mouvement ; mais l'acte de nutrition existe toujours, tandis que la ligature d'un gros vaisseau entraîne la mortification entière d'un membre : c'est donc un fait incontestable que ce principe réside dans le sang. Ainsi l'estomac, les viscères digestifs, le cerveau, sont soumis à cette influence; c'est lui qui transmet au dernier organe la propriété particulière qui le rend propre à percevoir l'impression des sens, celle nécessaire au développement de nos facultés morales et physiques. De ce fluide vivifiant, et de la sécrétion opérée par l'encéphale, naît le fluide nerveux, qui influence ensuite secondairement tous nos systèmes, en réagissant de même sur les organes propres à la circulation sanguine.

Puisque le sang contient tous les principes de nos humeurs, qu'il est susceptible de recevoir des modifications selon les impressions qu'il reçoit, il peut donc devenir la cause de presque toutes nos maladies, en transmettant à ces humeurs ces diverses modifications. En outre, ce fluide, soumis à toutes les espèces d'influences délétères que peuvent apporter dans sa confection l'absorption, la nutrition, etc., doit encore nécessairement, en se répandant dans l'économie, lui communiquer ses diverses influences. D'après cet avancé, la plupart de nos maladies proviennent du sang et des principes des humeurs modifiées qu'il contient, et dont il cherche à se débarrasser, en les déposant, par le moyen des excréteurs, dans des cavités destinées à les rejeter au dehors; car la maladie n'est autre chose que la réaction du sang sur les organes, pour se débarrasser des parties hétérogènes qui le gênent, réaction qui tend au maintien ou au retour de la santé. Les humeurs déposées dans ces cavités, y causent souvent, par leur séjour, des embarras, des engorgements, des obstructions, même des irritations sans nombre de toutes espèces, qui caractérisent les nuances de chaque maladie, et qu'il faut bien se garder de confondre sans cesse avec des gastro-entérites. Ce qui prouve cet avancé, c'est que, malgré tout ce que peuvent dire ceux qui prétendent le contraire, l'expulsion des humeurs est nécessaire, puisqu'elle débarrasse d'autant plus vite d'une affection morbide, que le praticien aura mis plus de promptitude à en faciliter l'évacuation. D'ailleurs, on ne peut faire croire que les humeurs puissent rester long-temps dans les intestins sans que, par leur quantité quelquefois prodigieuse, leur puanteur, leur âcreté, elles n'y occasionnent des phénomènes morbides analogues à leur qualité. C'est ainsi que quelquefois j'éprouve des aigreurs insupportables : je mets le doigt dans ma bouche, je provoque la sortie d'une humeur âcre, acide, qui corrode mes dents. Cette humeur causoit dans l'estomac une ardeur violente dont, par ce moyen, je suis débarrassé promptement, et aussitôt que ces phénomènes cessent : l'appétit revient ; la fièvre, qui étoit survenue, disparoît. Ne suis-je pas en droit alors de me féliciter d'avoir provoqué, par le vomissement, le rejet de cette humeur ? Ne seroit-ce pas le comble du ridicule de vouloir me persuader que j'avois une gastro-entérite? Combien ne voyons-nous pas d'exemples pareils, et de gastro-entérites de cette espèce dans la pratique!

Cette manie est poussée à un tel point, que, dans le mois de juin dernier, je soignois la fille du colonel Simon, âgée de huit ans, malade d'une fièvre scarlatine. Cette maladie avoit suivi une marche régulière, lorsque, dans la nuit du 8e au 9e jour, l'enfant est pris d'une colique tellement violente, que les parents ne m'ayant pas trouvé, se déterminèrent, dans leur frayeur, à faire venir un autre médecin : le résultat de sa visite fut l'existence d'une gastro-entérite très prononcée ; en conséquence, les sangsues en grande quantité sont prescrites, etc. Dans cette entrefaite j'arrive. On me fait le détail des accidents survenus, et on m'annonce, d'après ce médecin, une inflammation des plus fortes. J'examine bien l'enfant, je palpe le ventre, que je trouve un peu tendu, sans douleur ; le pouls régulier, sans fièvre ; la langue un peu jaune. J'apprends que l'enfant n'a pas été à la garde-robe depuis trois jours, qu'il a mangé des pruneaux, et que c'est à la suite que la colique est survenue; que l'enfant a vomi, dans la nuit, des pruneaux mal digérés. Bien convaincu que l'inflammation n'existe pas, je défends les sangsues; je fais mettre des compresses émollientes chaudes sur le ventre ; je prescris une potion avec l'huile de ricin et le sirop de fleurs d'oranger, à prendre une cuillerée toutes les demi-heures. Au bout d'une heure, le ventre se détend, il survient des selles abondantes, les coliques disparoissent avec la gastro-entérite.

Dans le même temps, la femme Cartery, marchande de vin, rue d'Anjou, est prise de coliques violentes; le ventre se tend, est douloureux au toucher; hoquet, vomissements considérables de matières vertes bilieuses, angoisses inexprimables, forte fièvre, figure colorée, langue rouge, jaune: en un mot, tous les symptômes qui peuvent donner la certitude d'une gastrite aiguë. Elle rejette toute espèce de boisson. En conséquence, on se borne à l'emploi des sangsues; cinquante avoient déjà été posées, et suivies d'un écoulement prodigieux de sang, sans le moindre soulagement. Appelé dans ce moment, malgré que je reconnus moi-même que tous les phénomènes pouvoient bien se rapporter à une inflammation, voyant qu'ils étoient plutôt exaspérés par les saignées, je provoquai le vomissement par l'émétique. Il y eut une évacuation abondante, par haut et par bas, de cette humeur verte bilieuse. La fièvre cessa, tous les symptômes disparurent, et il ne fut pas nécessaire d'employer d'autres moyens: la malade se rétablit de suite.

Certainement si les médecins qui ont été appelés auprès de ces deux malades n'avoient pas été imbus de l'existence des gastro-entérites; s'ils avoient considéré ces affections sous le bon côté, ils auroient reconnu l'effet de l'irritation causée par des matières étrangères sur les organes splanchniques; il sen auroient provoqué la sortie : ce qui auroit terminé de suite la maladie. Mais actuellement que toutes les maladies sont des gastro-entérites, si vous voyez un convalescent pâle, décharné, vous pouvez dire qu'il vient d'avoir une inflammation de l'estomac, pour laquelle on lui a posé trois à quatre cents sangsues. Si vous rencontrez des médecins, ils vous disent qu'ils sortent de voir force gastro-entérites, à qui ils opposent les mêmes moyens. On croit peut-être que j'exagère; mais c'est un fait que j'affirme, et dont tout le monde est témoin. Quelle bizarrerie! Et ce sont cependant ces médecins qui nous traitent de Purgons, de routiniers et de médecins barbares! Eh bien, j'aimerois cent fois mieux être entre les mains de ces derniers que dans celles des *Sangrado* modernes. Au moins ceux-ci ne vous purgent-ils que des humeurs nuisibles; au lieu que les autres vous ôtent les forces avec votre sang, et, pour vous restaurer, vous prescrivent la diète, l'usage de l'eau gommée, et, par une telle médication, vous mettent dans le cas de ne jamais récupérer les forces qu'ils vous auront fait perdre.

Il est donc plus que prouvé que dans beaucoup de circonstances l'évacuation des humeurs est nécessaire; et que, dans le cas où on agiroit autrement, les humeurs acquéreroient un degré plus grand d'âcreté, de putridité, de malignité même (n'en déplaise à ceux qui disent le contraire), et le communiqueront de nouveau au sang par de nouvelles absorptions. Ce fluide, les reportant alors dans le torrent de la circulation, déterminera des phénomènes maladifs analogues. C'est ainsi que les maladies putrides, adynamiques, ataxiques ou malignes, les inflammations mêmes, enfin les maladies produites par défaut d'assimilation, paroissent, viennent accabler l'humanité, tourmenter l'homme jusque dans les sources de la vie, et saper son existence. Les anciens médecins étoient bien plus en rapport avec les lois physiologiques de notre économie; et c'étoit, comme je l'ai déjà dit, le sentiment de *Bichat*, en rapportant toutes nos maladies à l'action de nos humeurs sur nos solides. Il est vrai que beaucoup ont abusé de cette théorie, dont ils ont amené la destruction, à force de faire jouer à ces humeurs des rôles ridicules. Malgré tout, comme l'abus d'une chose ne doit pas faire écarter ce qu'elle a de réel, il restera démontré que c'est une vérité incontestable que l'expérience et l'observation corroborent tous les jours. On aura beau vouloir s'écarter de ce principe, on y sera toujours ramené malgré soi, en dépit des hypothèses et des systèmes; et malgré tout le ridicule dont on veut couvrir ceux qui professent cette saine doctrine, on sera obligé, si l'on est jaloux de sa réputation, et si l'on veut guérir ses malades, de la mettre en pratique.

On me comprendroit mal si, de ce que je viens de dire, on tiroit la conséquence que je remplace les saignées abusives par des évacuations outrées: c'est l'abus des moyens que je combats, et c'est l'attention des médecins que je cherche à fixer sur cet abus. Je ne pense pas faire de l'émétique une indication exclusive; mais je dis qu'il ne faut pas employer la saignée, lorsque tout nous indique que l'émétique est nécessaire; et l'émétique, lorsque la saignée est indiquée : ce seroit alors bouleverser toute espèce de principes; car il y a mille moyens de provoquer les évacuations, et de rendre au sang et aux fluides les qualités qu'ils ont perdues.

La différence des tempéraments dans l'homme, caractérisée par les diverses teintes qui animent sa figure, par celle que lui impriment les passions qui l'assiégent et les diverses impressions qu'il reçoit, dépend essentiellement des humeurs prédominantes que le sang recèle dans ses parties constitutives : cette différence prouve encore le rôle important des humeurs dans notre économie, de même que l'influence marquée qu'elles ont dans le cours des diverses maladies. Sous ce rapport, les saignées ou autres espèces d'effusions sanguines ne sont pas indifférentes; et lorsque, par exemple, dans une affection gastrique bien prononcée, où le sang, après s'être déchargé par le travail du foie des parties hétérogènes qui le gênent dans les cavités splanchniques, ces matières cherchant une issue, ou plutôt ces organes cherchant à s'en débarrasser, il survient des nausées, des vomissements, sera-t-on autorisé à déclarer l'existence d'une gastro-entérite ? Non. Que résultera-t-il alors d'une saignée que l'on pratiqueroit, au lieu de faire sortir l'humeur qui cause ces phénomènes? La question n'est pas difficile à résoudre. La saignée ne peut être utile dans cette circonstance, parce que cette opération, ne faisant que diminuer la masse du sang, n'en change pas la nature: au contraire, ce fluide, en se reformant, se vicie de nouveau par l'absorption des matières contenues dans les premières voies que cette opération facilite. Alors la cause de la maladie deviendra plus énergique, et donnera naissance à des phénomènes plus compliqués; au lieu que si on suit une marche plus rationelle, en provoquant les évacuations indiquées par la nature, on débarrasse l'estomac et les intestins des substances délétères qui les irritent : les fonctions assimilatrices se feront avec plus de facilité, le sang en se purifiant acquerra en qualité, le calme renaîtra, et alors disparoîtront tous les symptômes de maladie, et la santé en sera le résultat.

L'effet de l'émétique ne se borne pas à favoriser les évacuation sstercorales : il n'est pas de praticien qui ne sache qu'il agit comme stimulant; qu'il est autant utile par la secousse qu'il imprime à nos organes, qu'il aide dans leur travail pour la séparation des humeurs qui les gênent dans leurs fonctions. On sait aussi qu'il provoque les sueurs, les urines; qu'il a une action marquée sur les glandes salivaires et bronchiques. Son efficacité, ses bons effets ne peuvent être mis en doute que par un pyrrhonisme outré, basé sur l'envie de tout détruire pour rapporter tout à sa manière de voir. Je sais que je froisse bien des intérêts, que je contrarie beaucoup d'opinions émises avec une précipitation trop présomptueuse; je sais enfin que je provoque la censure inquisitoriale de la nouvelle secte, qui prétend tout assujétir à son ambition; mais je m'y soumets volontiers, car telle est la vérité. En vain on s'efforcera de la nier, en vain on la défigurera par des hypothèses et des abstractions imaginaires : tôt ou tard elle l'emportera, et dévoilera l'erreur des sectateurs de l'école moderne. La manie des sangsues et de l'eau gommée ne peut être de longue durée : l'intérêt de la science, plus encore celui de l'humanité, feront ouvrir les yeux. Quelle sera alors la honte de ces hommes nouveaux qui se croient régénérés, dont le fanatisme aura occasionné tant de désastres malheureusement irréparables, dont les médecins sensés gémissent tacitement!

La présence des humeurs dans les maladies fébriles, leur action sur les solides comme cause de ces affections, est plus que prouvée par les observations que j'ai rapportées ci-dessus : j'aurois pu en insérer un plus grand nombre, ayant soigné, par la même méthode de traitement, cent trente-cinq individus atteints du typhus. Il est facile de juger du succès, puisque sur cette quantité je n'ai perdu que les neuf malades qui font le sujet des premières observations. Dans un autre temps, je me propose de publier les autres.

J'ai démontré suffisamment que les fièvres, en général, ne sont pas des maladies locales; qu'elles sont le produit d'un désordre général porté dans le sang, lequel réagit sur nos systèmes et organes; que, dans cette classe de maladie, les efforts de ce fluide tendent naturellement à déposer dans les cavités intestinales les humeurs modifiées qu'il recèle; que ces humeurs irritant ou détruisant l'action organique des intestins, leur séjour y détermine des phénomènes morbides qui ne sont que des effets, et ne peuvent être considérés comme cause, quand bien même ils auroient le caractère inflammatoire. A plus forte raison, lorsqu'après l'ouverture cadavérique on ne trouvera pas les signes caractéristiques de phlegmasie, on sera alors obligé de convenir de l'insuffisance de l'anatomie pathologique pour prouver la cause des maladies.

Lorsque l'inflammation existe sur un organe, ce mode morbide est bien local à la vérité; mais la fièvre qui se développe souvent avant l'inflammation, ou celle qui survient secondairement, rend la maladie générale, parce qu'il ne peut y avoir de désordre dans la circulation sans que tous les systèmes ne s'en ressentent, puisque le sang les arrose tous. D'ailleurs qui pourroit affirmer que l'inflammation même ne soit pas due à une cause humorale? En effet, l'inflammation du poumon, par exemple, n'est causée le plus souvent que par les matières transpirables répercutées et reportées dans le sang, dont l'action se porte sur l'organe pulmonaire, l'enflamme, et l'irrite jusqu'à ce que le rapport entre cet organe et les humeurs qui doivent être rejetées soit rétabli. Je sais que cet avancé est combattu par la nouvelle doctrine; mais si, par un effet quelconque, une forte transpiration disparoît, et qu'aussitôt après la maladie suive, à quoi peut-on l'attribuer, si ce n'est à l'action délétère de la sueur rentrée, reportée sur l'organe pulmonaire? Autrement, que l'on me dise ce que devient la sueur, et quelle est la cause de la maladie dans cette circonstance; car il ne peut y avoir de lésion organique sans cause. Certes on ne pourra nier que le sang ne soit chargé de ces nouveaux principes, qu'il cherche à déposer par la transpiration pulmonaire. Ces principes irritent les poumons, parce que la matière s'unit aux rudiments des matières muqueuses que ces organes sécrètent en santé, leur imprime un degré d'âcreté qui, détruisant leur rapport d'affinité avec les exhalants pulmonaires, détermine l'engorgement et l'inflammation des poumons, et excite la sensibilité de cet organe. Les amateurs de localité, ceux qui, contre toute évidence, rejettent l'étude des causes dans les maladies, usent dans cette circonstance de leur subterfuge accoutumé, et nous disent que si les matériaux retenus d'une transpiration accidentelle pouvoient provoquer des maladies, il s'en suivroit que celles-ci devroient survenir de même, si le sujet n'excitoit pas la sueur; c'est, disent-ils, ce qui n'a pas lieu. Mais, pour peu que l'on ait pratiqué la médecine, on reconnoîtra facilement la fausseté de ce raisonnement; car ce ne sont pas les matériaux de cette sueur proprement dite, qui tant qu'ils sont dans le sang ne peuvent causer ces phénomènes, mais bien cette sueur séparée de ce fluide, qui devient alors corps étranger, et qui ne peut être reportée dans la circulation sans la gêner, puisqu'elle a contracté des qualités morbides particulières qu'elle ne peut manquer de faire partager à tous les systèmes ou organes, où la nature médicatrice tendra à la reporter pour en faciliter l'expulsion.

Il en est de même des autres organes, relativement aux humeurs qu'ils sécrètent. Les esquinancies, les érésypèles de la face surtout, sont toujours accompagnés de symptômes gastriques, et disparoissent ou s'améliorent sous l'emploi de l'émétique. D'après cela, au lieu de classer, comme M. Broussais, les fièvres dans la classe des phlegmasies, il est bien plus naturel de distinguer une phlegmasie avec telle ou telle fièvre; car on peut avoir une inflammation sans fièvre: et lorsqu'il y en a, la fièvre a son type particulier, qui ne ressemble souvent en rien à celui d'une fièvre simple. Cependant lorsque la fièvre continue, elle prend une nuance relative au tempérament du malade; et, sous ce rapport, elle peut avoir la plus grande analogie avec une fièvre simple : c'est là où la sagacité du praticien le met en état de distinguer les circonstances où il doit joindre aux antiphlogistiques les saignées ou l'émétique, et souvent même, malgré la certitude de la phlegmasie, les toniques énergiques, le kina, etc. Combien de fois n'ai-je pas été obligé dans des péripneumonies d'employer ces divers moyens avec succès !

Lorsque je soumettrai au public mes autres observations, je donnerai plus de développement à mes idées; je démontrerai l'importance des fluides dans notre organisation, en les considérant comme en étant la partie la plus active, puisque ce sont eux qui fournissent aux organes non seulement les propriétés vitales, mais encore les propriétés de texture ; puisque le sang, soumis à l'analyse chimique, est un composé de diverses substances dont sont formés nos organes, et que ces derniers ne sont dans l'économie vivante que les agents élaborateurs qui contribuent, par leur action mise en jeu par le sang, à réparer les pertes que ce fluide éprouve continuellement en leur portant la vie. C'est donc à tort que quelques physiologistes veulent ne faire jouer aux fluides qu'un rôle secondaire, et dans l'état de santé et dans celui de maladie, tandis qu'ils sont les vrais moteurs de notre organisation, les distributeurs de la vie. Ainsi, pour exemple, si le sang ne fournissoit pas à l'estomac toutes les propriétés qui lui sont nécessaires pour remplir ses fonctions, s'il ne distribuoit pas les matériaux de la bile au foie, ceux des divers mucus gastriques et intestinaux, comment s'opéreroient nos digestions? S'il ne portoit pas aux os, aux muscles leur nutrition, ces os, ces muscles dépériroient, deviendroient nuls, ou il s'en suivroit une foule d'affections morbides, dont nous avons des exemples nombreux dans les scrofules, les scorbuts, etc. Je prouverai aussi par des observations nouvelles que les fièvres, en général, ne sont pas des phlegmasies, encore moins des maladies locales; qu'elles sont réellement des maladies générales influencées par les tempéraments des malades, et causées par les diverses modifications que le sang a éprouvées; enfin qu'elles peuvent participer aux complications que peuvent subir ces modifications déterminées par l'idiosyncrasie des malades. Ce n'est pas sur des mots, comme la doctrine physiologique, mais sur des faits, fruits d'une longue expérience appuyée par celle des anciens médecins, que je base mon avancé.

Les observations que j'ai rapportées plus haut

prouvent l'identité du typhus avec la maladie qui a régné à Saint-Cyr. Le dévoiement qui existoit dans cette dernière affection, loin d'être l'effet d'une phlegmasie, comme le prétend l'auteur de la doctrine physiologique, étoit au contraire l'effet des humeurs âcres qui irritoient les entrailles; mais cette irritation en détruisoit la sensibilité au lieu de l'exalter : c'est pourquoi les évacuations sanguines y ont été nuisibles, et, par un effet contraire, les stimulants si avantageux.

Si nous comparons ensuite le typhus, la maladie de Saint-Cyr, avec les observations qui suivent, nous serons forcés de convenir que ce que l'on appelle fièvres putrides ou adynamiques, typhus, sont les mêmes maladies, à quelques nuances près; mais celle qui sembleroit en marquer la séparation, la nature contagieuse, ne dépend que d'une foule de circonstances de localité, de saison, ou de la réunion plus ou moins grande d'individus dans un petit espace : de sorte qu'un malade du typhus, s'il étoit isolé et placé dans un air sain, ne communiqueroit pas sa maladie. De même la fièvre putride, chez un individu qui en seroit atteint au milieu d'une population resserrée, dans un air vicié, un climat ou une saison trop chaude, qui seroit tourmenté par mille affections et privations, peut devenir contagieuse, et former ce que l'on appelle typhus, qui, selon moi, n'est qu'une fièvre putride, avec nature contagieuse. D'après les données que j'ai avancées plus haut, l'on devra être convaincu que ces sortes de fièvres ne sont que le produit de la dépravation du sang et des fluides; que s'il y a des inflammations dans quelques organes ou tissus, comme je crois qu'il peut s'en trouver quelquefois, ces phlegmasies, loin d'être un excès de vie, sont le contraire; qu'elles ne sont qu'un effet subordonné à une cause, et le produit du défaut d'analogie des fluides modifiés avec les solides : ce qui détermine une réaction sur ces derniers, dont la sensibilité exaltée n'est elle-même que l'effet. Bien plus encore, l'exaltation de la sensibilité est loin de représenter l'inflammation dans tous les cas; car il peut y avoir augmentation de cette propriété, sans que l'on soit autorisé à croire à une inflammation; et pour que la phlegmasie soit distincte et bien évidente, il faut encore qu'il y ait rougeur, chaleur, gonflement, avec la douleur. Ainsi je trouve absurde de dire que les inflammations sont la cause de toutes ces maladies, malgré même l'absence des signes phlegmasiques, parce que M. Broussais a prétendu que toutes nos maladies étoient inflammatoires; et il n'est pas moins ridicule, pour se tirer d'affaire, d'avancer que les signes sont disparus après la mort, mais qu'ils n'en ont pas moins existé, parce que M. Broussais l'enseigne ainsi. Cela ne ressemble-t-il pas à l'aveuglement des pythagoriciens qui croyoient, sans réflexions et sans restrictions, les absurdités enseignées par leur maître?

Plus la tâche que j'ai eue à remplir a été difficile, plus je réclame l'indulgence des lecteurs et des gens de l'art, en raison de l'intention. J'ai composé cet ouvrage en fort peu de temps : à peine si mes occupations m'ont permis d'en faire une révision sévère ; et, sans l'encouragement que j'ai reçu de beaucoup de mes confrères, je ne me serois jamais décidé à le mettre au jour. Je dois beaucoup à Bichat, dont j'adopte en partie les idées : cependant on doit voir que je diffère de lui dans plusieurs circonstances. J'ai aussi puisé dans la *Bibliographie médicale*, le *Dictionnaire des Sciences médicales*, la partie historique; j'ai profité dans ma dernière partie de la complaisance de mon confrère le docteur Lafisse père, qui a bien voulu me faire part de ses recherches sur les fièvres, et m'a permis d'en faire usage. Si je puis parvenir à mon but, celui de contribuer, avec les médecins qui ont commencé cette tâche, à faire voir la doctrine physiologique du vrai côté où on doit la considérer, sans cependant prétendre en rien diminuer le véritable mérite de son auteur; si je puis faire apercevoir aux jeunes élèves que ce qu'ils prennent pour de la conviction n'est autre chose que de l'enthousiasme produit par un système en apparence nouveau, dont le seul attrait est la facilité qu'ils trouvent dans son étude et son application auprès des malades, je me trouverai plus que récompensé.

Avant de terminer, je ne puis me dispenser

encore une fois de prévenir que si je suis sorti quelquefois des bornes d'un style modéré, j'ai dû me fixer sur celui de M. Broussais et de ses partisans, qui, en général, traitent fort mal leurs adversaires. En réfutant les propres paroles du maître, j'ai dû, pour ainsi dire, m'identifier avec son style, et répondre à ses arguments sur le même ton. Je dois cependant dire en sa faveur que sa doctrine a excité plus fortement l'attention des médecins à rechercher le siége et les causes des maladies ; que de cette attention il doit en résulter probablement dans la controverse des faits précieux, qui tourneront au profit de la science ; car ce n'est que par la divergence des opinions, et la comparaison réfléchie que l'on fait de chacune, que l'on parvient à prendre un point fixe, sauf ensuite à l'expérience à le confirmer dans sa valeur réelle, ou à le rectifier.

FIN.

TABLE

DES MATIÈRES.

FIN DE LA TABLE.

CORRECTIONS PRINCIPALES.

Pages	Lign.	
iij	17,	cet ardif, *lisez* ce tardif.
v	13,	médecins fidèles à ces principes d'empiriques et de routiniers, *lisez* médecins fidèles à ces principes, d'empiriques et de routiniers.
xiij	10,	on ne peut le, *ajoutez* régénérer.
Id.	12,	cette théorie régénérer, *supprimez* régénérer.
Id.	19,	Botat, *lisez* Botal.
xvij	11,	sur notre façon, *lisez* sur notre face.
xviij	9,	sulfure de kinine, *lisez* sulfate de kinine.
Id.	16,	même erreur que ci-dessus.
Id.	17,	le docteur Lassaire, *lisez* Lassaive.
xxij	7,	phlegmatiques, *lisez* phlegmasiques.
xxxviij	1	de la note, Consulter, *lisez* Consultez.
Id.	5	*idem*, par L. DEVEZE, *lisez* LADEVÈZE.
15	26,	rengorgements, *lisez* engorgements.
18	10,	que ces efforts, *lisez* que ces effets.
45	2,	sont siminués, *lisez* sont diminués.
Id.	3,	à enflammer, *lisez* à s'enflammer.
Id.	11,	la gasthique, *lisez* la gastrique.
56	27,	et du fluide, *lisez* et des fluides.
58	11,	la fétuidité, *lisez* la fétidité.
73	14,	malgré tout, M. Broussais, *lisez* malgré tout, il s'obstine.
91	2,	mais les cas, *lisez* mais ces cas.
97	15,	malgré tout ce paragraphe, *lisez* malgré tout, dans ce paragraphe.
104	24,	il y en a eu chez qui, *lisez* il y a des personnes chez qui.
107	17,	d'une aphalgie, *lisez* d'une céphalalgie.
113	14,	sterno-pubius, *lisez* sterno-pubien.

Pages Lign.

123 23, les inflammations viscérales, *ajoutez* du.

Id. 25, développent du, *supprimez* du.

125 5, et des adynamies, *ajoutez* développées.

129 26, pratique fondée, *lisez* une pratique fondée; et *supprimez* une à la ligne suivante.

141 QUATRIÈME PARTIE, *lisez* TROISIÈME PARTIE.

175 dernière ligne, qu'aphalgie, *lisez* que céphalalgie.

180 *Trente-septième proposition*, lisez *trente-sixième proposition.*

183 10, de l'estomac et conduit, *lisez* de l'estomac et du conduit; et *supprimez* le *du* à la ligne suivante.

205 17, anévrique, *lisez* anémique.

212 7, atoniques, *lisez* ataxiques.

288 15, physionomistes, *lisez* physiologiques.

304 3, morbides sur les fièvres; elle la généralise, *lisez* morbides dans les fièvres; il la généralise.

365 21 mars 1824, *lisez* 21 mars 1814.

369 22, ℥ ij, *mettez* gros ij.

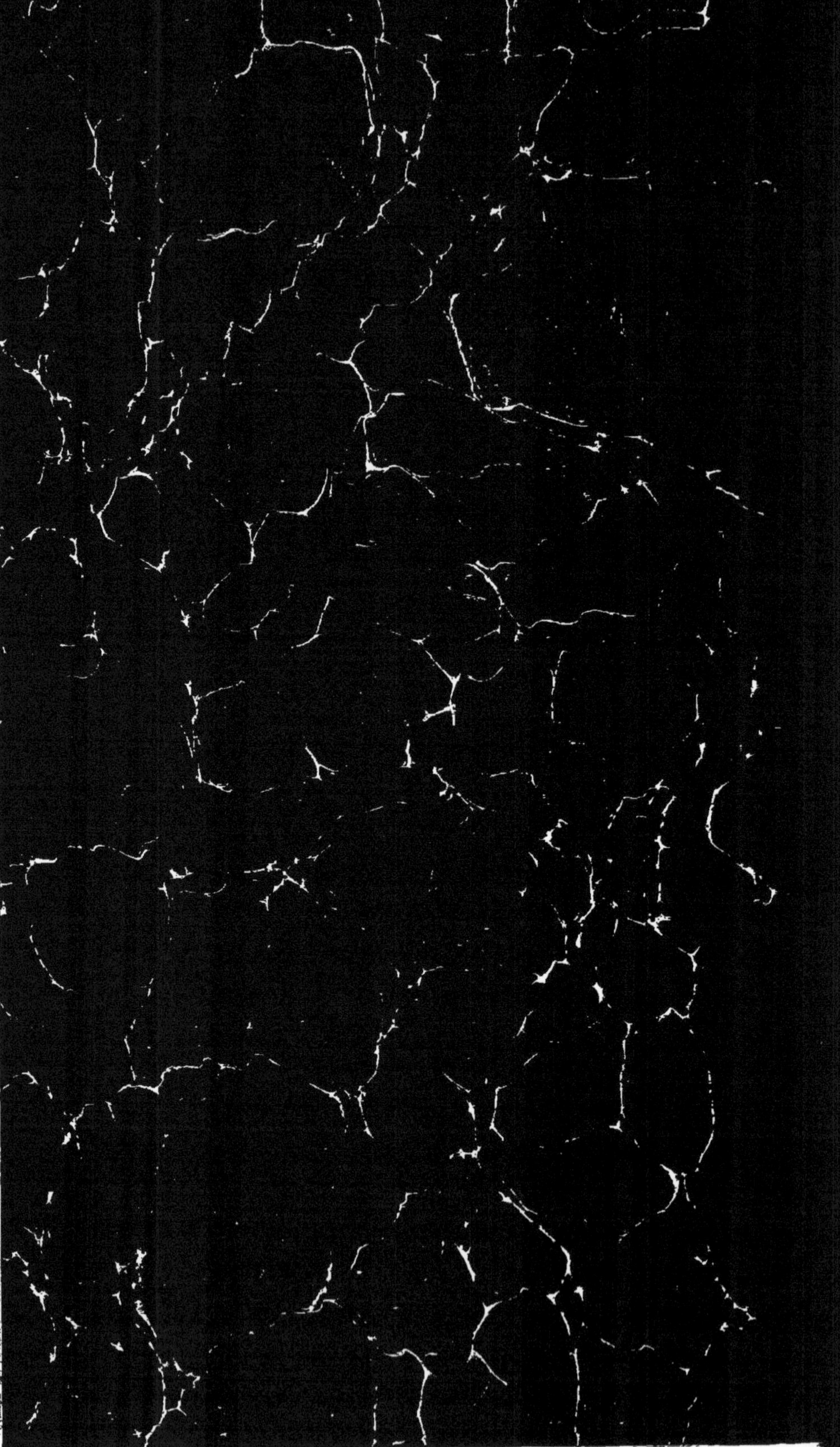

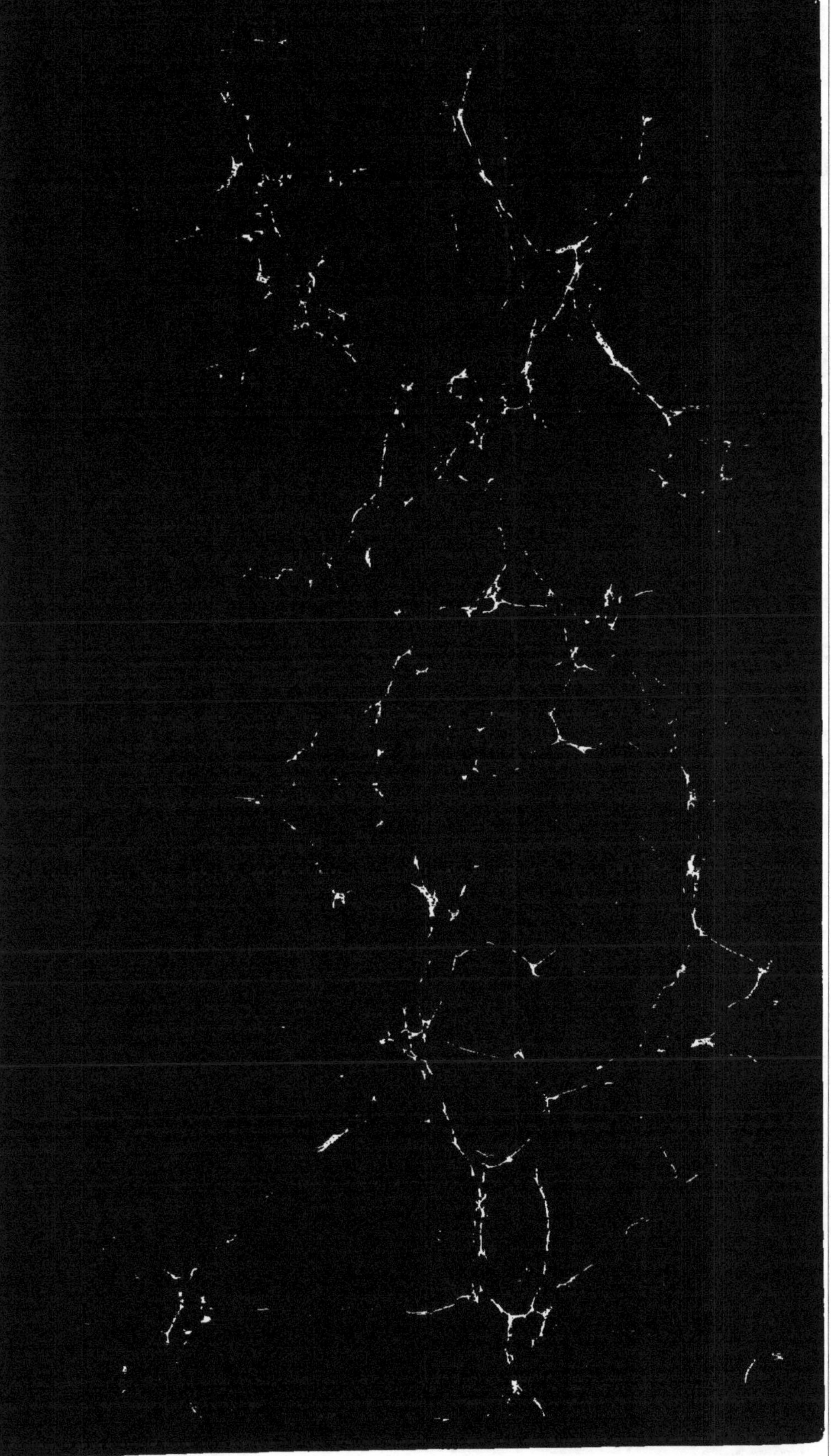

www.ingramcontent.com/pod-product-compliance
Ingram Content Group UK Ltd.
Pitfield, Milton Keynes, MK11 3LW, UK
UKHW020151250726
13967UKWH00002B/996

9 782011 920881